Dr. med. Ingfried Hobert

Heilgeheimnisse aus Tibet

vianova

Verlag Via Nova

Dr. med. Ingfried Hobert

HEIL-GEHEIMNISSE AUS TIBET

Verborgene Kraftpotenziale mobilisieren

vianova
Verlag Via Nova

Dieses Buch soll dem Leser eine Hilfe zur Selbsthilfe geben. Es vermittelt eine Vielzahl sorgfältig recherchierter und erarbeiteter Informationen. Eine Garantie kann jedoch nicht übernommen werden. Die in diesem Buch enthaltenen Informationen und Empfehlungen stellen keinen Ersatz für eine ärztliche, psychiatrische oder psychotherapeutische Behandlung dar. Jede Anwendung der auf den folgenden Seiten dargestellten Informationen und Empfehlungen erfolgt im alleinigen Ermessen und in der alleinigen Verantwortung des Lesers. Weder der Autor noch der Verlag haften für etwaige Schäden, die vermeintlich direkt oder indirekt aus der Anwendung der im vorliegenden Buch enthaltenen Informationen entstanden sind.

3., überarbeitete Auflage 2024

Verlag Via Nova, Alte Landstr. 12, 36100 Petersberg

Telefon: (06 61) 6 29 73

E-Mail: info@verlag-vianova.de

Internet: www.verlag-vianova.de

Umschlaggestaltung: Guter Punkt, München

Satz: Sebastian Carl, 83123 Amerang

Druck und Verarbeitung: Appel und Klinger, 96277 Schneckenlohe

ISBN 978-3-86616-545-8

Das Leben feiern heißt, sich täglich den Herausforderungen
des Lebens zu stellen und Entscheidungen zu treffen,
die das Leben bereichern.
Es heißt auch, Samen des Vertrauens zu säen,
miteinander zu wachsen, im Hier und Jetzt zu ernten,
zu bedauern, wenn etwas nicht geklappt hat,
und zu feiern, was unsere Verbindung nährt.
Und manchmal heißt es,
einfach nur staunend und in Demut das Leben zu bewundern.

Gewidmet für ihre Geduld und Unterstützung
meiner wundervollen Familie,
meinen treuen Freunden
und meinem engagierten Praxisteam

Die tibetische Medizin ist eine über Jahrhunderte gereifte Wissenschaft vom Menschen und den Umständen, die auf sein Leben Einfluss haben. Sie beschreibt in vortrefflicher Weise, was der Mensch tun kann, um gesund und tatkräftig zu leben, und wie er sein Denken und Handeln verändern kann, um darin Gesundheit und Lebensfreude zu spüren.

Die tibetische Medizin kann im Westen eine Lücke schließen, wenn es darum geht, Krankheiten und Befindungsstörungen frühzeitig aufzudecken und effektiv und weitestgehend natürlich zu behandeln.

Das vorliegende, sehr lesenswerte Buch des Naturheilarztes Dr. med. Ingfried Hobert leistet mit der ausführlichen und praxisorientierten Darstellung aller wichtigen Diagnose- und Therapieverfahren einen wichtigen Beitrag zur Integration der wertvollen Bestandteile der tibetischen Medizin in die westliche Medizin von heute.

Ich wünsche mir, dass viele Menschen in diesem Buch zahlreiche neue Impulse für ein gesundes und ausgefülltes Leben finden und dass es ihnen gelingt, diese tatkräftig umzusetzen.

Möge dieses Buch Ihr Herz öffnen und Ihnen helfen, Ihren Weg zum Glück zu finden.

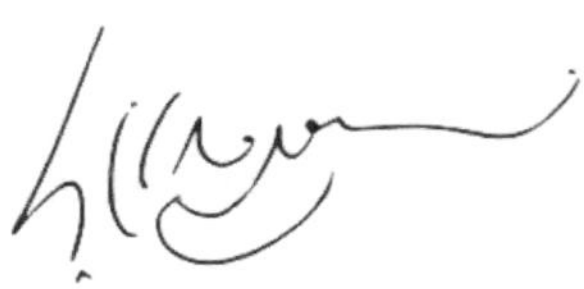

Tenzin Gyatso,
der Vierzehnte Dalai Lama

Inhalt

Geleitwort von Geshe Gendun Yonten

Die allgemeinen menschlichen Eigenschaften sind positiv, friedvoll, harmonisch und liebevoll. Alle diese Eigenschaften sind in unserer Kindheit deutlich vorhanden. Im Laufe unseres Lebens können sich diese positiven Eigenschaften in negativer Weise verändern.

Es gibt zwei grundlegende Sichtweisen hierzu: Aus der Sichtweise des Reinkarnationsgedankens entstehen negative Eigenschaften aus den fünf Geistesgiften: Unwissenheit, Anhaftung, Ablehnung, Stolz und Eifersucht.

Die tibetische naturwissenschaftliche Sicht hingegen erklärt das Entstehen dieser Eigenschaften durch die elementare Natur des Menschen. Jeder Mensch hat eine ihm eigene Konstitution, hieraus erwachsen auch individuelle Probleme. Letztendlich entstehen diese negativen Eigenschaften im Laufe unseres Lebens durch den Einfluss unserer Umgebung und der Gesellschaft. Und gleichzeitig verlieren wir mehr und mehr die positiven menschlichen Qualitäten. Das führt uns zu einer hilfsbedürftigen Situation. Wenn wir das erkennen, können wir handeln. Dabei ist es wichtig, nicht zu sehr im Außen nach Lösungen zu forschen, sondern sich nach innen zu wenden. In unserem Inneren werden wir uns wie von selbst wieder an unsere natürlichen positiven menschlichen Qualitäten erinnern.

Im 21. Jahrhundert müssen wir uns dringend rückbesinnen auf unsere wahre Natur. Die kommenden Generationen benötigen diese Qualitäten. In unserer Zeit sind wir sehr nach außen orientiert. Die Technik und der Komfort alleine können aber unsere Existenz nicht sicherstellen.

Was ist zu tun?

Wir müssen unseren geistigen Bereich durch Meditation und die Beschäftigung mit verschiedenen Richtungen der Philosophie trainieren. Für unseren Körper und Geist brauchen wir neben körperlichen Übungen eine veränderte Form der inneren Haltung, die auf mehr Achtsamkeit beruht.

Mein langjähriger und geschätzter Freund Dr. Ingfried Hobert beschäftigt sich seit über 15 Jahren mit tibetischer Medizin. Wo er kann, setzt er sich ein für tibetische Hilfsprojekte und unterstützt auch meine Arbeit. Mit diesem Buch vermittelt er wichtiges Wissen rund um ganzheitliche Heilung und gibt viele Anregungen, die den Weg zu einem glücklichen und erfüllten Leben ebnen.

Geshe Gendun Yonten

Vorwort von Ruediger Dahlke

Allein schon der Titel von Ingfried Hoberts Buch über tibetische Heilweisen kann zu vielen zutiefst mit der Medizin verbundenen Gedanken inspirieren. In alten Zeiten hatte auch unsere westliche Medizin mit der „Kraft der Mitte" zu tun, was sich noch im Wort „Medizin" selbst spiegelt. Es hat denselben Wortstamm wie das Wort „Meditation", das mit der tibetischen Medizin bis heute verbunden ist, von der westlichen Medizin dagegen immer noch aus großer Distanz sehr kritisch beäugt wird. Dass Meditation und Medizin nichts miteinander zu tun haben, sollte ich ausdrücklich als Student und junger Arzt akzeptieren und konnte es doch nie. Der tibetischen Medizintradition ist solch ein Gedanke nie gekommen, sie verbindet beides ebenso zwanglos wie erfolgreich zu einer Medizin, die nicht annähernd so viele unzufriedene Patienten hervorbringt wie die vergleichsweise enge moderne Medizin, die viel lieber ausschließt als integriert und so ihre Studenten noch immer auf Abwege und in Sackgassen schickt.

Im Wort „Medizin" schwingt neben der Mitte noch das rechte Maß mit, stammt es doch von dem Verb „medere" ab, was ermessen bedeutet. In früheren Zeiten ging es auch den Ärzten unserer Medizin noch darum, das rechte Maß zu finden für den jeweiligen Patienten und ihn so wieder zurück in seine Mitte zu bringen. Der Verlust der Mitte galt auch hierzulande damals noch als entscheidendes Problem. Und das Heilmittel war folglich das re-medium, was nichts anderes bedeutet als „re" (= zurück) zur „medium" (= Mitte).

Selbst in unserem modernen Wort Heilmittel schwingt noch die Mitte mit, und so könnte es uns den Weg zu einer Medizin weisen, die erstens den Menschen in die Mitte stellt und zweitens versucht, ihn wieder in seine Mitte zu stellen, oder ihn doch darin unterstützt, diese wiederzufinden. Früher war die Suche nach der Mitte das vorrangige Ziel von Ärzten auf der Suche nach Gesundheit, während moderne Mediziner mit diesem Begriff nicht mehr viel und schon gar nicht Gesundheit verbinden. In der tibetischen Medizin, die untrennbar mit der tibetischen Kultur und folglich der Tradition des Vajrayana-Buddhismus verbunden ist, spielt die Mitte die zentrale Rolle. Nicht zufällig ist das Mandala oder Yantra ihr zentrales Symbol, ein Symbol, welches alle Blicke in die Mitte zieht. Inzwischen zeigen Studien der Psychoneuroimmunologie, dass regelmäßige Meditationen die Abwehrkraft stärken. Andere Untersuchungen belegen, wie sie hohen Blutdruck senken, den Blutzucker normalisieren und sogar die Gehirnleistung steigern können. Es ist letztlich wohl nur noch eine Frage der Zeit, bis die indische, chinesische und tibetische Medizintradition ernsthaft untersucht und in der Folge akzeptiert werden muss.

Seit vielen Jahren kämpfe ich mit meinem Freund Ingfried Hobert aktiv und nachhaltig für einen Wandel in der Medizin, hin zu einem ganzheitlich orientierten Ansatz. Inzwischen sind wir zusammen viele Schritte weitergekommen, und ich schätze Dr. Hobert als Partner bei unserer neuen Ausbildung „Integrale Medizin", wo er mit dem Überblick des Ethnomediziners einen wichtigen Part übernommen hat. Als ganzheitlicher Arzt im besten Sinne bringt er unter anderem zahlreiche spezielle Elemente der tibetischen Medizin ein, die einen Schwerpunkt seiner täglichen Arbeit darstellt.

Dr. Hoberts Engagement für tibetische Medizin geht weit über deren praktische Aspekte von der Pulsdiagnose als Diagnostikum bis zur Kräutermedizin und Akupunktur hinaus. Natürlich beherrscht er auch diese und wendet sie in seiner Praxis an, aber sein Blick reicht tiefer. Und tatsächlich gibt es hier dann auch wieder Verbindungen zu meiner Medizin, der es um die Bedeutung und den tieferen Sinn geht.

Das vorliegende Buch ist eine gelungene Synthese der ganzheitlichen Medizin. Es könnte diesen Schritt beschleunigen und erleichtern.

Dr. med. Ruediger Dahlke

Einführung

Als ich mein Studium 1984 beendete und meine Approbation als Arzt in den Händen hielt, war ich erleichtert, stolz und zugleich entsetzt und enttäuscht. „Das ist nicht euer Ernst", dachte ich. „Das soll jetzt alles gewesen sein?" Mehr habt ihr mir nicht zu bieten? Da muss es doch mehr geben, was sich über die Jahrtausende auf diesem Planeten an medizinischem Heilwissen angehäuft hat. Da gab es doch vor 2500 Jahren in Tibet, Indien und China schon berühmte Ärzte, die ihre Erfahrungen niedergeschrieben und bis heute überliefert haben. Was ist aus all dem Heilwissen geworden?

So ging ich auf Spurensuche in den Hochtälern des Himalaja. Hier hoffte ich Shangri-La zu finden, dieses sagenumwobene Tal, wo die Menschen uralt werden und alle Fragen über Gesundheit, langes Leben und den Sinn des Lebens beantworten können. Meine Suche führte mich zu Klöstern und Amchi-Ärzten, die mich viel über die Geheimnisse des Lebens lehrten. Uralte Weisheiten, die mir später helfen sollten, innere Balance und Ruhe zu finden und meinen inneren Anker durch Meditation und Selbstreflexion zu stabilisieren.

In einer Welt, die von Hektik und ständigem Lärm geprägt ist, suchen viele von uns nach Wegen, um Stress abzubauen, innere Ruhe zu finden und unsere Lebenskraft zu stärken. *Heilgeheimnisse aus Tibet* ist ein Leitfaden, der tiefe Einblicke in die alte tibetische Weisheit bietet und zeigt, wie diese spirituellen Praktiken in unser modernes Leben integriert werden können, um nicht nur zu überleben, sondern zu gedeihen.

In einer Zeit, in der das Tempo des Lebens immer schneller wird und der Druck stetig steigt, habe ich erkannt, wie essenziell es ist, Souveränität über meine Gedanken und Emotionen zu erlangen und meine Lebenskraft zu stärken. Die transformative Kraft der tibetischen Lebensweisheit hat es mir ermöglicht, meine Gesundheit und Vitalität auf eine Weise zu verbessern, die ich nie für möglich gehalten hätte. Dieses Buch ist mehr als nur eine

Sammlung von Anleitungen – es ist eine spannende Reise, die zeigt, wie das alte Heilwissen aus Tibet mit unserem modernen Leben verwoben werden kann, um ungeahnte innere Potenziale zu entfesseln.

Wir werden zusammen durch die Schatten des Unbewussten navigieren und die darin verborgenen schmerzlichen Wahrheiten erkennen, die uns Wege zur Heilung aufzeigen. Ich zeige Ihnen, wie jedes aufgedeckte Geheimnis eine Tür zu unseren inneren Kraftquellen öffnet. Diese Entdeckungen ermöglichen es uns, nicht nur unsere Perspektive radikal zu verwandeln, sondern auch unsere Gesundheit und unser Wohlbefinden nachhaltig zu verbessern.

Entdecken Sie die transformative Kraft tibetischer Lebensweisheit für Ihre Gesundheit und Vitalität. Dieses Buch ist ein Wegweiser zu einer tiefgreifenden Selbstentdeckung und Heilung. Es lehrt uns, die Schmerzen und Herausforderungen des Lebens nicht als unüberwindliche Hindernisse zu sehen, sondern als Schlüssel zu unserer ungenutzten Lebenskraft. Mit jedem Kapitel werden Sie lernen, wie Sie Ihre angelegten Potenziale erkennen und nutzen und Ihre Lebensqualität verbessern können. Lassen Sie uns gemeinsam diesen Pfad der Erkenntnis beschreiten und die alten Geheimnisse Tibets nutzen, um ein Leben voller Gesundheit, Vitalität und tiefer innerer Ruhe zu führen.

In der tibetischen Medizin wird die Kunst des bewussten Atmens als zentrales Element für geistige und körperliche Gesundheit geschätzt. Die alten Lehren, die von tibetischen Mönchen bewahrt und praktiziert werden, führen uns auf eine faszinierende Reise der Selbstentdeckung. Die Mönche nutzen die achtsame und authentische Atmung, um uns in die tiefen Geheimnisse des bewussten und beobachtenden Atmens einzuführen. Dieses Wissen, das sowohl erfrischend als auch verzaubernd ist, zeigt uns, wie wir spezielle Atemtechniken nutzen können, um gerade in stressigen Zeiten zu tiefer Selbstwahrnehmung und innerer Ruhe zu finden.

KAPITEL 1
Faszinierende Kräfte

„Der Mensch hat das Potenzial,
Meister seiner selbst zu sein.“

DALAI LAMA

Ich bin Arzt. Einer, der in Deutschland studiert hat und von dem, was man hier lernen kann, so viel wie mir möglich war, aufgesogen hat. Die Schulmedizin, die wir hier haben, ist weit entwickelt und wunderbar. Es gibt unglaublich viele Kollegen, die ich zutiefst bewundere. Tag für Tag forschen und entwickeln sie, setzen ihr Wissen, ihr Können, ihren Elan und nicht zuletzt ihre Leidenschaft ein, um Menschen zu heilen und zu helfen.

Aber ich bin auch in großer Sorge. Einige Bereiche der Schulmedizin sind aus dem Ruder gelaufen und sind bereits dabei, uns unter dem Strich mehr Schaden als Nutzen zuzufügen. Mit immer neuen pharmazeutischen Produkten und immer aufwendigeren Untersuchungstechniken wird uns eine Scheinsicherheit vermittelt, die es so nicht geben kann. Eine übermächtige Industrie will uns glauben machen, dass jede „Unannehmlichkeit“ leicht zu beseitigen sei oder man ihr sogar durch frühzeitige Untersuchungen vorbeugen könne, ganz nach dem Motto: „Sie können wieder so viel Zucker essen, wie Sie wollen. Es ist genug Insulin für alle vorhanden.“

Bei 85 % aller Arztbesuche, so fand man heraus, handelt es sich um eine energetische Störung, die durch bewusste Änderung einfachster Verhaltensweisen von selbst weggehen würde, und dennoch kommt beinahe jeder dieser Patienten mit einem Rezept für ein pharmazeutisches Präparat aus der Praxis: ein chemisches Mittel, das in der Regel auch Nebenwirkungen hat, das aufwendig produziert, bezahlt und dann bei Nichteinnahme auch noch mit verheerenden ökologischen Konsequenzen entsorgt werden muss.

In den USA ist Tod durch Nebenwirkungen von Medikamenten inzwischen die vierthäufigste Todesursache – noch vor Autounfällen.

Kurzum, viele Menschen trauen den Selbstregulationsmechanismen des Körpers nicht mehr und haben das Gespür für die Weisheit seiner recht klaren Botschaften verloren. Eine gefährliche Entwicklung, die sich Medien im Schulterschluss mit einer medizintechnischen Megaindustrie und Pharmazie zunutze machen.

Aus diesem Grund habe ich mich immer mehr mit Kulturen beschäftigt, in denen die Medizin noch ursprünglicher zu sein scheint, näher am Menschen. So bin ich auch ein Reisender geworden, auf der Suche nach den Mysterien der Heilung und Quellen der Kraft. Der Drang, eine ganzheitliche, menschennahe Medizin zu finden, hat mich dazu gebracht, auf allen Kontinenten Medizinmänner und Schamanen aufzusuchen, um ihre Geheimnisse zu erforschen und die Ergebnisse mit der Schulmedizin, wie ich sie gelernt habe, zu verbinden. Immer wieder habe ich meinen Durst an verschiedenen Quellen gestillt, habe mich mit endlos vielen „Kleinstmeistern" getroffen, die ihre Anhänger mit vielerlei „Tamtam" in ihren Bann und ihre Abhängigkeit gezogen haben. Aber ich bin auf meinen Reisen auch auf eine Handvoll erlesener Großmeister gestoßen, von denen mich jeder Einzelne auf seine Weise in meinem tiefsten Inneren berührt und weitergebracht hat.

Zu meinen größten Abenteuern gehören meine Reisen in den Himalaja, nach Indien, nach Nepal und dann hoch hinauf auf das Dach der Welt nach Tibet. Immer wieder hörte ich vom unglaublichen Heilwissen der Menschen aus den Klöstern in den abgelegenen Teilen des tibetischen Hochlandes. Dies wollte ich erforschen und nach Deutschland bringen.

So stieg ich nach meiner Ankunft in Katmandu in den Bus, der mich an die tibetische Grenze bringen sollte, von wo aus es dann mit Jeeps hoch hinauf zu den Achttausendern weiterging.

Ich war überwältigt von den hohen Bergen, von den Menschen, die sich in dieser Landschaft organisiert haben, von den unendlichen Ebenen, von der Klarheit der Luft und von den tiefblauen Seen innerhalb absolut karger Täler. Mich faszinierten die Yakherden und die vielen Menschen, denen ich begegnete. Menschen, die mit einfachsten Kutschen auf holprigen Straßen ihren Alltag erlebten. Ihre ausdrucksstarken Augen und ihr Frohsinn vermittelndes Lachen werden mir immer in Erinnerung bleiben.

Wie kann man innerhalb dieser Kargheit, dieser eisigen Kälte, so zufrieden sein, so eine starke innere Ausstrahlung haben, so viel Glück und Zufriedenheit versprühen?

Und wie kann es möglich sein, dass die Menschen hier innerlich so gefestigt sind, so stolz, so klar, so geradeaus? Gleichzeitig schienen sie mir auch sehr gesund zu sein und trotz der sehr harten Bedingungen ein ungewöhnlich hohes Alter zu erreichen. Um mich diesem Geheimnis zu nähern, besuchte ich Klöster, einheimische Ärzte, Orakel und Mönchsärzte. In den Meng Tse Kang-Krankenhäusern in Lhasa und Dharamsala habe ich mit Chefärzten und Kräuterkundigen gesprochen.

Schließlich bekam ich die große Chance, den Dalai Lama selbst in seinem Heimatort Dharamsala zu befragen: „Was ist euer Geheimnis, woher nehmt ihr diese Kraft?"

Und seine Antwort hat mich mehr als verblüfft: Sie klang viel einfacher, als ich mir jemals hätte träumen lassen …

Eine magische Begegnung – Ein herzhaftes Lachen

Im Herbst 2013 ging ein Traum und Herzenswunsch in Erfüllung. Nach langer Vorbereitungszeit besuchte Seine Heiligkeit, der 14. Dalai Lama, meinen Heimatort Steinhude. Er begeisterte und öffnete die Herzen vieler tausend Menschen. Unvergessliche Szenen und Begegnungen im örtlichen Schulzentrum, wo er vor 1000 Schülern sprach, und desgleichen wenige Stunden später auf der Steinhuder Badeinsel, wo er 4000 Menschen in seinen Bann zog. Gezeichnet und zutiefst erschöpft von den Anstrengungen der letzten Monate der Vorbereitung, aber dennoch überglücklich, wurde ich am Ende der Veranstaltung von einem Reporter gefragt, wie ich mich fühlen würde und welche seiner Botschaften mich am meisten berührt hätte. Mir blieb keine Zeit nachzudenken und so sprudelte aus mir heraus, was mir selbst in diesem Moment erst wirklich klar wurde. Es waren nicht die Worte rund um das Thema Glück, Mitgefühl oder Toleranz, genauso wenig wie es die vielen Weisheiten waren, mit denen er mich begeistert hatte, nein, es war seine Essenz. Die Essenz eines 78-jährigen Mannes, der aus einer inneren Stärke und einem tiefen „Innerlich-aufgeräumt-Sein“ heraus eine brillante Klarheit versprühte. Seine Präsenz und seine Lebendigkeit ließen ihn Worte wählen, die jeden zutiefst im Herzen berührten und Verbindungen von Menschen zu Menschen entstehen ließen.

Überall war ein lautloses und alle verbindendes „Ja …“ zu vernehmen. Menschenmassen aus verschiedenen Kulturen und mit verschiedenen Glaubensvorstellungen fühlten sich als ein großes „Wir“ wie eine Familie miteinander verbunden – die Luft knisterte, als der Dalai Lama seine Worte versprühte und mit seinem berühmten herzhaften Lachen Samenfelder des Miteinander und Füreinander säte. Und als wäre dies noch nicht genug, kam die Sonne in dem Moment heraus, als er die Insel betrat, auf der es wenige Minuten vorher noch leicht geregnet hatte …

> „Glaube an deine Kräfte.
> Wenn du an deine Stärke glaubst,
> wirst du täglich stärker.“
>
> Dalai Lama

In meine Praxis kommen täglich Menschen, die auf der Suche nach ihrer Kraft sind. Sie sind erschöpft und ausgebrannt von einem Alltag, der sie mit seinem „Zuviel“ von allem überfordert. Ihr Körper ist ausgelaugt, ihre Seele ruft nach Stille und Ausruhen. Viele fühlen sich durch den Tag gepeitscht und laufen unaufhörlich im gleichen Hamsterrad um die Wette, finden dabei aber nicht das, was sie wirklich suchen.

Mit unterschiedlichen Symptomen zeigt der Körper dann mit seiner ganz eigenen Weisheit, worauf zu achten wäre. All die Botschaften deuten immer wieder auf das Gleiche hin, ohne dass dies den meisten wirklich bewusst ist. Die Verbindung ist abgebrochen. Die Bewusstheit für das, was gerade passiert, ist abhandengekommen. Die Kraftquellen werden nicht mehr angelaufen, sodass sie nicht mehr sprudeln. Täglich erlebe ich, wie schwer wir Menschen uns tun, bewusst innezuhalten, präsent zu sein und den Augenblick ohne Gedanken an gestern oder morgen zu erleben. Wie schwer es geworden ist, Freude und Begeisterung in dem zu empfinden, was das Leben in diesem Moment ausmacht. Oder Verbindungen zu anderen Menschen aufzubauen und nachhaltig aufrechtzuerhalten. Ob freundschaftliche, geschäftliche, private oder familiäre Verbindungen, sie sind es, die unser Leben und Fühlen ausmachen und es so stark erfüllen können. Durch tiefe Verbindungen zu anderen offenbart sich eine unerschöpfliche Quelle von Lebenskraft, ebenso wie es uns diese kostet, wenn wir mit den unterschiedlichsten Strategien vergeblich um Respekt, Liebe und Anerkennung buhlen.

Leben im Allgemeinen und Heilung im Besonderen kann, so beobachte ich immer wieder, dann gelingen, wenn wir Rahmenbedingungen schaffen, die das Wünschenswerte, also Heilung und Glück, zulassen. Eine Verbindung zu den Quellen der Kraft zu schaffen steht dabei im Mittelpunkt. Kraft z. B. durch Verbindungen zu anderen Menschen, Verbindungen zur Natur oder die Verbindung zu mir selbst, indem ich gewahr werde, was ich in jedem Augenblick wirklich fühle, möchte und brauche. Verbindung gehört sicher zu den wichtigsten Schlüsseln zu einem erfüllten und damit gelungenen Leben.

Und so geht es mir in diesem Buch darum, die vielen großen und kleinen Quellen der Kraft aufzuspüren, damit wir sie erkennen und nutzen können. Mit ihrer Hilfe können wir unsere Talente, Möglichkeiten und höchsten Potenziale verwirklichen. Dabei wollen wir auch der Frage nachgehen, woher diese unsichtbare, wissenschaftlich so schwer definierbare Kraft kommt, wie sie sich anfühlt, woran wir sie erkennen können und vor allem, wie wir sie mobilisieren und für unsere Zwecke nutzbar machen können. Welche Hindernisse stehen auf der anderen Seite zwischen uns und der Entfaltung dieser Kraft und was können wir erwarten, wenn diese Kräfte ungehindert und frei fließen?

Welche Rolle spielen dabei Achtsamkeit, Bewusstsein, innere Haltung und Vertrauen in diese nebulösen Kräfte, die mich von innen heraus leiten? Welchen Beitrag kann das gesammelte Heilwissen der Tibeter dazu leisten? Welche Botschaften können uns vom Dach der Welt herab hier in unserem Alltag nützlich sein und unser Leben bereichern und erleichtern?

Unbegrenzte Möglichkeiten

Beim Betrachten der Erde vom Flugzeug aus können wir uns immer wieder an ihrer atemberaubenden Schönheit und Vielfalt erfreuen: eine eindrucksvolle Komposition aus Wäldern, Bächen, Flüssen, Seen, Ozeanen, Inseln, Gebirgen, Wüsten und Packeis. Überall gibt es Leben, alles scheint so wunderbar verwoben und miteinander verbunden. Alles ist in Bewegung, fließt und entwickelt sich fortwährend weiter. Wir Menschen bewohnen die Erde und teilen sie mit allen Lebewesen, mit den rosa Flamingos in den afrikanischen Salzseen genauso wie mit dem allein lebenden Eisbären in den weiten Polargebieten oder dem Adler, der hoch über den Bergen seine Kreise zieht. Die Erde sorgt für uns, wir trinken ihr Wasser und nutzen ihre Pflanzen und Früchte, um uns zu ernähren. Die Blätter der Bäume schenken uns frische Luft zum Atmen und in ihrem Schatten ruhen wir uns aus. Alles scheint von unsichtbaren Kräften durchdrungen. Kräfte, die nach Weiterentwicklung und Wachstum streben. Im Gleichgewicht der Natur hat alles einen Sinn, alles spiegelt sich und folgt klar definierten Gesetzmäßigkeiten. So hat bereits eine Eichel in sich den winzigen Samen mit der Botschaft, eine große, kraftvolle Eiche zu werden und nichts anderes werden zu sollen und zu wollen. Und so drückt sie Hunderte von Jahren nichts anderes aus, als dieser Botschaft zu folgen und ihre volle Kraft zu entfalten.

Inmitten dieser Vielfalt von Kräften sind wir als Menschen mit faszinierenden Möglichkeiten ausgestattet, den Herausforderungen und Chancen des Lebens zu begegnen. Frei und leicht könnten wir auf den Beinen, die uns tragen, durch den Tag tanzen und in jedem Augenblick aufs Neue das größte Geschenk nutzen, das uns von den Tieren unterscheidet: unser Bewusstsein.

Mit seiner Hilfe können wir reflektieren, vorausschauen, Ziele definieren und letztlich frei bestimmen, worauf wir es ausrichten. Dabei dürfen wir wahrnehmen, fühlen, denken, aussprechen und schließlich tun, was immer sich durch uns ausdrücken möchte.

So erschaffen wir eine Realität, die wir aus unserer inneren Haltung und unserem Bewusstsein heraus formen. Eine Wirklichkeit, die sich als Spiegel unseres Selbst darstellt und dabei ganz eigenen Kräften und Gesetzmäßigkeiten unterliegt. Diese Lebensgesetze rund um die Geheimnisse der Kraft, der Polarität, Schatten und Resonanz finden in allen Kulturen ihren Niederschlag. Sei es in alten Volksweisheiten, philosophischen Überlieferungen oder in spirituellen Schriften der großen Religionsgründer. Sie alle beschreiben die unsichtbaren Kräfte, die das Spiel des Lebens steuern, und die goldenen Regeln, die es möglich machen. Wer die Spielregeln kennt und beherrscht, spielt dieses Spiel erfolgreicher und hat mehr Spaß und Freude daran. In vielen Kulturen erforschen Menschen seit Jahrtausenden diese Gesetzmäßigkeiten mit dem Ziel, Einsichten an ihre Nachkommen weiterzugeben. Den Tibetern, die altes Wissen aus verschiedensten Strömungen über die Jahrhunderte assimiliert haben, kommt dabei eine Schlüsselrolle zu. In tiefer Achtung vor der Schöpfung haben sie eine besondere Sichtweise von den Faktoren, die das Leben steuern, entwickelt.

Was ist Kraft und wo kommt sie her?

Vielerorts wird Kraft noch als Muskelkraft oder Leistungskraft definiert, etwa wenn im sichtbaren Raum Masse von A nach B transportiert wird. Kräfte, die z. B. umso größer sind, je schneller ein definiertes Ziel erreicht wird. Kraft gleich Masse mal Beschleunigung. Hier hat die Wissenschaft mit den Newtonschen Gesetzen viele Antworten zu bieten.

Doch woher kommt die Idee, der Impuls, überhaupt etwas bewegen zu wollen? Was bringt die Erde dazu, sich um sich selbst zu drehen und dabei um die Sonne zu kreisen? Welche Kraft bringt den Samen des Krokus dazu, durch den gefrorenen Boden im Frühling durchzustoßen und den darüber liegenden Schnee zum Tauen zu bringen? Was lässt uns morgens aufwachen und was bringt uns dazu, Tag für Tag aus dem Bett zu steigen?

Stellen wir uns einmal unser tiefstes Inneres als den Mittelpunkt einer Spirale vor. Ein Bereich in uns, der aus asiatischer Sicht heil, vollständig und ganz ist. Aus dieser tiefsten Mitte heraus nährt sich, so sagen die Tibeter, unsere Lebensenergie, strahlt unser Bewusstsein in unseren Geist, unsere Seele und unseren Körper. Je stabiler wir in dieser Mitte verankert sind, desto größer ist unsere Freiheit, das uns geschenkte Leben so zu führen, wie wir es möchten.

Jede irdische Manifestation ist demnach Ausdruck einer allumfassenden Kraft, einer dynamischen Energie, die jedes Lebewesen durchdringt. Diese unsichtbare, wissenschaftlich schwer messbare Lebenskraft durchdringt unseren Körper und ist für alle Menschen spürbar. Sie kann stark oder auch schwach zum Ausdruck kommen. Aus dieser Mitte heraus entsteht mit dem Eintritt in das Leben die Polarität von Yin und Yang. Aus deren Zusammenspiel entwickeln sich die fünf Elemente und daraus dann alle anderen Dinge. Aus dieser Mitte heraus nährt sich unsere Lebenskraft Tag für Tag. Ist sie stark und fließt gleichmäßig, dann sind wir in unserem „Element", in unserer Kraft.

Lebendigkeit, Ausstrahlung, Frohsinn, Gelassenheit, innere Stärke, Mut, Freude, Begeisterung und Leidenschaft weisen auf einen gleichmäßigen Fluss dieser Lebensenergie hin. Der Mensch, dessen Lebensenergie so fließt, hat einen klaren, festen Blick, leuchtende Augen, eine starke, deutliche Stimme, einen festen Händedruck und ein bestimmtes, präsentes Auftreten. Seine Aura ist ebenso wie sein Abwehrschild bzw. sein Immunsystem intakt. Er ist lebensbejahend, authentisch und mit sich und der Welt im Einklang, kann über sich und seine eigenen Unzulänglichkeiten schmunzeln. Mit seinem Selbstvertrauen geht er offenen Herzens auf die Menschen zu, ohne sich vor ihnen zu verstecken. Wo er auftritt, erfreut er durch seine Lebendigkeit die Herzen und ist dementsprechend ein gern gesehener Gast.

Die Lust, lebendig zu sein

Das Gefühl, lebendig zu sein, ist Ausdruck einer tiefen Begegnung mit dem, was gerade ist. Es ist eine Berührung mit der Wirklichkeit, mit dem, was gerade wirkt. Der perfekte Augenblick, der Moment, dem nichts hinzuzufügen und nichts zu nehmen ist, ist der Ausdruck und die Verwirklichung des ganzen Kosmos im Jetzt. Was für ein grandioses Gefühl. Wer es kennt, will mehr davon. Unser Körper selbst kann uns dienen, um mit all seinen zur Verfügung stehenden Werkzeugen diesen Moment zu erfassen. Daher ist unser Körper mit seinen Sinnesorganen ein vielfach unterschätztes Instrument, um die Frische des Raumes tatsächlich zu erleben. Wir sind in jedem Moment eingeladen, der wunderbaren Chance zu folgen, den jetzigen

Augenblick zu erleben. Dies gelingt umso einfacher, je weniger wir werten und urteilen. In jedem Augenblick sind wir dazu eingeladen, Akzeptanz und Vertrauen in die Wahrheit und Richtigkeit dessen, was jetzt gerade ist, zu üben. Vertrauen, dass alles nicht nur permanent im Fluss ist und sich bewegt, sondern sich auch alles ständig verändert. Es ist diese Bewegung, die in allem wohnt und das Leben lebendig macht. In unserem Körper, unseren Emotionen und Ideen, unseren Beziehungen, genauso wie in jedem Stein und in jeder Blume. Wer jede Bewegung, jede Geste und jedes Wort mit Staunen betrachtet oder gar als eine Liebeserklärung an den weiten, unendlichen Raum empfinden kann, der hat es geschafft.

Kraft durch staunende Hingabe an das Leben

In einer Zeit des „Zuviel von allem" irren viele Menschen verloren durch ein Überangebot von „Möglichkeiten". Die wahre menschliche Identität schwindet zunehmend. Und die Sehnsucht nach einem inneren Ort der Freiheit, des Friedens, der Glückseligkeit und des Sich-Zuhause-Fühlens wächst. Wir möchten ganz „wir selbst" sein, ohne Maske oder Manipulation.

Die meisten tibetischen wie indischen Meditationstechniken und Rituale lehren uns, mit dem Augenblick in Verbindung zu gehen und die Kraft der Stille zu spüren und zu üben. Wir halten inne, um Inhalt in uns selbst zu spüren und unsere Wahrnehmung zu schärfen. So lassen wir uns ein auf ein Üben und Beobachten dessen, was sich da aus uns heraus entfaltet. Eine Hingabe, in der wir „sein lassen". Ein Loslassen, das dem Körper, den Gefühlen und Gedanken in der pulsierenden Präsenz des Augenblicks freien Lauf lässt. Es ist ein Weg zur Erfahrung der eigenen inneren Wahrheit, der einfach alles mit einbezieht. Unser gesamtes sinnliches, emotionales und intellektuelles Potenzial wird angesprochen, wenn die Realität in ihrer Gesamtheit berührt und erfahren wird. Kein Aspekt menschlichen Erlebens bleibt ausgegrenzt.

Es ist ein bewusstes Einlassen auf das Leben, ohne sich dabei an den Vorstellungen anderer zu orientieren. Es ist aber auch ein Sicheinlassen auf die eigenen Schatten, Ängste und Projektionen, die sich zwischen uns und die Wirklichkeit stellen. Schatten, die durchleuchtet und ins Licht geführt werden, damit wir freier und letztlich voller Lust und Leidenschaft in das Jetzt, das wir Leben nennen, staunend eintauchen können. Dieses Staunen und die Begeisterung sind die stärksten Kraftquellen, die wir haben.

Kraft aus Liebe und Mitgefühl

Heute werden wir wie selten zuvor mit zunehmenden Herausforderungen konfrontiert, die wir bewerten, aushalten und abwehren oder integrieren dürfen. Unsichtbaren Fäden gleich wirken sich Einflüsse auf unser Wohlbefinden, unsere Gesundheit und Vitalität aus. Durch unsere sichtbaren und unsichtbaren Wahrnehmungen und daraus folgenden Handlungen stellen wir – wie der Weber am Webstuhl – auf emotionaler, geistiger und damit auch körperlicher Ebene ein Gewebe her. Dieses können wir in der Festigkeit und Haltbarkeit als gesund oder ungesund und in der Farbkombination als harmonisch oder disharmonisch charakterisieren.

Obwohl wir als Menschen mit der Fähigkeit geboren werden, essenzielle Wesensqualitäten zu verkörpern (z. B. Liebe, Mitgefühl, Kraft, Werte, Wille, Intelligenz), werden diese ursprünglichen Anlagen im Lauf unserer frühen Kindheit mehr und mehr verschüttet. Denn anstatt von einer offenen Welt willkommen geheißen zu werden, die diese Wesensessenzen in uns wahrnimmt und unterstützt, trifft unser ursprünglich uneingeschränktes Bewusstsein auf Umstände und Menschen, die es in starre Regeln, festgelegte Erwartungen und eng begrenzte Vorstellungen hineinzwängen. Das ist selbst dann der Fall, wenn wir das Glück hatten, von Eltern aufgezogen zu werden, die uns aufrichtig liebten. Wir haben vielleicht erlebt, dass wir nur für ein bestimmtes Verhalten oder erbrachte Leistungen geliebt wurden. Möglicherweise haben wir Erfahrungen von Bestrafungen und Manipulationen gemacht oder wir wurden schlichtweg nicht beachtet und übersehen, fühlten uns ungeliebt, ungewollt oder gar lästig. Die Art, wie unsere Eltern und Bezugspersonen in frühen Jahren auf uns reagieren, bestimmt später nachhaltig, wie wir uns selbst wahrnehmen. So formt sich eine individuell geprägte Haltung, was wir generell vom Leben erwarten und wie wir mit Dingen und anderen Menschen umgehen. So finden wir zu Strategien und Handlungen, die unser Leben bereichern oder massiv einschränken können. Ob äußeres Glück und Erfolg oder innere Einsicht, Erkenntnis und spirituelles Wachstum – wir allein formen aus unserer inneren Haltung, unserem Bewusstsein heraus die dazu in Resonanz gehende Realität – ob wir es wollen oder nicht.

Meist unterschätzen wir uns und unsere Fähigkeiten und verborgenen Kräfte. Dabei warten eine bunte Vielfalt von hochkreativen Anlagen und atemberaubenden Möglichkeiten darauf, von uns entdeckt und zum Ausdruck gebracht zu werden. Die Liebe und Zufriedenheit, mit der wir dann auf uns selbst schauen können, setzt Kräfte frei, die unser Leben in jedem Moment bereichern. Und aus dieser Selbstliebe erwächst ganz automatisch und ohne Zutun tiefes Mitgefühl für alle und alles.

Signale und Botschaften

Nur allzu oft kann es passieren (meist unbewusst), dass wir uns in einschränkende Gedanken verwickeln. Dabei fallen wir in „Grübelkreise", die wie eine kaputte Schallplatte immer das Gleiche wiederholen und uns aus unserer Mitte herausreißen. Einer unsichtbaren Regenerationskraft haben wir es zu verdanken, dass unser System in solchen Fällen mit Signalen und Symptomen reagiert, so als wollte es uns rechtzeitig auffordern, hinzuschauen und etwas zu verändern. Jeder von uns steht ständig vor der Herausforderung, die Dinge und Situationen des Lebens bewusst anzunehmen oder sie aktiv zu verändern. Unser Körper verfügt über eine unvorstellbare Intelligenz. In jedem Signal, das er aussendet, liegt eine wertvolle Information für uns. Meistens geht es um die Einladung, etwas zu verändern. Das System fordert uns auf, aus der Verwicklung in die Entwicklung zu kommen. Uns vom Verwachsenen zum Erwachsenen zu entwickeln. Da die Botschaft hinter diesen Signalen oft verschlüsselt ist, geht man in Tibet noch heute zu einem Arzt, einem Lama oder einem Orakel, „um zu fragen". Die Menschen befragen ihren „Weisen", eine intuitiv starke Persönlichkeit, die über Lebenserfahrung verfügt, den Weg schon ein paar Schritte vorausgegangen ist und ihn daher kennt. Die Befolgung dieser Weisheiten ist auch in der westlichen Welt ein nützlicher Weg, um unsere Lebensumstände bewusster und klarer zu sehen und so schneller aus dem Nebel ins Licht zu gelangen.

Wollen wir gesund und glücklich leben, so liegt es an uns, wie achtsam und bewusst wir unseren Körper mit seinen Signalen wahrnehmen und die daraus entstehenden Gedanken und Handlungen reflektieren bzw. beobachten. Als reflektierende, mit Bewusstsein ausgestattete Menschen beginnen wir unser Leben und entwickeln uns, hungrig nach Erfahrungen, nicht nur körperlich, sondern auch geistig und seelisch immer weiter. Dass wir aufhören zu wachsen, sobald wir erwachsen sind, wäre – wie ein Philosoph treffend bemerkte – eine barbarische Ignoranz des menschlichen Potenzials.

Ebenso wie unser Körper wächst und sich weiter verändert, so erfährt das Bewusstsein vom ersten Augenblick an ein ständiges Wachstum und unterliegt ständiger Veränderung. Das Bewusstsein der ersten Lebenshälfte wird von einer besonderen Qualität von Wachstum geprägt. Grenzenlose Energie, Tatkraft und Zielbewusstsein stehen ganz vorn. Sehnsüchte nach Grenzerfahrungen körperlicher Art in Form sportlicher Höchstleistungen können das Bewusstsein überragen. Oder es sind Ziele, die auf Karriere, Geld, Macht und Einfluss ausgerichtet sind. All dies ist gut so und soll so sein. Das, was hervortritt und nach Ausdruck verlangt, ist das Yang, das maskuline Prinzip. Doch dann darf auch der Wechsel folgen. Das Yin-Prinzip fordert Einlösung. Dazu sind wir spätestens ab der Lebensmitte eingeladen. Jetzt geht es darum, uns von der Quantität zur Qualität zu entwickeln. Es ist nicht mehr, was wir tun, sondern wie wir uns fühlen bei dem, was wir tun. Fühlt es sich gut an? Passt es zu mir? Bin ich authentisch? Wenn nicht, wird sich das System mit seinen Signalen immer energischer zu Wort melden.

Es liegt in unserer Hand, Veränderungen herbeizuführen, indem wir Entscheidungen treffen und bereit sind, das „Alte“ loszulassen und das „neue Unbekannte“ (Yin) auszuprobieren. Alles festhalten zu wollen, wie es ist, wird zu Blockaden im Energiefluss führen und uns letztlich krank machen.

Selbstheilung aus eigener Kraft

> „Viele menschliche Probleme haben ihre Ursache weniger in den äußeren Lebensbedingungen als in der Unruhe des eigenen Geistes und im fehlenden seelischen Gleichgewicht."
>
> Dalai Lama

Die Ganzheitsmedizin betrachtet uns Menschen nicht nur als eine Ansammlung von Organen, Fleisch und Knochen in einer körperlichen Erscheinung, sondern bezieht auch unser Eingebundensein in ein buntes Geflecht aus ökologischen, ökonomischen, sozialen und psychoemotionalen Faktoren in die Untersuchungen mit ein. Die ganzheitliche Psychosomatik erweitert dies, indem sie auch feinstofflich energetische Kräfte im sozialen und spirituellen Kontext einbezieht.

Man könnte sagen, dass jede Form der Heilung letztlich Ausdruck davon ist, wie es um die Kraft der Selbstheilung steht. Lebende Systeme sind in der Lage, Selbstorganisationsprozesse in Gang zu setzen. Diese Fähigkeit hängt jedoch vor allem von den Bedingungen ab, in denen die Selbstreorganisation stattfindet. Welche Voraussetzungen brauchen wir Menschen, damit die Kräfte der Selbstheilung aktiviert werden können? Und durch welche Kräfte erfahren wir Unterstützung? Wie genau fühlen sich diese Kräfte an und wo kommen sie her?

Quellen der Kraft

Unsere Lebenskraft (Prana), die, wie oben schon beschrieben, durch unsere Präsenz, Lebensbejahung und Ausstrahlung nach außen sicht- und fühlbar wird, nährt sich aus vielerlei Quellen. Zwei große grundsätzliche Quellsysteme spielen dabei eine Hauptrolle. Es ist zum einen die ererbte Konstitutionsenergie, die sich aus unseren Genen heraus manifestiert. Dazu kommt die erworbene Energie, auf die wir in jedem Moment aktiv Einfluss nehmen können. Diese setzt sich neben einigen anderen Faktoren in erster Linie zusammen aus:

- Energie aus Atmung und Sauerstoffversorgung
- Energie aus lebensfördernder und naturgemäßer Nahrung
- Energie aus der Familienstruktur und den sozialen Verbindungen
- Energie aus Verbindung und Kontakt zur Natur
- Energie aus Bewegung
- Energie aus Liebe, Leidenschaft, Begeisterung und Freude für das, was man fühlt und tut
- Energie aus der Kraft der Gegenwärtigkeit, dem Jetzt
- Energie aus Selbsteinfühlung und Verbindung mit sich selbst und der Zufriedenheit mit sich selbst
- Energie aus der Gewissheit, auf dem passenden Lebensweg zu sein (Sinnerfüllung)
- Energie aus Dankbarkeit und Akzeptanz von Gegenwart und Vergangenheit
- Energie aus Mitgefühl und der Lust, einen Beitrag zu leisten
- Energie aus Visionen und vorausschauenden schöpferischen Aspekten
- Energie aus der Befriedigung unserer körperlichen und psychoemotionalen Grundbedürfnisse
- Energie aus Wahrhaftigkeit, Authentizität und Ehrlichkeit

Es liegt an uns selbst, uns dieser Quellen bewusst zu werden, sie zu nutzen und unser Denken und Handeln danach auszurichten. So können wir uns all den Faktoren zuwenden, die unsere Energiebatterien auffüllen und damit unser Leben bereichern. Genauso sind wir auch eingeladen, all die energieraubenden und damit lebenseinschränkenden Faktoren einer genauen Prüfung zu unterziehen. Einfach ausgedrückt, hat jede unserer fünf Körperbatterien (bestehend aus den fünf Funktionskreisläufen Erde, Feuer, Metall, Wasser und Holz) einen Reservebereich. Geraten wir in die Reserve, indem wir mehr Energie verbrauchen, als wir in der Lage sind, wieder aufzufüllen, dann haben wir die gleiche Situation wie am Armaturenbrett des Autos. Ein Warnlämpchen geht an. Es ist ein Signal, das uns auffordert, stehen zu bleiben und hinzuschauen.

Wenn wir das Signal des Körpers verstanden haben, können wir im nächsten Schritt Entscheidungen fällen, die die Batterien dann wieder auffüllen. Doch leider übersehen wir diese Botschaften allzu oft oder nehmen sie nicht ernst. Der Alltag hat uns gut im Griff und allzu leicht werden diese unterstützenden und wohlwollenden Signale unseres Körper-Seele-Geist-Systems beiseitegeschoben und wir machen einfach weiter. Doch unser Freund, der Körper, gibt nicht auf.

Er lässt die Warnsignale zu immer deutlicheren Botschaften werden. Was mit einem unguten Gefühl beginnt, kann über Unwohlsein, Unruhe, Schlaflosigkeit, Appetitlosigkeit hin zu immer mehr Störungen führen. Das Körpersystem selbst ist ja bedroht und es will mit diesen Aufforderungen partout verhindern, dass der unterste Reservebereich erreicht oder gar unterschritten wird. Passiert dies trotzdem, gibt es einen „Kurzschluss“ im System. Zellen werden zerstört, eine ernste, schulmedizinisch nun messbare und benennbare Krankheit ist entstanden. Jetzt lassen wir uns in der Regel mit den modernsten Erkenntnissen der wissenschaftlichen Medizin behandeln und versuchen die Krankheit in den Griff zu bekommen. Dies geschieht dann meist mit chemischen Medikamenten, die eventuell kurzfristig die Krankheit etwas eindämmen, langfristig aber mit ihren Nebenwirkungen zwangsläufig zu neuen Störungen im System führen. Leider stehen andere Heilverfahren in einem akuten Krankheitsfall oft erst an zweiter Stelle. Dabei wären genau sie angebracht und nützlich. Denn im Reservebereich hat die pharmazeutische Medizin nichts zu suchen. Um das deutlicher zu machen, können wir das Bild der Batterien auch durch angefüllte Flaschen ersetzen. Hinter den fünf Energieflaschen (äquivalent zu den fünf Elementen) steht eine sechste Flasche. Sie beinhaltet das „Struktivpotenzial“. Diese Flasche ist, im Gegensatz zu den vorgeschalteten fünf Flaschen, nicht auffüllbar. Sie leert sich im Laufe des Lebens – und wenn sie leer ist, dann ist das Leben vorbei. Aus dieser Flasche nehmen wir immer dann einen großen Schluck, wenn uns Lebenssituationen über längere Zeit überfordern. Dann sagen wir ganz richtig: „Es geht mir an die Substanz!“ Der einzige Beitrag, den wir leisten können, um unsere Substanzflasche zu schonen, besteht darin zu schauen, dass die vorgeschalteten fünf Flaschen so selten wie möglich in die untere Reservezone rutschen. Denn genau dort gießt die Substanzflasche ihre Energie hinein, um im letzten Moment den „Kurzschluss“ zu vermeiden.

Angeborene und erworbene Kraftpotenziale (Prana)

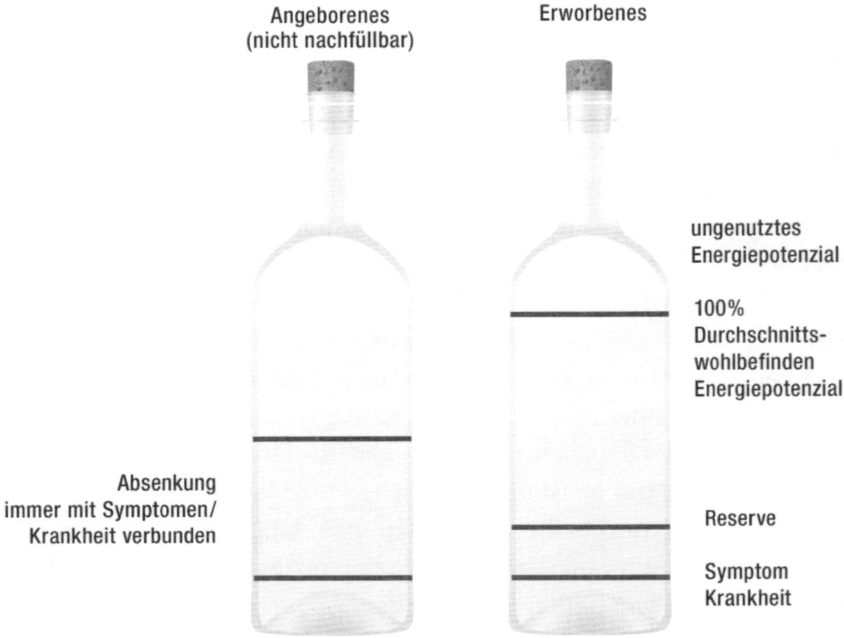

Signale bzw. Symptome sind daher überlebenswichtige Botschaften unseres Systems. Sie wollen ernst genommen und beachtet werden. Geraten wir immer tiefer in die Reservezone unserer Flasche, werden sich die Signale dramatisch verstärken. Missachten wir die Signale oder entfernen wir sie wie Warnlämpchen, die wir einfach aus dem Armaturenbrett des Autos herausschrauben, fehlen die Impulsgeber, um Lebenswichtiges zu verändern.

Die kühne Botschaft der Tibeter

Das Wissen rund um Diagnostik und Verständnis von Heilung versetzt uns heute in die Lage, Gesundheit und Lebenskraft zu fördern. Wir erleben heute, wie die Schulmedizin mit ihrem oft seelenverachtenden, materialistischen Menschenbild und ihrem Hang zum übertriebenen Perfektionismus die Grenzen des Verträglichen überschreitet. Gefüttert von der Pharmaindustrie mit all ihren bunten pharmazeutischen „Dauerlutschern" verliert sie zunehmend an Vertrauen. Immer mehr Menschen wenden sich daher dem zu, was andere Kulturen auf unserem Planeten über die Jahrtausende hervorgebracht haben.

Betrachten wir dieses gesammelte Heilwissen der Völker und Zeiten, so offenbart sich uns eine riesige Schatztruhe, gefüllt mit wertvollem Wissen über das Menschsein und die Möglichkeiten tiefgreifender und nachhaltiger Heilung. Erkenntnisse, die durch Prüfung und Erfahrung zum Wohl des Menschen gesammelt und in bester Absicht an spätere Generationen weitergegeben wurden. Heilpflanzen aus den unterschiedlichsten Gegenden unseres Planeten spielen dabei eine tragende Rolle. Sie gehören zu diesem Schatz, den die Menschheit über Jahrtausende zur Förderung ihres Wohlbefindens zusammengetragen hat. Dazu kommen Lebenskonzepte und Denkweisen, die sich stark von den unsrigen unterscheiden. Impulse aus diesem Gedankengut können uns helfen, unser Leben zu erleichtern und zu bereichern.

Die wertvollsten Bereicherungen des heutigen ganzheitlich geprägten Medizinverständnisses kommen ohne Zweifel aus den traditionellen fernöstlichen Heilsystemen. Die Essenz der unterschiedlichen philosophischen Grundlagenwerke der alten Weisheitslehren aus China, Tibet und Indien hat sehr effektive Diagnose- und Heilverfahren hervorgebracht, die nun immer mehr Beachtung finden. Sie alle verbindet die Auffassung, dass ohne eine Anerkennung spiritueller und energetisch feinstofflicher Zusammenhänge keine wirkliche Heilung möglich ist.

Das alte Heilwissen vom Dach der Welt

Tibet, das große Reich auf dem Dach der Welt, war schon immer eines der entlegensten Gebiete der Erde. In den Schneebergen mit ihren über 8000 m hohen Gipfeln ist man den Göttern seit jeher sehr nah. Dem Himmel am nächsten konnte so fernab vom Rest der Welt über die Jahrtausende ein hochentwickeltes Heilsystem entstehen. Gespeist aus Elementen des Ayurveda und der chinesischen Medizin, gleichzeitig durchdrungen von der buddhistischen Weisheitslehre, hat sich eine Volksheilkunde mit besonderem Charakter entwickelt. Hinter ihr verbirgt sich eine Schatztruhe voll mit allem Wissen über das unsichtbare Netzwerk und die Faktoren, die unser Leben steuern.

Den Mönchsärzten Tibets ist es zu verdanken, dass uns eine Medizintradition erhalten blieb, die konsequent heilendes Wissen und Rituale für Mensch und Natur in den Mittelpunkt der Therapie stellt und dabei nur ein Ziel vor Augen hat: Einheit und Gesundheit von Körper, Geist und Seele. Sie ist eines der Wunder dieser Welt. Ihre Lebensphilosophie zeigt intelligentes, die Menschheit bereicherndes Wissen auf. Diese Medizin vereint die Weisheit verschiedener Heilsysteme: des indischen Ayurveda, der TCM, der persischen Unani-Medizin und der mongolisch-schamanischen Bön-Medizin. Die enge Verbindung von Medizin und Spiritualität macht die tibetische Medizin zu einer einzigartigen Erscheinung, die unsere Sichtweise von Gesundheit und Krankheit um wertvolle Elemente bereichert. Niedergeschrieben wurde das gesammelte Wissen im 12. Jahrhundert von dem tibetischen Arzt Yuthog Yonten Gonpo im *Gyüschi* (*Vier Tantras*), dem bis heute gültigen Grundlagenwerk. Er berief sich auf das Wissen, das der „Medizin-Buddha“ Sakyamuni den Menschen vor Urzeiten überliefert habe. Die enge Verbindung von Medizin und Spiritualität macht die tibetische Medizin zu einer einzigartigen Erscheinung, die unsere Sichtweise von Gesundheit und Krankheit um wertvolle Elemente bereichert.

Die tibetische Medizin ist eine über Jahrhunderte gereifte Wissenschaft vom Menschen und den Lebensumständen, die auf sein Menschsein Einfluss nehmen. Sie beschreibt in vortrefflicher Weise, was der Mensch tun kann, um gesund und tatkräftig zu leben, und wie er sein Denken und Handeln verändern darf, um seine Gesundheit und Lebensfreude zu spüren.

Betrachtet man die Essenz der tibetischen Medizin von den Anfängen („Medizin-Buddha“ Sakyamuni) bis heute (14. Dalai Lama) unter dem Blickwinkel ihrer Effizienz, Integrierbarkeit und Praktikabilität hier im Westen, findet man neben zukunftsweisenden Diagnoseverfahren zur Früherkennung, wie der Pulsdiagnose, und zahlreichen effektiven Therapieverfahren eine Schatztruhe voller wichtiger Lebensweisheiten, die das unsichtbare Netzwerk und die Faktoren, die das Menschsein bestimmen, zu ordnen vermögen. In einem ganzheitsmedizinischen Ordnungskonzept wird diese Kunst des gesunden Lebens nahe der Mitte zeitgleich auf körperlicher und geistiger Ebene umgesetzt. Alte Ideen werden weitergedacht und an unsere Lebensumstände angepasst. Das Potenzial des alten tibetischen Wissens um die Naturgesetze kann uns eine wertvolle Lebenshilfe sein, wenn wir uns darauf einlassen und die Essenz dieser Weisheiten annehmen.

Besonders die frühzeitige Erkennung und Behandlung von Blockaden und energetischen Funktionsstörungen, lange bevor eine Krankheit ausbricht und schulmedizinisch messbar wird, ist eine wertvolle Ergänzung zur westlichen Medizin. Großes Interesse finden immer mehr die ausgefeilten Diagnosemethoden, wie z. B. die **tibetische Puls- und Zungendiagnose**, mit denen sich äußere (z. B. klimatische Einflüsse) und innere (z. B. emotionale Blockaden) Krankheitsauslöser bereits im Frühstadium diagnostizieren lassen, sodass durch gezieltes Gegensteuern und rechtzeitige Behandlung ein Krankheitsausbruch verhindert werden kann.

Viele der tibetischen Behandlungsformen basieren auf einer besonderen Form der **psychosomatischen Akupunktur und Aku-Moxatherapie**, die sich besonders bei der Behandlung von psychosomatischen Störungen, Ängsten und Depressionen, aber auch bei Schmerzzuständen aller Art hervorragend bewährt hat.

Kräfte aus tibetischer Sicht

> „Der eigentliche Sinn unseres Lebens besteht im Streben nach Glück. An welche Religion ein Mensch auch glaubt, er sucht nach etwas Besserem im Leben. Ich glaube, dass Glück durch Schulung des Geistes erlangt werden kann.“
>
> Dalai Lama

Jede irdische Manifestation ist Ausdruck einer allumfassenden Kraft, einer dynamischen Energie, die alle Lebewesen durchdringt und stark oder eher schwach zum Ausdruck kommen kann.

Im Mittelpunkt steht die Überzeugung, dass das Bewusstsein das Sein bestimmt, dass der Mensch genau das **ist, was er denkt**! So ist der gesunde Geist die wesentliche Quelle von Nüspa (das tibetische Wort für Chi) und damit Grundvoraussetzung für Gesundheit. Die sich auf diese Weise nährende Energie bleibt im Fluss durch ein harmonisches Zusammenspiel ihrer fünf Elementprinzipien Holz, Feuer, Erde, Metall und Wasser und den sich aus ihr formenden Lebensessenzen *rLhung* (Wind), *mKhris-pa* (Galle) und *bad-kan* (Schleim).

Die drei Lebenskräfte (Energieprinzipien)

Das Wissen um die Eigenschaften der drei Lebenskräfte und ihrer dynamischen Wechselwirkungen und Prinzipien ist der wesentliche Schlüssel zum Verständnis der tibetischen Auffassung von Krankheit und Gesundheit. Das gesamte Universum ist ebenso wie der Mensch eine Erscheinung der Manifestationsvielfalt dieser drei Energieprinzipien und der mit ihnen verbundenen Aspekte, das heißt eine Komposition von geistigen, psychischen und körperlichen Prozessen, die in strukturbildenden, sich wandelnden und beharrenden Phänomenen erscheinen.

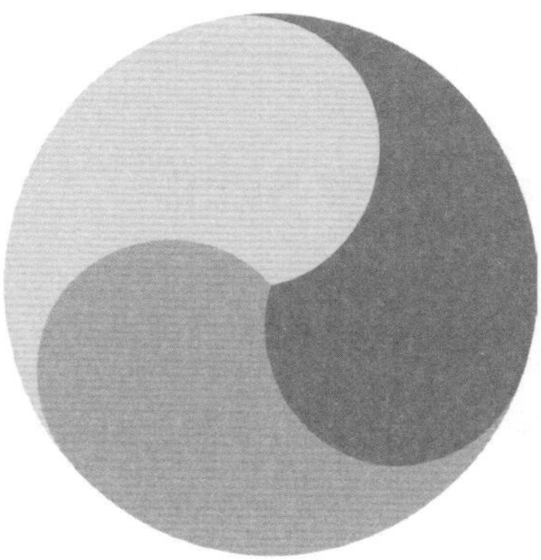

Sie werden kurz Wind, Galle und Schleim genannt und stehen in direktem Zusammenhang zueinander.

Dem Prinzip Wind (oder Luft) werden das Denken, der Geist und alle körperlichen wie geistigen Bewegungen zugeordnet. Aus ihm entstehen Dynamik und Aktion. Ohne Wind kann die Lebenskraft nicht fließen.

Dem Prinzip Galle entspricht das „Wollen“, das energetische und dynamische Wesen aller Lebensvorgänge.

Dem Prinzip Schleim entsprechen sowohl das Fühlen als auch die Materie an sich.

Das Gleichgewicht dieser drei Energieprinzipien sichert die Funktion der sieben Grundgewebe des Organismus – Lymphe, Muskeln, Sperma, Blut, Fettgewebe, Knochen und Knochenmark – und das Gleichgewicht innerhalb dieser Strukturen wiederum sichert die Gesundheit.

Krankheit ist Ausdruck der pathogenen Tätigkeit der ins Ungleichgewicht geratenen Körperflüssigkeiten. Damit sind sie zwar Lebensträger, werden aber auch als erste latente Ursache für Krankheiten verantwortlich gemacht, die entstehen, wenn unterstützende oder auslösende Faktoren unterschiedlichster Art zusammenwirken: z. B. Klima, Ernährung, Lebensstil, giftige Stoffe, Unfälle. Ständiger oder wiederholter Kontakt mit den gleichen auslösenden Faktoren verursacht ein „Aufwallen“ des zuvor gestauten Körpersaftes. So besteht die Gefahr, dass der morbide Körpersaft wie ein Hochwasser führender See seine „Deiche“ durchbricht, über seine natürlichen Ufer tritt und seine pathogene Tätigkeit aus der Ferne ausübt. In diesem Stadium ist die Krankheit ausgebrochen, und ihre Anzeichen sind sowohl an der Oberfläche des Körpers als auch an Puls, Geruch oder Harnausscheidungen zu erkennen. Ähnlich wie andere traditionelle Heilweisen nimmt bei der TTM (traditionelle tibetische Medizin) die aufmerksame Beobachtung, Befragung und Betastung eine Schlüsselstellung ein – im Gegensatz zur westlichen Schulmedizin, wo man sich fast nur noch auf Technik verlässt. Die Therapie ist ebenfalls an der Ursachenaufklärung und Beseitigung orientiert. Landesübliche Heilkräuter und Diäten spielen zudem eine wichtige Rolle.

rLhung (Wind) – die Energie der Formierung (Holz): *rLhung* steht für das bewegliche, strukturbildende Element in Körper und Geist und ist an allen physiologischen Prozessen beteiligt, die ihrem Wesen nach dynamisch sind. Es ist die treibende und formierende Kraft hinter den vegetativen Funktionen der Atmung, Herztätigkeit und Peristaltik, steht aber auch für kognitive und geistige Aktivitäten.

mKhris-pa (Galle) – das Feuer des Lebens: *mKhris-pa* steht für die unterschiedlichen Arten von Wärme im Körper und ist am Prozess des Metabolismus, des ständigen Wandels beteiligt und damit auch am Wechselspiel z. B. „hochkochender“ psychoemotionaler Reaktionen.

***bad-kan* (Schleim) – das Feste und Flüssige (Erde, Metall, Wasser):** *bad-kan* steht für alle Faktoren des Flüssigen und Festen im Körper. Es erfüllt mechanische, stabilisierende, zusammenhaltende und verfestigende Funktionen.

	rLhung	mKhris-pa	bad-kan
Elemente	Holz	Feuer	Erde, Metall, Wasser
Dem Prinzip entsprechende Geistesgifte	Gier	Hass	Ignoranz
Manifestation im Körper als	Bewegung	Wärme	Kühle, Flüssigkeit
Eigenschaften	leicht, beweglich, kalt, rau, trocken	heiß, scharf, trocken, rau, leicht, ölig, beweglich	schwer, stabil, stumpf, fein, ölig, trocken, flüssig, kühl, schwer, stumpf, flexibel

Wenn diese Körperessenzen durch **äußere** oder **innere** Auslöser in einen Zustand des Mangels oder des Überschusses getrieben werden, stören sie sich gegenseitig. Unwohlsein, Symptome und Krankheit sind die Folge.

Energieräuber

Wie alle Phänomene der bedingten Existenz sind auch alle Krankheiten das Produkt von Ursachen und Bedingungen. Unwissenheit oder Unbewusstheit spielen dabei eine wichtige Rolle. Nach dem Gesetz von Ursache und Wirkung entsteht Krankheit nicht zufällig aus sich selbst heraus, sondern ist auf eine oder mehrere Ursachen zurückzuführen. Diese gilt es zu erkennen und auszuschalten. Dann wird Heilung überflüssig, denn dies ist bereits die Heilung.

Das Konzept der fließenden Lebenskraft „Qi", des „Shen" und des Tanzes der fünf Elementekräfte mit ihren drei Lebensessenzen **Wind, Galle und Schleim** liefert das „Missing Link" zwischen geistig-emotionalen Entgleisungen bzw. energetischen Stauungen (messbar über die Pulswellen) und deren körperlichen Auswirkungen in Form von Symptomen, die zu Krankheiten eskalieren.

Drei durch falsches Denken ausgelöste „Geistesgifte" bestimmen dabei maßgeblich das geistige, emotionale und körperliche Wohlbefinden.

Das Geheimnis des Shen – Die Kraft hinter dem Bewusstsein

Das Herz spielt im Gleichgewicht der Kräfte eine entscheidende Rolle. Es ist Mittler und Nahtstelle zwischen dem universellen Geist und dem irdischen Dasein. Hier spiegelt sich das höhere Bewusstsein. Das menschliche Bewusstsein als kleiner Ausschnitt aus dem universellen kosmischen Bewusstsein ist wie eine Welle, die sich aus dem Ozean des „Dao" (alles, was ist) erhebt. Das Bewusstsein des Herzens ist weit mehr als Verstand und Denken. Es handelt sich eher um eine Wahrnehmung jenseits des Verstandes.

Das Bewusstsein, das mit dem Herzen assoziiert ist, bezeichnen die Chinesen als „Shen". Shen ist eine äußerst feine und nichtmaterielle Form des Qi. Mit dem Qi befindet es sich in einem unaufhörlichen Wechselspiel. Beide bedingen sich gegenseitig. Shen ist reines Bewusstsein. Es nährt sich aus sich selbst. Es ist Wahrnehmung, Bewusstsein und Einsicht zugleich. Es ist die Stimme des Herzens, die uns den Weg weist, sodass wir genau wissen und spüren, was zu tun ist. Das Shen entspringt dem Punkt, wo Himmel und Erde sich küssen. Es ist Quelle der Inspiration und steht in direkter Verbindung mit der universellen Schöpferkraft.

Shen ist sozusagen die feine Qualität von Leben: das Blühen und Funkeln. Der Blick eines Menschen mit starkem Shen ist auffallend klar als Ausdruck eines wachen Geistes. Seine Körperhaltung ist aufrecht, was seinem „inneren Aufgerichtetsein" entspricht. Das Shen eines Menschen ist berührend und anziehend. Der Zustand des Shen hängt ab von der Essenz und dem Qi. Während die Essenz (das, was wir größtenteils von unseren Eltern mitbringen) unseren dichtesten Zustand und das Qi unseren verfeinerten Zustand darstellt, ist das Shen unser allerfeinster Zustand und Wesensanteil. Sind Essenz und Qi stark und in ihrer Blüte, so ist Shen wach, klar und ausgeglichen. Ist das Qi oder die Essenz erschöpft, leidet das Shen und wird unklar und benebelt. Besonders emotionaler Stress und alle Formen der Überanstrengung schwächen Essenz und Qi.

Shen hat den engsten Bezug zum Herzen. Dort haust es und von dort wirkt es auf jede Zelle des Körpers. Daher wurde es auch als Herz-Geist bezeichnet. Shen ist Ausdruck von Bewusstheit und Wahrnehmung. Je mehr unser Shen blüht und funkelt, desto feiner ist unsere Wahrnehmung. Umgekehrt führt eine feine Wahrnehmung über die Sinnesorgane zu einer Stärkung des Shen. Zum einen sind es Hören, Sehen, Tasten, Geruch und Geschmack, für die Shen zuständig ist. Es ist aber auch die Gesamtheit all dessen, was wir mit „bei Bewusstsein" bezeichnen. Diese feinste Energie ist eine sensible Form der subtilen Wahrnehmung und Reflexion von Gedanken und Einsichten. Shen ist aber auch ein Beobachten, Gewahrwerden und das Erkennen von Gedanken und Gefühlen. Wenn wir voll bei Bewusstsein sind, ist der Herz-Geist klar. Ist er hingegen benebelt oder plötzlich erschöpft, so verlieren wir an Bewusstsein. Es ist letztlich der Herz-Geist-Shen, der Emotionen und Empfindungen aus einer beobachtenden Distanz „fühlen" kann.

Ist Shen stark, sind Bewusstsein und Wahrnehmung wach und klar. Stimuli können aufgenommen und vergegenwärtigt werden. Eine adäquate Reaktion wird eingeleitet. Je stärker das Shen, desto höher ist die Übereinstimmung mit der natürlichen Welt, so wie sie ist. Die feine Wahrnehmung führt zu einer ebenso feinen wie passenden Reaktion. Ist die Reaktion natürlich, ist die Wahrscheinlichkeit gering, dass neues Karma (Hindernisse, die Lernen fördern) aufgebaut wird.

Weisheit und Intelligenz entspringen einem starken Herzen. Wann immer wir das Herz nähren, sodass es leidenschaftlich schlägt und Luftsprünge macht, haben wir ein starkes Shen.

Das Wachbewusstsein wendet sich nach außen, um mit der Umwelt Kontakt aufzunehmen. Wenn ich meine Aufmerksamkeit auf die Natur oder einen Menschen richte, dann benutze ich Shen. Schlaf ist ebenfalls eine Äußerung von Shen. Nachts stellt Shen seine Aktivitäten in der Außenwelt ein und zieht sich ins Herz zurück. Das Bewusstsein ist nach innen gerichtet und der Mensch schläft. Da Shen auch der Hüter unserer Träume ist, weisen unruhige Träume auf eine Störung des Herz-Qi hin (Blut- oder Yin-Leere des Herzens), ebenso wie Schlafstörungen allgemein darauf hinweisen, dass der Fluss der Herzensenergie gestört ist.

Auch unsere Räume des Unterbewusstseins sind von Shen durchdrungen. Es ist eine reiche Welt von archetypischen Bildern, aus denen die Mythen, Symbole und Riten der Menschheit gewebt sind. Tiefe Weisheiten, die unserem Leben dienlich sein können, es aber auch zerstören können, sind hier verborgen.

Ausdrucksformen eines starken Shen:

- Visionen, Träume und Ideen, die unserem Leben einen Sinn geben
- Weisheit, Intelligenz, schnelles Denken, gutes Gedächtnis
- Bewusstsein, Wahrnehmung, Einsicht, Gegenwärtigkeit
- Präsenz, Charisma, klarer Blick, aufrechte Haltung
- aktiv, lebendig, intuitiv, zielstrebig, gesammelt sein

Ausdrucksformen eines schwachen Shen:

- Müdigkeit, getrübtes Bewusstsein
- pausenloses Denken, schlechtes Gedächtnis, Zerstreutheit
- mangelnde Einsicht, wenig Verständnis
- Unruhe, Unordnung, ungeordnete Vorstellungen
- unvernünftiges und planloses Handeln, Rastlosigkeit

- Bewusstsein und Wahrnehmungsfähigkeit sind herabgesetzt
- die Übereinstimmung mit der natürlichen Welt ist gering

Die meisten dieser Ausdrucksformen eines schwachen Shen erzeugen neues Karma und verlängern damit die Karussellfahrten.

Lässt unser Denken aber nach, wird uns das **jetzige** Leben mit all seinen Schätzen offenbart. Alles wird plötzlich bunt und lebendig – Leben, Ganzheit, Einheit offenbaren sich von ihrer wunderbaren Seite und finden statt – im Jetzt.

> „Unsere tiefste Angst ist nicht die, dass wir unzulänglich sind. Unsere tiefste Angst ist die, dass wir über die Maßen machtvoll sind. Es ist unser Licht, nicht unsere Dunkelheit, das uns am meisten erschreckt. Wir fragen uns: Wer bin ich denn, dass ich so brillant, großartig, talentiert, fabelhaft sein sollte? Aber wer sind Sie denn, dass Sie es nicht sein sollten? Sie sind ein Kind Gottes. Wenn Sie sich kleinmachen, dient das der Welt nicht. Es hat nichts von Erleuchtung an sich, wenn Sie sich so schrumpfen lassen, dass andere Leute sich nicht mehr durch Sie verunsichert fühlen. Wir sollen alle so leuchten wie die Kinder. Wir sind dazu geboren, die Herrlichkeit Gottes in uns zu manifestieren. Sie existiert in allen von uns, nicht nur in ein paar Menschen. Und wenn wir unser eigenes Licht leuchten lassen, erlauben wir auch unbewusst anderen Menschen, das Gleiche zu tun. Wenn wir von unserer eigenen Furcht befreit sind, befreit unsere Gegenwart automatisch auch andere."
>
> Marianne Williamson

Betrachten wir noch auf einer anderen Ebene etwas genauer die Faktoren, die das Shen schwächen:

- Blockierung des Geistes (durch Qi-Stagnation oder Schleim, der vernebelt)
- Beunruhigung des Geistes (Qi-Stagnation, Schleim, Feuer, Hitze)
- Schwächung des Geistes (Qi-Mangel, Essenz-/Yin-Mangel)

Welche dieser Faktoren für die Schwächung, Blockade oder Vernebelung des feinen Shen-Qi verantwortlich sind, zeigt eine ausführliche Anamnese mit Pulsdiagnose, Zungen-, Augen- und Urinbetrachtung. Die Therapie besteht je nach Ursache in Entgiftung, Nahrungsumstellung, Kräutereinnahme, Meditation und Atemübungen. Im Mittelpunkt der Behandlung steht eine alte tibetische Akupunkturbehandlung, deren Wurzeln bis zum „Gelben Kaiser" im alten China zurückreichen. Diese öffnet tiefe Kanäle, die Anbindung an etwas, das unser Verstand nicht greifen kann, möglich machen. Das Wissen und der Umgang mit dem Shen war eines der am besten gehüteten Geheimnisse des alten Tibet. Dass wir heute mit dem Shen arbeiten können, eröffnet uns ungeahnte Quellen der Kraft.

Bedürfnisse – Kräfte, die das Leben steuern

Bedürfnisse sind tief im Zellbewusstsein verankerte Kräfte, die wir als Motor unseres Lebens bezeichnen können. Sie sind der Grund, warum wir auf die Welt kommen, ebenso sind sie die treibende Kraft, die uns morgens aus dem Bett steigen lässt. Es ist der Hunger nach Leben und Erfahrung, der sich uns täglich in seinen verschiedenen Facetten zeigt. Es sind Kräfte der Sehnsucht, die nicht „wegzumeditieren" sind. Auf neurophysiologischer Ebene ist es ein „Synapsenhunger", der in besonderer Weise erneut gesättigt werden will.

So können wir bei genauer Betrachtung feststellen, dass sich hinter jeder unserer Handlungen Bedürfnisse befinden, die nach Erfüllung suchen. Wenn wir fühlen, dass unsere Bedürfnisse erfüllt sind, dann gibt uns das enorm viel Kraft.

Die Fähigkeit, Bedürfnisse bewusst wahrzunehmen und klar auszudrücken, öffnet bereits Kraftkanäle.

Auf der körperlichen Ebene steht an oberster Stelle das Bedürfnis nach Sauerstoff. Ohne die Kraft der Atmung und der damit verbundenen Sauerstoffzufuhr hätte das Leben schnell ein Ende. Hunger und Durst treiben uns an, Strategien zu entwickeln, sodass wir Essen beschaffen und es zu uns nehmen. Bleibt das Bedürfnis nach Nahrung unbefriedigt, kommt es zu einer Stauung des Energieflusses. Hungergefühl und schließlich Bauchschmerz machen uns darauf aufmerksam, dass ein wichtiges Bedürfnis nach Befriedigung sucht.

Unangenehme Gefühle sind Wegweiser zu unerfüllten Bedürfnissen. Sie zeigen, dass ein Bedürfnis in der Prioritätenliste ganz nach oben gerückt ist und nach Beachtung ruft. Die jeweils „hungrigsten" Bedürfnisse setzen sich durch und motivieren uns, eine Strategie anzuwenden, um sie zu sättigen. Während Bedürfnisse Teil des Menschseins sind, sind die Strategien, die wir anwenden, um sie zu befriedigen, unterschiedlich. Sie können uneffektiv sein, Kraft kosten und auf verschiedenen Ebenen sehr kostspielig sein. Sie können aber auch so gestaltet sein, dass alle Beteiligten Freude an der Erfüllung eines Bedürfnisses entwickeln.

Werden Bedürfnisse ignoriert, nicht beachtet oder gar unterdrückt, kommt es zu Blockaden im Energiefluss. Kräfte werden verbraucht. Unsere Batterien rutschen in den Reservebereich. Der Körper sendet Signale und macht uns darauf aufmerksam, dass Lebenswichtiges fehlt. Die Frage des Arztes: **„Was fehlt Ihnen (wirklich)?"** weist schon in die richtige Richtung. Betrachten wir einmal – am Rande bemerkt – die Spiegel- und Resonanzgesetze, so gewinnt auch die Frage: **„Wie geht es UNS denn heute?"** eine ganz neue Bedeutung. Der sich selbst reflektierende Arzt, der achtsam und in sich selbst einfühlend wirklich mit seinem Herzen dabei ist, verfügt dadurch über Kräfte, die dem unsichtbaren Energieaustausch und damit dem Heilungsprozess sehr zuträglich sind.

Blockaden im Energiefluss, die aus unbefriedigten Bedürfnissen, aus Mangelgedanken und Mangelgefühlen heraus entstehen, lassen sich über verschiedene feinstoffliche Diagnosemethoden wie z. B. die Pulsdiagnose messen. Sie zeigen das Frühstadium von Krankheiten an. Gelingt es nicht, sie vorbeugend zu lösen, läuft das Fass irgendwann über. Die Stauung entlädt sich nach außen, spürbar als Krankheit. Unser Leben wird eingeschränkt.

Bedürfnisse haben jedoch auch recht unterschiedliche Toleranzspielräume. Manche brauchen eine relativ kurzfristige Befriedigung, andere können jahrelang warten. Um eine wahre und tiefe Erfüllung zu finden, wollen unsere Bedürfnisse möglichst mindestens einmal im Leben befriedigt sein.

> „Kümmere dich rechtzeitig um deine Herzensangelegenheiten, damit es später nicht der Herzchirurg für dich tun muss."
>
> Dalai Lama

In sehr vielen Fällen reicht es aber auch bereits, unsere Bedürfnisse einfach wahrzunehmen, sie anzunehmen, sie zu beobachten und sie auszudrücken. Bedürfnisse wollen in erster Linie gesehen und beachtet werden. Unbefriedigte Bedürfnisse wollen, wenn sie schon nicht erfüllt werden, doch zumindest gesehen und beachtet werden. Sie schreien oft förmlich nach Beachtung. Nicht umsonst werden Stimmen lauter oder wird durch auffälliges Verhalten nach Aufmerksamkeit gesucht. Eine schier unstillbare, in den Zellen verankerte Sehnsucht nach Wahrnehmung und Austausch treibt die meisten von uns zu den verrücktesten Strategien. Hauptsache, gesehen werden.

Die Würdigung und Kommunikation von Bedürfnissen schafft im Idealfall Raum für Verständigung und gegenseitiges Verstehen. Oft reicht dies schon aus, um ein gestörtes Gleichgewicht wieder herzustellen. Sie bringen uns zum Handeln, indem wir vielleicht eine „Bitte" aussprechen oder einen anderen Menschen einladen, mit uns gemeinsam eine Lösung zu finden.

Befriedigte Bedürfnisse äußern sich in angenehmen Gefühlen. Wir freuen uns, danken, feiern, sind entspannt, gelassen und kooperativ. Dies dient dem Leben und fördert es.

Die menschlichen Urbedürfnisse

Sieben Gruppen elementarer Grundbedürfnisse bestimmen unser aller Denken, Handeln und damit unser Leben.

1. Körperliche Versorgung

Diese körperlichen Bedürfnisse melden sich mit verschiedenen Signalen und Symptomen recht schnell, wenn sie längere Zeit unbefriedigt sind. Das Bedürfnis nach Luft und Atmung ist dabei so essenziell, dass bereits wenige Minuten Mangel ausreichen, um das gesamte Dasein zu beenden. Luft zum Atmen ist damit Lebenskraftquelle Nr. 1.

Weitere Kraftquellen: Luft, Wasser, Nahrung, Bewegung, Gesundheit, Unterkunft (Schutz, Wärme), Ruhe, Entspannung, Schlaf, körperliche Nähe, Sexualität (Eros)

2. Verbindung/Anerkennung

Vom ersten Moment seines Lebens an sehnt sich das Baby nach Verbindung durch Hautkontakt, Berührung und Wahrnehmung des Vertrauten (Geruch, Herzschlag). Verbindung und Kommunikation auf den unterschiedlichsten Ebenen dienen in der Folge als die kraftvollsten Energiequellen überhaupt.

Weitere Kraftquellen: Geborgenheit, Vertrauen, menschliche Wärme und Zärtlichkeit, harmonische Beziehungen, Verbundenheit, Verständnis, Respekt, Zugehörigkeit/Gemeinschaftlichkeit, ehrliches Feedback, Zuwendung und Geliebtwerden, Unterstützung, Ordnung, Struktur

3. Selbstbestimmung

Jegliche Form von Unterdrückung und Einengung in menschengemachten Strukturen und Ordnungen schränkt menschliches Potenzial ein. Wenn ein Mensch seine Gefühle nicht leben darf, wird er krank. Viele traditionelle Überzeugungen und Vorstellungen tragen (genauso wie auch religiöse „Zwangsjacken") ein hohes Krankheitspotenzial in sich. Das Bedürfnis nach Freiheit, Selbstbestimmung und Selbstverwirklichung wurde nicht umsonst als menschliches Grundrecht in allen aufgeklärten Staaten in die jeweilige Verfassung aufgenommen.

Weitere Kraftquellen: Freiheit, Unabhängigkeit, Selbstbestimmung, Menschenwürde

4. Integrität und Wahrhaftigkeit

Ein sehr hohes Krankheitspotenzial schlummert in überangepasstem (normopathischem) Verhalten. Wenn Menschen immer „Ja" sagen, obwohl sie „Nein" meinen, entsteht ein innerer Widerspruch, der der Seele nicht guttut und enorme Kräfte verschlingt. Wenn Menschen „gute Miene zum bösen Spiel" machen und nicht aufhören, weiter gegen die eigene Überzeugung zu handeln, dann schleicht sich „Wut" als Energieräuber ein. Wut auf sich selbst – Selbstzweifel, Selbstvorwürfe. Unser tiefes inneres Verlangen nach Authentizität ist gestört und der Körper macht uns darauf aufmerksam. Das System „erwartet" von uns, dass wir unsere Möglichkeiten kreativ und schöpferisch und vor allem mutig aus uns heraus zur Entfaltung bringen. Wachsen wir nicht auf geistig-spiritueller Ebene, kann stattdessen schnell etwas auf körperlicher Ebene wachsen (z. B. Krebs).

Weitere Kraftquellen: Authentizität, Kreativität, schöpferische Entfaltung, Selbstannahme, Selbstvertrauen, Wachstum und Weiterentwicklung

5. Lachen/Spielen/Feiern

Wann immer wir Lust und Freude an unserer Lebendigkeit finden und sie zum Ausdruck bringen, erfüllt uns dies und nährt unser Leben. Aber auch Lebensübergänge unterschiedlichster Form wollen gefeiert bzw. gewürdigt werden.

Weitere Kraftquellen: Siege, Erfolge und Träume feiern, Lebensübergänge feiern, Entspannung und Feierabend, Sonntag und Feiertag, Abwechslung, Abenteuer, Spielen, aber auch Verluste oder Abschiede (Pubertäts- oder Wechseljahresrituale)

6. Beitrag leisten

Auf dem Boden von Mitgefühl und Empathie einen Beitrag zu leisten, um das Leben anderer zu erleichtern oder zu bereichern, indem man sich um das Wohl anderer kümmert oder hilft, das Überleben anderer zu sichern.

Weitere Kraftquellen: helfen, kümmern, Nachhaltigkeit, soziale Verantwortung für Kranke, Leidende, Kinder und Alte mittragen, Unterstützung gewähren, Interesse an anderen zeigen

7. Spiritualität

Tief in jedem von uns schlummert ein Motor der Evolution. Eine Kraft, die auf Weiterentwicklung programmiert ist. Neugierde, Wissbegierde und ein Gespür für Wachstum sind treibende Kräfte. Ein weiterer Motor sind auch unsere intellektuellen, fragenden Aspekte. Woher kommen wir? Wohin gehen wir? Was steuert uns bzw. das Leben? Was ist der Sinn meiner Existenz?

Weitere Kraftquellen: Bewusstseinsentwicklung, Wahrnehmung über alle Sinne, magisch-mystische Kräfte in uns, Sinnhaftigkeit, Frieden, Klarheit, geistige Orientierung, Schönheit, Harmonie, Inspiration

> „Du wirst andere Menschen mehr mögen,
> wenn du auf ihr Herz und nicht auf ihren Kopf hörst."
>
> M. Rosenberg

Gefühle als Wegweiser zur Kraft

Gefühle verbinden uns mit unseren Bedürfnissen. Sie helfen uns, unser Leben zu erhalten, unser Wohlbefinden zu fördern und letztlich glücklich zu werden. Je mehr wir mit unseren Gefühlen verbunden sind, desto lebendiger sind wir und desto gleichmäßiger fließen die Energieströme unserer Lebenskraft (unser Qi). Wann immer ein Gefühl wahrgenommen und gewürdigt wird, stellt sich Erleichterung ein. Angenehme Gefühle, wie Freude, Zufriedenheit oder Gelassenheit, deuten darauf hin, dass Bedürfnisse befriedigt sind und unsere Energien ungehindert fließen können. Unangenehme Gefühle, wie Zweifel, Verwirrung, Neid oder Angst, äußern sich schnell in Befindungsstörungen, Symptomen oder gar Schmerzen. Sie zeigen an, dass unser Leben eingeschränkt ist, und deuten darauf hin, dass Bedürfnisse nicht befriedigt sind. Es kommt zu Blockaden im Energiefluss, die sich immer deutlicher bemerkbar machen. Diese Blockaden können zu handfesten Krankheiten eskalieren.

Bemerkenswert ist, dass oft schon die Wahrnehmung und Würdigung eines Gefühls Erleichterung schafft. Wenn wir jedoch z. B. durch Erziehungsmuster verlernen, unsere Gefühle wahrzunehmen und auszudrücken, entfremden wir uns von uns selbst. Es kommt zu einem Gefühlsstau (Qi-Stauung = Krankheit). Rationalität und Orientierung an Normen und Verhaltensmustern, die von außen kommen, Gewohnheiten und Glaubenssätze verhindern Verbindung. Die Selbstwahrnehmung ist reduziert. Dies schränkt das Leben ein, während die Wahrnehmung der Außenwelt Verbindung schafft. Im Austausch und in der Verbindung mit der Umwelt entsteht Fülle. Dies generiert Kraft und fördert damit das Leben. Reduzierte Wahrnehmung schränkt Leben ein und richtet sich gegen die Evolution. Ist unser Bewusstsein reduziert, ist der Drang nach Ersatzbefriedigungen groß. Wir suchen verstärkt im Außen, wenn in unserem Innern der Halt bzw. die Verbindung fehlt. In der heutigen Zeit fühlen sich immer mehr Menschen von ihren Gefühlen abgeschnitten. Gefühle scheinen oft haltlos und verzerrt. Eigentlich wollen die meisten lieber gar nicht mehr fühlen. Sie ziehen es vor, sich „taub" zu fühlen, als das Risiko einzugehen, einmal unangenehme Gefühle aushalten zu müssen.

Die Verbindung zu uns selbst, die Verbindung zur Natur und die Verbindung zu unseren Mitmenschen sind die drei größten Kraftquellen, die uns zur Verfügung stehen. Durch sie entwickelt sich das Leben gesund und munter weiter und gewinnt an Erfahrung und Fülle.

Grund-/Primärgefühle:
ängstlich – sicher, frei
traurig – froh, voller Freude
wütend – gelassen

Gefühle, die entstehen, wenn bestimmte Bedürfnisse nicht erfüllt sind:
Traurigkeit: traurig, hilflos, ohnmächtig, einsam, betroffen, schuldig, verzweifelt, schwach, schwermütig, bedrückt, unzufrieden

Angst: schockiert/geschockt, erschreckt, panisch, bestürzt, besorgt, skeptisch, vorsichtig, schüchtern, peinlich, nervös, irritiert, ängstlich, unsicher, verlegen, schäme mich

Wut: empört/entsetzt, ärgerlich, sauer, schlecht gelaunt, unzufrieden, gleichgültig, frustriert, genervt, fassungslos, angespannt, neidisch, hasserfüllt

Sonstige: erschöpft/schlaff, satt, ungeduldig, unruhig, voller Ekel, gestresst, kalt, gelangweilt, verwirrt, träge, gleichgültig, durcheinander, habe keine Lust, hungrig, unwohl, müde

Gefühle, die entstehen, wenn bestimmte Bedürfnisse erfüllt sind:
Freude: neugierig, ekstatisch, überschwänglich, dankbar, glücklich, entzückt, aufgeregt, fröhlich, voller Freude, gut gelaunt, zufrieden, wohl, froh

Zuneigung/Wärme: berührt, gerührt, dankbar, erregt, wohl, geborgen, warm, spüre mein Herz

Voller Kraft: begeistert, stolz, motiviert, inspiriert, stark/kraftvoll, mächtig, unternehmungslustig, mutig, zuversichtlich, habe Lust, hoffnungsvoll, wach

Frei: frei, erleichtert, locker, unbekümmert, gelassen, entspannt

Sonstige: sicher, satt, überrascht, verspielt, erstaunt, wach, ruhig

Jedes einzelne Bedürfnis ist einem bestimmten Energiekreislauf zugeordnet. Ist ein Bedürfnis längere Zeit unbefriedigt, macht zunächst ein ungutes Gefühl darauf aufmerksam. Über die Zeit steigern sich die Signale unseres Systems zu deutlicher spürbaren Symptomen, da es in den Energiebahnen zu zunehmenden Blockaden kommt.

Da die fünf Energiesysteme auch unsere Organe versorgen, kann man die Bedürfnisse gezielt den Organen zuordnen, die von dem jeweiligen Energiekreislauf versorgt werden. Es melden sich die Organsysteme, wenn unsere Bedürfnisse über längere Zeit unbefriedigt sind und nach Aufmerksamkeit streben. Die nachfolgenden Tabellen geben einige Beispiele.

Emotionale Anhaftungen	Betroffener Energiekreislauf
Kummer, Sorgen, Grübeln	Magen/Milz
Ängste, Unsicherheit	Niere
Wut, Aggression, Widerstand, Ablehnung	Leber
Hass, Rache, Eifersucht, Depression, Reizbarkeit, Ärger, Trauer, Einsamkeit, nicht loslassen können	Lunge
Freude, Leidenschaft, Ruhelosigkeit, Verwirrung, Sehnsucht	Herz

Unerfüllte Bedürfnisse	Betroffener Energiekreislauf
Kreativität	Herz, Leber, Niere
Aufgabe, Sinn	Herz, Leber, Milz
Raum, Freiheit	Herz, Leber, Niere
Sicherheit	Niere
Verbindung	Milz, Niere, Leber, Herz
Struktur	Herz, Niere, Lunge
Lieben	Herz, Lunge, Leber
Ordnung	Lunge
Unterstützung	Niere, Leber, Lunge
Anerkennung	Leber, Lunge, Herz
Zugehörigkeit	Milz, Herz, Niere
Bedeutung, Respekt	Leber, Lunge
Selbstwert	Leber, Niere

Bedürfnisse wollen gesehen werden

Wie präsent und achtsam wir auf unserem spirituellen Weg sind, zeigt sich besonders in unserer Sprache. Diese drückt sich durch unsere innere Haltung aus. Sie lässt erkennen, wie weit wir uns in uns selbst und in den anderen hineinfühlen können. Sie zeigt unseren Grad an Mitgefühl und Empathie. Je nachdem, wie weit wir die Bedürfnisse und Gefühle unseres Gegenübers im Auge behalten, gehen wir in Verbindung oder in Trennung. Empathie ist eine Grundhaltung, die Wohlwollen und den Wunsch einer Bereicherung der anderen zum Ausdruck bringt. Um sich jedoch in einen anderen hineinfühlen zu können, ist es nicht nur sehr hilfreich, wenn wir unsere eigenen Gefühle wahrnehmen können, sondern es ist fast ein „Muss“. Denn nur dann sind wir auch in der Lage, uns die Gefühle und Bedürfnisse der anderen vorstellen zu können.

Das Spiel des Lebens – Ein Tanz der Elemente

> „Wirklich zu leben erfordert ein großes Maß an Liebe, ein tiefes Gefühl für Schweigen, eine große Einfachheit mit einer Fülle an Erfahrung. Es erfordert einen Geist, der fähig ist, klar zu denken, der nicht durch Vorurteile oder Aberglauben, durch Hoffnung oder Furcht gebunden ist.“
>
> Jiddu Krishnamurti

Vor über 5000 Jahren entwickelten chinesische Ärzte mit dem Ordnungssystem der fünf Elemente einen philosophisch fundierten und außerordentlich praktischen Heilungsansatz. Dieses einzigartige Ordnungs- und Diagnosesystem sollte den Menschen helfen zu verstehen, wer sie waren, warum sie sich auf bestimmte Weise verhielten und welchen Einfluss dies wiederum auf ihre Umwelt hatte. Sie sollten erkennen, wie untrennbar Innen- und Außenwelt miteinander verbunden waren, wie sich die Welt des Inneren im Äußeren spiegelte. Mithilfe der fünf Elementekräfte können wir lernen, Ungleichgewichtszustände in unserem System zu erkennen und zu beheben, bevor Krankheiten entstehen.

Nach der alten, bis heute gültigen Lehre steuern die fünf Elementekräfte unsere physische, emotionale und spirituelle Existenz ebenso wie die Zyklen des Wachstums und der Veränderung in uns und in der äußeren Welt. Das System überrascht immer wieder durch seine Klarheit und Präzision bei der Beschreibung aller Vorgänge des Lebens. Es erklärt Ursache und Wirkung der Naturenergien und ihrer Grundbausteine. Das Wissen um die Elemente Holz, Feuer, Erde, Metall und Wasser, ihre Qualitäten und Eigenschaften sowie ihre gegenseitigen dynamischen Wechselwirkungen ist der Schlüssel zum Verständnis aller natürlichen Ereignisse.

Die fünf Elemente interagieren in einzigartigen Mustern und Zyklen. Durch die Art, wie sie in jedem von uns in ganz individueller Weise zum

Ausdruck gelangen, entsteht unsere ganz eigene Persönlichkeit mit all ihren emotionalen Reaktionen, spirituellen Sehnsüchten sowie körperlichen Stärken und Schwächen.

Ist eine der Elementekräfte übermäßig stark oder schwach ausgeprägt, kommt es zu Störungen im Energiefluss, die die Emotionen, das Verhalten und schließlich das körperliche Befinden beeinträchtigen. Das tiefgreifende Verständnis der Beziehungen dieser inneren Kräfte zur Welt um uns herum ermöglicht es, sie gezielt einzusetzen und dadurch unser Leben zu verändern. Wir können die Kräfte nutzen, um das Gleichgewicht und die Harmonie unseres Körpers, unseres Geistes und unserer Seele wiederherzustellen und zu erhalten.

Auf den fünf Elementen basiert die gesamte Welt, so auch der menschliche Körper und Geist. Im Menschen treten die Elemente als die drei schon erwähnten Energieprinzipien in Erscheinung: Wind, Galle und Schleim. Sie leiten sich von den fünf Elementen ab, so wie sich die Physiologie von der Chemie ableiten lässt bzw. aus ihr hervorgeht. Bringt der Wind das Wasser zum Kräuseln oder bläst er in das Feuer hinein, bringt er eine Dynamik verschiedenster Wechselwirkungen unter den Elementen in Gang. Der menschliche Körper folgt als Teil des Ausdrucks der Schöpfung den Gesetzmäßigkeiten der fünf Elemente. Dieses komplexe Ordnungssystem spiegelt sich in der Natur ebenso wie in unserem Organismus wider. Die geistigen, körperlichen und emotionalen Funktionen sind Ausdruck eines Mikrokosmos im großen Spiel des Makrokosmos. Alle unsere inneren Organe, die Sinnesorgane, unsere Empfindungen sind ebenso wie die Stoffwechselfunktionen dem Wechselspiel dieser fünf Kräfte untergeordnet. Mit der chinesischen und besonders der tibetischen Pulsdiagnose (Tibetan Pulse Reading) gewinnen wir sehr präzise Aufschluss über die vorherrschenden Kräfte.

Der Kreislauf der Kräfte

Jede der fünf Elementekräfte ist von allen anderen abhängig, so wie wir von dem ständigen Fluss der Wandlung dieser Elemente abhängig sind. Der sogenannte Ernährungskreislauf beschreibt die gegenseitige Fütterung und Unterstützung, indem jedes Element das darauf folgende nährt.

Wasser befeuchtet die Natur und lässt die Bäume wachsen, gibt dem Holz Kraft. Je mehr Holzenergie fließt, desto mehr Wasser wird benötigt. Übergießt man eine Pflanze jedoch mit zu viel Wasser, kann sie auch schnell vermodern.

Holz nährt das Feuer. Ohne Brennholz kann es kein Feuer geben. Stärke und Qualität des Holzes entscheiden darüber, wie stark und wie lange das Feuer brennen kann. Legt man zu viel Holz auf einmal auf das Feuer, erlischt die Flamme.

Das Holz wird vom Feuer zu Asche verbrannt. Diese nährt die Erde und gibt ihr Kraft. Bekommt sie nicht genügend Dünger, bleibt sie unfruchtbar. Zu viel Asche bzw. Dünger würde sie zudecken und ersticken.

Die Erde gibt ihre Kraft an das Metallelement weiter. Eine schwache Erde bringt keine Bodenschätze hervor. Ist die Erde jedoch zu übermächtig stark, kommt man an das wertvolle Metall nicht heran.

Metalle und Felsen bilden den Grund, auf dem sich das Wasser bewegt. Sie geben ihm Richtung und nähren es mit Mineralien und Spurenelementen. Ist das Metall schwach, ist das Wasser ohne Lebenskraft. Zu viel Metall wiederum macht es ungenießbar. Auch können Ablagerungen entstehen, die den Fluss stören.

Der Tageskreislauf

Das Gleiche erleben wir bei den 24 Stunden des Tages. Dem frühen Morgen, wenn sich die Blüten öffnen, ist die Holzphase zugeordnet. Es folgt am Mittag die Feuerphase, wenn die Sonne am höchsten steht. Der Mensch läuft zur Hochform auf und nutzt die Energie des Feuers, um sein Tagwerk zum Gelingen zu bringen. Dann kommt der Nachmittag als Erdphase und schließlich der Abend, die Metallphase, wo sich die Natur für die Nacht zurückzieht. Das Tagwerk ist getan, und man kann sich auf die Dinge konzentrieren, die einem persönlich wichtig sind. Es folgt die Nacht, die Wasserphase, die Zeit der Ruhe und des Auftankens. Jetzt ist es dunkel, und die meisten Menschen schlafen, um Energie für den neuen Tag zu sammeln.

Der Kreislauf der Jahreszeiten

Die Elementekräfte spiegeln sich auch in den Jahreszeiten wider. Im Frühling, wenn die Bäume anfangen zu sprießen, ist die Holzenergie am stärksten. Entfaltet im März das Samenkorn des Krokus seine Holzenergie, verleiht ihm die Holzenergie die Kraft, den gefrorenen, vielleicht noch schneebedeckten Boden punktuell zum Schmelzen zu bringen und hindurchzustoßen. Wenn die Sonne im Sommer die Erde aufheizt, ist die Feuerenergie am stärksten. Jetzt ist die Natur in ihrer feurigsten, leidenschaftlichsten Entfaltung. Blumenduft, Farbenpracht, tanzende Schmetterlinge und zwitschernde Vögel kennzeichnen den Höhepunkt des natürlichen Ausdrucks. Die Natur steht in voller Blüte und spielt ihre Kraft leidenschaftlich aus. Sie wandelt sich im Spätsommer in die Energie des Erdelements. Mutter Erde gibt nun ihre Schätze preis – Korn und alles, was ihr entspringt, kann geerntet werden. Im Herbst beginnt die Natur, sich langsam zurückzuziehen. Dies ist die Zeit des Metalls. Die Natur lässt los. Blätter fallen von den Bäumen, und Tier- und Pflanzenwelt bereiten sich auf den Winter vor. Wenn die Natur sich in den Winterschlaf zurückzieht, herrscht die Zeit der Wasserenergie. Einkehr und Rückzug, aber auch Ruhe und Sammlung stehen im Vordergrund. Im Winter schließt sich der Kreislauf der Elemente.

Die Lebensphasen und ihre Kräfte

In den einzelnen Lebensphasen stehen uns die energetischen Kräfte des jeweiligen Lebensabschnitts in besonderer Form zur Verfügung.

Holzkraft

So wie im Frühjahr unsere Kreativität und Tatkraft am größten sind, weil uns eine starke, dynamische Holz- und später Feuerenergie zur Seite stehen, ist die Phase der Jugend und des jungen Erwachsenenalters in erster Linie dazu geeignet, den Weg der Handlung zu beschreiten. Lebenshunger und -durst sind groß und wollen befriedigt werden. Wachsen durch Herausforderung, mutig neue Wege beschreiten – das ist jetzt angesagt. Es ist nicht die Zeit für den Weg der Meditation, der Versenkung oder des Zen. Jetzt darf man sich die Naturgesetze zu eigen machen und Absichten, Intentionen, formulieren, die eine Realität schaffen, wie sie der jugendlichen Schöpferkraft entsprechen.

Geburt, Wachstum, Entdeckergeist, grenzenloses Denken und Handeln bestimmen diesen Lebensabschnitt. In keiner Phase entwickeln wir uns so schnell und ungestüm wie in unseren ersten beiden Lebensjahrzehnten. Jungfräulich schmieden wir Pläne, folgen vorbehaltlos den Sehnsüchten. Täglich nehmen wir Herausforderungen an und jede Niederlage trägt gleichzeitig die Motivation für einen neuen Versuch in sich. In dieser Phase folgen wir mutig den Naturgesetzen, bevor später konditionierte Überzeugungen und überflüssige Ängste die Wachstumsbereitschaft deckeln und meist zunehmend lähmen.

Feuerkraft

Die sich anschließende Feuerphase ist die Krönung des Mutes und der Sehnsucht, Neues auszuprobieren. Das wilde Feuer von Liebe und Leidenschaft lodert auf. Der Weg zum Du und damit zu tieferer Kommunikation nimmt Formen an. Gefühle werden bewusster wahrgenommen und auf verschiedenen Ebenen reflektiert. Das Bewusstsein gewinnt an Breite.

Erdkraft

Aus chinesischer Sicht folgt in der Lebensmitte der Wendepunkt vom Yang zum Yin. Die Zeit der materiellen Expansion und Eroberung ist vorbei. Nun gilt es, Schwerpunkte neu zu setzen, sich zu zentrieren und den Fokus nach innen zu richten. Mit dem Eintritt in das Erdelement beginnen wir, einen sicheren Rahmen für uns und unsere Familie zu schaffen. Jetzt wird viel vom Selbst aufgegeben, eine Zeit des Dienens beginnt. Dies ist nicht mehr die Zeit für große Ziele und unermüdliche Anstrengungen, sondern die Phase der Fürsorge, der liebevollen Zuwendung und des Mitgefühls. Beobachten und mitfühlen heißt nun die Devise. Viele Erkenntnisse können wir auf diese Weise erfahren, ohne sie im Außen suchen zu müssen. Unsere Kinder lehren uns alles, was wir wissen müssen. Es ist der Weg der Liebe, des Mitgefühls und der Erkenntnis durch Beobachtung und Reflexion.

Wird die notwendige Neuorientierung dieser Erd-Lebensphase ignoriert und verdrängt, dann baut sich ein Ungleichgewicht auf. Die Dinge geraten aus dem natürlichen Fluss. Die sogenannte Midlife-Crisis, eigentlich nur ein Rückzug zur Neubesinnung, wird unterdrückt und man versucht verzweifelt, den Rest des Lebens so zu tun, als wäre man ewig jung und müsste noch immer Dinge tun, die der Feuerphase entsprechen. Dadurch entstehen verstärkt Gallekrankheiten und auch der Herzinfarkt stellt eine Gefahr dar.

Metallkraft

In dem nun folgenden Herbst des Lebens (Metallphase, Zuordnung Lunge) ist es Zeit, die Ernte des Lebens einzubringen. Das, was im Frühjahr ausgesät wurde, im Sommer zur Blüte herangewachsen ist und im Spätsommer Frucht getragen hat, kann geerntet werden. Genuss, Reife, Weisheit, Sinnsuche, Wahrnehmung feiner Gefühle, Achtsamkeit, Bewusstheit und heitere Gelassenheit dürfen diesen Lebensabschnitt prägen. Man kann sich jetzt endlich auf das konzentrieren, was wirklich Bestand hat, darf sich rückbesinnen und über die gemachten Erfahrungen, über Siege und Niederlagen und die daraus gezogenen Erkenntnisse reflektieren.

Zu allen Zeiten und in allen Kulturen wurden die Menschen in dieser Lebensphase mit Würde und Hochachtung bedacht und ihr Erfahrungsschatz sehr geschätzt. Sie hatten einen Ehrenplatz in der sozialen Gemeinschaft und waren oft z. B. im Ältestenrat diejenigen, die letztlich die Geschicke der Gemeinschaft in ihren Händen trugen.

Es ist die Phase von Verfeinerung und Neubesinnung. Die Kinder los- und ziehen zu lassen schafft wieder Raum, um sich nach innen zu wenden. Dieser Raum, für den über Jahrzehnte oft die Zeit fehlte, will nun ausgefüllt werden. Ein größeres Verständnis für die tieferen Zusammenhänge reift. Die inneren Schätze wollen zutage gefördert, bislang brachliegende Talente und Potenziale erinnert und ausgelebt werden. Spätestens jetzt ist Gelegenheit, das Leben einer grundlegenden Wandlung zu unterziehen.

Wasserkraft

Weisheit, Einsicht, Bescheidenheit und widerstandslose Gelassenheit kennzeichnen die Phase des Wassers. In Reflexion und Zusammenschau gewinnt man neue Haltungen und Bewertungen. Jetzt wird über das Leben philosophiert. Die genutzten Möglichkeiten, gelebte Liebe und Leidenschaften, der Respekt und die Dankbarkeit gegenüber dem, was war und ist, aber auch die Essenz dessen, was man für das große Ganze und das Miteinander getan hat, bestimmen die Qualität des Rückblicks.

In diesem Lebenszyklus bereiten wir uns darauf vor, unseren Körper loszulassen, um uns wieder mit der Einheit zu verbinden, aus der wir gekommen sind. Das Leben zieht sich aus dem Körper zurück, um zu einer anderen Zeit an einem anderen Ort neu geboren zu werden und dort den Kreislauf von Neuem zu durchlaufen.

Dies ist die Phase der Kontemplation und Askese, der Weg der Weisheit und der Suche nach der Verbindung mit dem Göttlichen, der Weg des Zen. Nichts muss mehr erledigt werden. Hunger und Durst lassen nach. Die Bereitschaft für den letzten Wandel nimmt in dem Maße zu, wie man das Gefühl hat, die Dinge erledigt zu haben. Alles ist gut, wie es ist. So hat alles im Leben seinen Zeitpunkt. Wird das Falsche zum falschen Zeitpunkt mit inadäquater Kraftanstrengung versucht, kann man schnell die Mitte verlieren. Letztlich kommt es darauf an, wie beim Bogenschießen in der entsprechenden Lebensphase die richtige Spannung zu finden, um im richtigen Moment loszulassen.

Der Kreislauf der Erschaffung und Erlösung

Eine Idee entsteht aus der Kreativität des Holzelements, der Leidenschaft und Leichtigkeit des Feuerelements und der intuitiven Klarheit des Erdelements. Hier, im Erdelement, steht der Beobachter, oder besser der Zeuge, der sie wahrnimmt und im Bewusstsein festigt. Hier wird die Absicht formuliert. Diese Absicht, die aus der Weisheit, aus der Mitte heraus entspringt, bekommt im Metallelement ihre Struktur. Gleichzeitig hilft ein starkes Metallelement, notwendige Entscheidungen zu treffen, Altes loszulassen, eingefahrene Überzeugungen und Muster zu überwinden. Das Wasserelement unterstützt durch seine Ausdauerkraft. Es stärkt das Vertrauen in den eingeschlagenen Weg und gibt Hoffnung und Mut. Im Holzelement erfährt die Idee Tatkraft und praktische Umsetzungskraft. Das Feuer erhält Nahrung und wird entfacht. Freude und Leidenschaft beflügeln die Idee.

An der Stelle, wo das Element schwach ist, kann der Motor anfangen zu stottern. Der Fluss ist blockiert. Eine Stärkung des Elements, das am meisten gebraucht wird, führt dazu, dass der Motor wieder rund läuft.

Wenn das Holzelement betont ist: Dynamik und Durchsetzungskraft

Ein Mensch mit einer starken Holzenergie wird von unsichtbaren Kräften getrieben, die ihn zwingen, immer in Bewegung zu bleiben und sich ständig neuen Herausforderungen zu stellen. Von Natur aus ist er direkt, spontan und ungestüm, wobei es ihm seine unerschöpflichen Energiepotenziale immer wieder ermöglichen, Hindernisse aus dem Weg zu räumen. Er gleicht einem grünen Trieb im Frühling, der ständig in Bewegung ist, um immer neue Höhen und Ziele zu erreichen. Mit viel Begeisterung und Enthusiasmus verfolgt er seine Ideen und kann dabei andere mitreißen.

Gelingt es ihm dabei, Bodenkontakt zu wahren und sich sicher mit Wurzeln im Erdreich zu verankern, ist er mit visionärem Weitblick, Tatkraft und Entschlossenheit gesegnet. Er hasst Regeln und Routine, lässt sich ungern in Zwänge und Beschränkungen pressen. Seine Schwächen liegen einerseits in der Ungeduld, die ihn leicht zornig werden lässt, andererseits in der Schnelligkeit, mit der er oft durchs Leben rennt. Am liebsten ist er im Recht, und er duldet nur ungern Widerspruch. Fehlt es ihm an Wachstumsmöglichkeiten und Projekten, gerät er aus seinem Element, so wie er aus seiner Mitte gerät, wenn er vor lauter Projekten den Überblick verliert. Laufen die Dinge nicht so, wie er will, neigt er zu Wut und Zorn oder leidet still vor sich hin. Er ist Meister der Selbstbeherrschung und des Herunterschluckens und tut sich sehr schwer, Gefühle zu zeigen. Häufige Erkältungskrankheiten vor allem mit Halsschmerzen sind oft erster Ausdruck der Schluckstörungen bzw. der Sprachlosigkeit.

Wenn das Feuerelement betont ist: Leidenschaft und Gefühle

Ein Mensch mit einer starken Feuerenergie zieht mit seiner warmen, strahlenden und leidenschaftlichen Energie andere Menschen an. Kontakt und Kommunikation sind ihm sehr wichtig. Eine Sehnsucht nach tiefem, emotionalem Austausch, liebevolle Beziehungen und viel Mitgefühl für die Mitmenschen bestimmen sein Leben. Nichts ist ihm ferner als Oberflächlichkeit. Er ist geradeheraus und trägt das Herz auf der Zunge. Bewusstheit, Empfindungsvermögen, Intuition, Inspiration und die Fähigkeit, Gedanken, Gefühle und Emotionen zum Ausdruck zu bringen, sind seine größte Stärke. Emotionalität und Leidenschaft haben oft jedoch auch ihren Preis: himmelhoch jauchzend, zu Tode betrübt.

Übereifer und Überaktivität können zu kompletter Verausgabung führen. Wenn die Flammen des Feuers zu hoch lodern und außer Kontrolle geraten, droht die Selbstverzehrung, denn wenn das Feuer zu lange und zu heiß brennt, geht die Kraft allmählich zur Neige. Das Holz, die Nahrung, ist aufgezehrt, das Wasser verdampft. Die Flamme fängt an zu flackern. Häufige Panikanfälle, Hitzewallungen und Angstempfindungen sowie nervöse Herzstörungen können die Folge sein.

Wenn das Erdelement betont ist: Intuition und Gedankenkraft

Menschen mit einem starken Erdelement sind mit einer vertrauensvollen, ruhigen und stabilen Mitte gesegnet. Sie lieben die Natur, die ihnen Halt und Erdung schenkt. Gern übernehmen sie für andere Verantwortung, vermitteln und sind hilfsbereit bis zur völligen Selbstaufgabe. Durch ihre Fürsorge und ihr mitfühlendes Wesen sind sie oft beredte Fürsprecher des Friedens und der Zusammenarbeit. Sie sind überall gern gesehene, freiwillige Helfer, die niemals Nein sagen und sich immer für die Schwächeren einsetzen. Bei ihnen kann man sich ausweinen. Familie und Freunde nehmen einen hohen Stellenwert ein und bilden das Zentrum der Aufmerksamkeit. Oft sind solche Menschen kluge Köpfe und pragmatische Denker. Sinnvolles und Nutzloses können sie gut trennen. Häufig findet man unter ihnen auch viele leidenschaftliche Sammler. Da sie sich schwer von ihren Schätzen trennen können, stößt man bei ihnen oft auf wahre Fundgruben. Überall dort, wo sie harmonisierend einwirken können, erlebt man sie als aufopferungsvolle Friedensstifter.

Hier liegt gleichzeitig auch ihre große Schwäche. In ihrer Sorge um andere vergessen sie nur allzu oft sich selbst und geraten in ein Helfersyndrom, das sie schnell ausbrennt. Oft verfallen sie ins Grübeln und in Kummer, wenn sie keine Gelegenheit mehr haben, sich zu engagieren. Verdauungsprobleme, vor allem aber Übergewicht sind ihre großen Schwachstellen.

Wenn das Metallelement betont ist: Kraft der Struktur

Wenn die Kraft des Elements Metall das Leben eines Menschen bestimmt, fühlt er sich sehr zu den essenziellen Strukturen und Prinzipien des Lebens hingezogen. Moral, Gerechtigkeit, Reinheit und Schönheit faszinieren ihn in besonderem Maße. Symmetrie, Harmonie, Ordnung, vor allem aber Qualität sind wichtiger als Quantität. Strategisches und geschicktes Denken und Taktieren sowie ein durchdachter Umgang mit Geld sind ebenfalls Bestandteil der Metallstruktur. Ein majestätischer, schneebedeckter Berg, der sich, fest in der Erde wurzelnd, mit Macht, Siegeswillen und Autorität zum Himmel emporstreckt, bringt am besten die Metallqualität zum Ausdruck.

Doch zu festgefahrene Normen und Überzeugungen können bei diesem Elementetypus schnell zu Inflexibilität und mangelnder Spontaneität führen. Strikte Kontrolle, Festhalten an starren Regeln und erdrückende Ordnungs- und Struktursucht können das eigentliche kreative Potenzial blockieren. Festhalten, nicht loslassen können, dem Fluss des Lebens und der Veränderung nur schwer Zustimmung schenken können, das bringt oft Trauer und Kummer, die dann über lange Zeit die Freude ersticken. Die Trauer- bzw. Loslassorgane, die sich beim Metallmenschen als Erstes bemerkbar machen, sind meist Haut, Lunge und Dickdarm.

Wenn das Wasserelement betont ist: Kraft der Nachhaltigkeit und des Vertrauens

Bestimmt das Wasser das Leben eines Menschen, so zieht dieser sich immer wieder gern vom Trubel des Lebens zurück und sucht die Stille und Einsamkeit eines ruhigen Ortes, wo er über den Sinn und die Geheimnisse des Lebens nachdenken kann. Er hat eine natürliche Neigung zu Beobachtung und Reflexion, ist mit einer lebhaften Fantasie ausgestattet und oft sehr intellektuell. Obwohl er gut mit sich allein zurechtkommt, taucht er gern intensiv ins Leben ein, um sich dann aber auch gern wieder zurückzuziehen.

Wassermenschen schwimmen mit Vorliebe gegen den Strom und kümmern sich wenig um die Gefühle und Meinungen anderer. Sie legen großen Wert auf Freiheit und Unabhängigkeit. Gleichzeitig sind sie beweglich, anpassungsfähig und tolerant. So ausdauernd wie ein Bach, der den Berg hinabfließt und sich beständig seinen Weg zum Meer sucht, ist auch der Wassermensch. Jedes Hindernis wird überwunden. Jede Aktivität, der sich das Wasser zuwendet – selbst die Nichtaktivität, sich in einem Teich zu sammeln und seine Kraft aufzusparen –, ist von dem Bestreben geprägt, dem Ziel näher zu kommen. Er kennt keine Begrenztheit, sein Denken ist frei und von Sehnsucht zur Spiritualität geprägt. Trotz ihres äußerlich zuversichtlichen Auftretens sind Wassermenschen von tiefer Furcht gepeinigt. Zu vehement sind sie oft auf bestimmte Ziele fixiert und weigern sich dann, vom einmal eingeschlagenen Kurs abzuweichen.

Emotionen – Energiespender und Blockierer

Emotionen sind Gefühle in Bewegung. Gefühle bereichern das Leben. Sie sind Signalgeber und Wegweiser hin zu unseren Bedürfnissen. Sie gewährleisten als Warnsignale ein sicheres Funktionieren des Körpers und führen uns auf dem spirituellen Wachstumspfad voran. Überschießende Emotionen sind Gefühle außer Rand und Band. Sie sind beides zugleich: Geschenk und Wachstumsblockierer.

Als Geschenk führen sie uns zu unseren unerlösten Themen. Sie tragen Kräfte in sich, um Leben zu erleichtern und zu bewältigen. Sie schützen uns vor Gefahren und helfen uns, Dinge neu zu betrachten und zu verändern. Oft kommt es jedoch zu einem Triggern von Schattenthemen und sie brechen ohne aktuelle Notwendigkeit hervor. Sind wir ihnen einmal hilflos ausgeliefert, blockieren und schränken sie unser Leben ein.

Trauer (Metall) ist eine kraftvolle Emotion, die hilft, sich auf neue Gegebenheiten einzustellen, Altes loszulassen. Gefangen in der Trauer kann es uns aber auch lähmen.

Die Kraft der Angst (Wasser) bringt uns dazu, bei Gefahr zu fliehen und uns in Sicherheit zu bringen. Ist sie begründet, sichert sie unser Überleben. Überschattet sie jedoch aus den Täuschungen erworbener Muster und Bilder heraus grundlos das tägliche Geschehen, wird sie zu einer erstarrenden Kraft, die uns einengt, fesselt und Energie raubt. Damit wirkt sie als krankheitsauslösender Faktor.

Wut (Holz) steht uns kraftvoll zur Verfügung, wenn es darum geht, sich durchzusetzen oder abzugrenzen, Nein zu sagen, lebensnotwendige Grundbedürfnisse zu artikulieren und durchzusetzen. Wut kann aber auch verletzen und zerstören. Nach innen gerichtete Wut macht über kurz oder lang krank.

Sorge (Erde) ist die Kraft des Mitgefühls und der Fürsorge. Ihre Kraft hält eine funktionierende Familienstruktur und soziale Gemeinschaft zusammen. Gedankenkarussells von Grübelgedanken lähmen jedoch die Weiterentwicklung.

Liebe, Freude, Begeisterung und Leidenschaft (Feuer) sind ohne Zweifel die stärksten Kräfte, die Leben bereichern. Sie sind der Schlüssel zum Leben und erheben den Menschen zum Menschen.

Die Leberemotion Wut

Das Thema der Leber ist das Aufgeben von Widerständen und das liebevolle Annehmen und Akzeptieren der Dinge, so wie sie sind, außerdem eigene Grenzen zu definieren und gleichzeitig die Grenzen anderer zu würdigen. Die Energie der Leber wird durch jeden Versuch von innen oder außen, den Lebensraum einzuengen, angegriffen, beispielsweise, wenn man sich gezwungen glaubt, Lebensumstände als unabänderlich hinzunehmen. Angst und der Mangel an Mut – fehlende Leberenergie – halten uns davon ab, den benötigten Lebensraum einzufordern. Als Reaktion darauf entstehen Wut, Aggression und Angriff, natürliche Abwehrreaktionen, um den eigenen Lebensraum zu sichern. Die Fäuste müssten geballt werden, man müsste seine Muskeln spielen lassen, die Krallen wetzen und den Gegner genau ins Visier nehmen … Und tatsächlich sind z. B. Muskeln, Sehnen, Nägel und Augen die der Leberenergie zugeordneten Organe.

Ein „heißer Choleriker" ist bekannt für seine Wutausbrüche, dafür, dass ihm „die Galle hochkommt oder überläuft", dass er „Gift und Galle spuckt", weil ihm „eine Laus über die Leber gelaufen" ist. Er muss zwar die Konsequenzen seiner überschießenden Reaktion tragen, doch vom gesundheitlichen Standpunkt her hat er sich befreit und ist „Gift und Galle" losgeworden.

Im Gegensatz dazu steht der „kalte Choleriker" – ein Mensch, der die gleiche Wut in sich trägt, jedoch Angst vor den Konsequenzen eines Wutausbruchs hat und deshalb nicht „Gift und Galle spuckt", sondern „schluckt". Er frisst die Wut in sich hinein und wird aus diesem Grund häufig krank, meist an Leber und Galle, oft aber auch an anderen, dem Element Holz (Wut) zugeordneten Organen. Hals-, Nacken- und Rückenverspannungen, Schnupfen, gerötete Augen oder Allergien können ihn plagen. Meist sind Rachen- und Mandelentzündungen Spiegelbild des gestörten „Ausdrucks" bzw. der blockierten Kommunikation. Der kalte Choleriker beraubt sich seiner Wachstumsmöglichkeiten, weil er den Herausforderungen aus dem Weg geht. Er lässt zu, dass ihn die Angst (vor Konsequenzen) blockiert und verbiegt und ihn damit von sich selbst entfernt.

Beide Typen sind gefordert, die Ursachen ihrer Wut zu betrachten und möglichst auszuschalten. Meist sind es Widerstände gegen Lebensumstände, Dinge oder Menschen, mit denen man nicht einverstanden ist. Gelassenheit, Achtung und Respekt sowie liebevolles Verzeihen helfen, Wut gar nicht erst aufkommen zu lassen.

Ist die Leberenergie nicht gestaut, sondern geschwächt, hat auch das Leberbewusstsein keine Wurzeln. Die Wahrnehmung der Umwelt kann sich verfälschen, Gedanken schweifen ab, Aufmerksamkeit und Konzentration lassen nach, und man wird unruhig, nervös und reizbar. Unzufriedenheit macht sich breit, aber es ist keine Energie da, um Wut oder Ärger rauszulassen. Stille Frustration stellt sich ein. Wut kann auch ein angenehmer Schutz sein, um eine tiefe Traurigkeit zu überdecken.

Die Herzemotion Freude

Freude ist die Kraft des Herzens, jenes Elixier, das die Herzenergie ernährt und das Herzbewusstsein stärkt. Die Freude des Herzens hat mit Lachen, Tanzen, Singen zu tun, kurzum mit Lebenslust, Mut und Liebe. So erfüllt sie uns mit Lebendigkeit, Leichtigkeit und „Heilsein". Lachen, die beste Medizin, ist eine Sprache des Herzens, hier jubelt etwas, das viel größer ist, als man im Augenblick meist wahrnimmt.

Die Herzensenergie und alle ihr verwandten Gefühle der Liebe und des Mitgefühls sind der eigentliche Schlüssel zum Leben und zur Heilung. Das gilt für den Patienten ebenso wie für den Arzt. So heißt es, dass immer dann, wenn man aus dem Herzen handelt, auch ein Stück Himmel dabei sei. Ein volles Herz spricht und handelt authentisch, echt und ehrlich, aufrichtig und klar.

Freude lässt die Energie des Windes durch den Körper fließen, sodass er sich harmonisch verteilen und alle Strukturen durchdringen kann. Sie ist eine der fundamentalen Notwendigkeiten für alle körperlichen Funktionen. So wie ein Sonnenstrahl oder ein Grashalm die Freude wecken können, so weckt die Freude wiederum die Lebensgeister, vitalisiert und stärkt die Vielzahl der unsichtbaren Prozesse in unserem Körper.

Wenn Freude dennoch in der Reihe der krankheitsauslösenden Faktoren steht, dann weil ein Zuviel oder Zuwenig dieser Emotion das Gleichgewicht empfindlich stören kann. Ein Übermaß an Freude und ekstatischer Erregung führt zu Hitze und möglicherweise dazu, dass sich die Emotionen überschlagen. Das Herz schlägt zu schnell und stolpert, der erregte Mensch verliert seine Erdung, gestikuliert stark, redet schnell und laut. Unruhe, Hektik und Schweiß sind ihm anzusehen. Das starke Herzklopfen verursacht starke Angstsymptome, Ruhelosigkeit und Schlafstörungen verstärken sich. Fahrigkeit, Gedächtnis- und Konzentrationsstörungen kommen hinzu, auch Anzeichen der Hitzekrankheit, wenn die innere Hitze zu stark wird.

Auf der anderen Seite führt ein Mangel an Freude zu Verlust an Lebenskraft und Lebensmut. Die Lust am Leben versiegt in dem Maße, wie sich das Herz entleert. Ängste, Depressionen, Kurzatmigkeit und kalter Schweiß an Handflächen und Fußsohlen sind die Folge.

Die Erdemotionen Sorgen/Denken/Grübeln

Die Mitte repräsentiert das Element Erde. In ihr spiegelt sich der göttliche Wille wider, hier nimmt er Form und Gestalt an. Somit ist die Erdenergie eine Kraft, durch die sich das Neue manifestieren und materialisieren kann. Sie wird immer dann wirksam, wenn die Zeit für etwas Neues reif ist. Alle Übergangsphasen fordern daher eine starke Mitte, damit wir sie möglichst unbeschadet überstehen. Pubertät, Familiengründung, Wechseljahre und Midlife-Crisis sind Phasen, in denen verstärkt Fragen nach Sinn und Orientierung ins Bewusstsein drängen und die Bereitschaft für Veränderungen gefordert ist. Intuition ist gefragt und es gilt, eine Mitte zwischen Impulsen der inneren Stimme und den Gedanken mit all den im Bewusstsein verankerten, aber möglicherweise überholten Überzeugungen zu finden. In der Erdphase geben uns unsere Kinder eine wichtige Hilfestellung, weil sie uns ermöglichen, zu reflektieren und bislang Unverdautes zu lösen.

Die Mitte ist das Zentrum der intuitiven Klarheit. So wie die Verdauungsorgane der Mitte (vor allem Magen und Zwölffingerdarm) die Aufgabe haben, Klares und Trübes voneinander zu trennen, das Trübe auszuscheiden und das Klare aus der Nahrung zu assimilieren, hat auch die Mitte die Aufgabe, Klares und Trübes in Form von Wahrheit und Täuschung voneinander zu trennen. Was will ich wirklich, wo werde ich von alten Überzeugungen und Glaubenssätzen bestimmt? Wann übertönen Gedanken und Vorstellungen mein „Bauchgefühl“?

Ereignisse, Gefühle und Gedanken müssen von der Mitte „einverleibt“ und „verdaut“ werden, um dann wieder losgelassen werden zu können. Das Wertvolle wird integriert und reift zu einer eigenen Überzeugung. Hat ein Mensch Probleme, sich mit Dingen abzufinden, sie zu verdauen, schlägt dies auf die Mitte. Ihre Stärke liegt in der Erdung, der Anbindung an das Göttliche bei gleichzeitigem Bodenkontakt. In ihr finden Intuition und Gedanken ein Gleichgewicht. Ist die Gedankenlast zu stark, geht das auf Kosten der Intuition. Gedanken werden schnell als Ablenkungshilfe missbraucht, um Emotionen nicht aufkommen zu lassen. Meist sind sie jedoch Ersatz für reales Handeln und dienen dem Spannungsabbau.

Fängt ein Mensch an, sich in übertriebener Weise Sorgen zu machen, beginnt er zu grübeln und kreisen seine Gedanken nur noch um ein und dasselbe Thema, ohne zu einem Ergebnis zu führen, dann wird die Sorge zur Last und beginnt, das innere Gleichgewicht zu stören. Schleimkrankheiten entstehen. Der endlos kreisende „Gedankenmüll" muss wie organischer Müll, also Nahrungsabfälle, aus dem System ausgeschieden werden, da er sich sonst im Körper anreichert und das System der Mitte überlastet. Wenn das nicht geschieht, wird man lethargisch, müde und mürbe. Man klebt an den Gedanken fest, und auch der Energiefluss im Körper wird „klebrig" und „schleimig". Die eigentlich nötige Handlung wird durch Denken ersetzt. Der Körper wird schwerfällig, die Gedankenprozesse führen zu immer tieferer Versumpfung. Da Dinge nicht verdaut werden, sammelt sich unnützer und schädlicher Ballast an, der die Milz überfordert und ihr die Kraft nimmt.

So wie der Schleim langsam auf allen Ebenen überhandnimmt, tut er dies möglicherweise auch in den Atemwegen oder in Form von Schweregefühl und Ödemen in den Beinen. Völlegefühl, Kurzatmigkeit, Müdigkeit, Benommenheit, Abgeschlagenheit, Übelkeit sind die häufigsten Symptome. Auch Übergewicht, schlechtes Bindegewebe und Cellulitis finden sich häufig.

Die Lungenemotion Trauer

Trauer ist mit dem Herbst assoziiert, der Jahreszeit, in der die Säfte der Natur trocken werden und sich die Wurzeln der Pflanzen zum Überwintern zurückziehen. Äußere Aktivitäten nehmen ab, alles strebt nach Rückzug und Nach-innen-Gehen. Gleichzeitig ist der Herbst die Zeit der Ernte, wo das, was im Frühjahr ausgesät wurde und im Sommer zur Blüte reifte, geerntet wird.

Die Loslassorgane Dickdarm, Haut und Lunge sind jene Organe, die die Tränen der Trauer weinen. Es schmerzt, wenn ich etwas verliere. Trauer ist von der Natur vorgesehen, um einen Abschied zu vollziehen, der es ermöglicht, wieder ganz (heil) zu werden, um sich dem „veränderten" Leben anzupassen. Auch jeder Übergang in eine neue Lebensphase ist ein Abschied von der vorangegangenen.

Die frühe Kindheit ist voller Übergänge und Neuanfänge, gerade dann, wenn das Leben jeden Tag aus einer neuen Perspektive betrachtet wird (und sei es nur der eine Millimeter Wachstum) und damit täglich neue Herausforderungen bereithält. Rituale, wie sie bei vielen Naturvölkern heute noch gefeiert werden (z. B. Pubertätsrituale), sind hilfreiche Instrumente, die es ermöglichen, einen Abschied oder Verlust bewusst zu erleben, zu verdauen und schließlich loszulassen, um offen und frei für das Neue zu sein. So öffnet der bewusst vollzogene Abschied bereits die Tür für den Neubeginn.

Die Lunge ist das Organ des Übergangs und der Transzendierung, gleichzeitig auch der Grenzen, d. h. der inneren und äußeren Abgrenzungen. Daher sind die Haut und alle Schleimhäute sowohl der Bronchialwege als auch des Magen-Darm-Trakts mit der Lunge assoziiert. Sie ist für das Einatmen und das Ausatmen zuständig. Wird der Atem zurückgehalten, kommt es zu Problemen, wie es beispielsweise beim Asthmatiker deutlich wird. Er hält immer etwas Luft zurück, bis ihm seine Aufgeblasenheit kaum noch Luft zum Ausatmen lässt – er hält fest und kann nicht loslassen. Menschen, die nicht loslassen können, sind in ihrer Kreativität und schöpferischen Potenz oft eingeschränkt und blockiert. Jeden Menschen begleitet das Thema Loslassen ein ganzes Leben lang. Meist geht es dabei um ein emotionales Loslassen, um Nehmen und Geben, Kommen und Gehen.

Alle Formen von Hautkrankheiten können mit Trauer assoziiert werden, wie das Wort „Neurodermitis“ (früher „Psychodermitis“) impliziert. Trauer kann sich aber auch in den Atemorganen als Bronchitis, Pneumonie, Asthma, Sinusitis oder Pollinose manifestieren. Der Dickdarm reagiert mit verschiedenen Formen der Colitis (z. B. Colitis ulcerosa) oder mit Verstopfung, dem häufigsten Zeichen dafür, dass man nicht loslassen kann.

> „Krisen und Krankheiten sind der Dünger der Entwicklung.
> Sie fördern wie nichts anderes inneres Wachstum –
> allerdings wollen die wenigsten von uns so schnell wachsen.“
>
> Ruediger Dahlke

Die Nierenemotion Angst

Die Entwicklung der ererbten Eigenschaften, die Konstitution und die grundsätzliche Überlebensfähigkeit des Menschen sowie der Fortbestand seiner Existenz sind letztlich von der Nierenenergie abhängig – und damit auch Reproduktion, alle Geschlechtsfunktionen und die Geburt selbst.

Da die Niere die Lebensgrundlagen und damit das Überleben des Individuums sichert, dient auch die der Niere zugeordnete Emotion Angst der Sicherung der Existenz. Angst ist von der Natur als Frühwarnsystem vorgesehen, damit rechtzeitig Abwehrmaßnahmen zur Sicherung des Lebens ergriffen werden können, wenn Gefahr im Anzug ist. So führt Angst ganz automatisch zu einer Vielzahl von vegetativen und somatischen Reaktionen, die alle dem Ziel dienen, den Organismus zu schützen und gegebenenfalls kampfbereit zu machen.

Heute ist Angst angesichts der Informationsflut durch die Medien zu einem neuen Gefühl von Unsicherheit und Unruhe geworden. Sie ist vielschichtig und blockiert unser Leben und unser Wachstum in nie dagewesener Weise. Gemeinsam ist allen Formen der Angst, dass sie, wenn sie übermächtig werden, zu einer Störung der Mitte mit vielfältigen somatischen Reaktionen führen.

So kann Angst in die Knochen fahren, die dem Körper Stabilität, Halt und damit Sicherheit geben. Das Gefühl, „Rückgrat“ und Selbstvertrauen zu haben, ist Ausdruck einer starken Nierenenergie. Bricht jemandem das Rückgrat, hat seine Nierenenergie Schaden genommen (Bandscheibenvorfall). Krankheiten des Lendenwirbelbereichs, Ohren- und Zahnprobleme stehen neben Niere und Blase in enger Verbindung mit der Nierenenergie.

Bei einer energetischen Leere der Nierenenergieflasche empfinden sich die Betroffenen als diffus und ohnmächtig gegenüber der Angst. Ihre Reaktionen sind scheu, eingeschüchtert und deutlich verlangsamt, besonders wenn die Angst sich bereits über die Leberenergie ausgebreitet hat und diese in ihrer Impulskraft blockiert. Im sexuellen Bereich sind sie antriebsarm und blockiert, was sich in Frigidität und Libidoverlust äußern kann. Bei einer strukturellen Leere der Angst hat diese eine Zielrichtung, ist eine Phobie bzw. eine konkrete Furcht vor etwas. Existenzangst, Flugangst, Spinnenangst, Platzangst oder Angst vor großer Höhe kann sich manifestieren und unter Umständen zu emotionalen Ausbrüchen in Form von Panikattacken führen.

Diese Formen panischer Angst haben eine Dynamik, die Betroffene die Flucht ergreifen lässt. Sie geraten nicht in Erstarrung und Handlungsunfähigkeit, sondern laufen davon und wirken dadurch natürlich lebendiger. Dennoch sind sie meist ruhelos, ungeordnet und fahrig. Durch oft wilden und ungezügelten Aktionismus wird die Angst überspielt. Der gesteigerte Antrieb ist meist nur von kurzer Dauer, weil die strukturellen Ressourcen fehlen. Letztlich wird die Angst nicht verarbeitet, wodurch sie sich immer tiefer im System manifestiert und auch immer häufiger zu Erschöpfung führt.

Kummer

Kummer hat keinen direkten Bezug zu einem einzelnen Element oder Energiekreislauf. Vielmehr kann er alle Organsysteme beeinflussen und schädigen sowie vorherrschende Emotionen verstärken. Mit Kummer ist ein Zustand gemeint, in dem man sich mit Wehmut und Sorgen im Herzen und im Kopf durch das Leben schleppt. Die Folge ist eine Verlangsamung des Energieflusses bis hin zur völligen Stagnation der Lebenskraft. Eine Blockade des Energieflusses kann andere Emotionen verstärken. Tritt der Kummer z. B. neben Trauer auf, verstärken sich Melancholie und Trauer, wenn der ohnehin durch die Trauer geschwächte Lungenkreislauf behindert wird und versiegt. Während das Grübeln den Fluss der Milzenergie behindert und so dazu führt, dass sich die Gedanken im Kreis drehen und man auf der Stelle tritt, verstärkt der Kummer diese Wirkdynamik, sodass jede Bewegung ganz zum Erliegen kommt. Kummer kann auch das Herzensfeuer und damit die Lebensfreude zum Erlöschen bringen. Wenn er das Herz verletzt, wird die Herzenergie blockiert und das Herz wehmütig und schwer.

Schreck

Schreck ist das Gegenteil von Kummer. Hier kommt es nicht zu einer Stagnation der Energie, sondern zu einer plötzlichen Entladung und Zerstreuung von Lebensenergie. Wenn jemand plötzlich aufspringt oder zusammenzuckt, fehlt dem Geist für einen kurzen Augenblick die Verankerung. Die Lebenskraft gerät in einen chaotischen und ungeordneten Fluss. Wie Vögel durch einen Knall vom Baum verscheucht werden, so wird die geistige Verwurzelung gelöst und Lebensenergie verstreut. Man kann keinen klaren Gedanken mehr fassen. Im Extremfall kann ein derartiger Impuls einen epileptischen Anfall (Schreck) auslösen. Ein Schreckimpuls kann emotionalen oder körperlichen Ursprungs sein. Auch Hitze oder eine Stauung im Leberkreislauf senkt die Toleranzgrenze und macht sensibel und empfindlich für ein Schreckerlebnis.

Das Rad der Emotionen

Die fünf Grundemotionen sind äußerst energierelevante Faktoren. Sie beeinflussen in erheblicher Weise unsere Kraft. Einerseits können wir sie als Geschenke betrachten, die uns auf ungelöste Themen aufmerksam machen, anderseits kosten sie Kraft und lenken vom Wesentlichen ab. Wenn wir dauerhaft gesund und stabil in unserer Mitte bleiben wollen, müssen wir unsere Aufmerksamkeit verstärkt auf den Ausgleich und das Beherrschen der Emotionen legen. Jeder Emotion gehen Gedanken voraus. Diese sind von unserem Geist und dem dahinterstehenden Bewusstsein durch Achtsamkeit und Disziplin veränderbar und mit der Zeit bedingt steuerbar.

So wie das Licht über die Dunkelheit und die Liebe über den Hass siegt, sind die Elemente von einer unsichtbaren, aufwärtsstrebenden Kraft beseelt. Intuition drängt über Verstand (Erde), Loslassen über Festhalten (Metall), Vertrauen über Angst (Wasser), mutiges Annehmen über Wut (Holz) und leidenschaftliche Fülle über Mangel (Feuer). Das Rad dieses Energiekreislaufs kann an jeder Stelle wieder angekurbelt werden. So löst sich Stagnation auf, Neues kann entstehen.

KAPITEL 2

Hindernisse auf dem Weg in die Kraft

„Der Himmel schenkt. Die Erde empfängt und lässt alles wachsen. Der Mensch vollendet. Nur wer vollkommen im Einklang mit sich selbst lebt und durch und durch aufrichtig ist, vermag seine innerste Natur zu verwirklichen."

F. Cheng

Die Erde in Gefahr

Vieles deutet darauf hin, dass die Erde sich in großer Gefahr befindet. Sie beginnt schleichend von innen heraus zu zerbrechen. Tag für Tag können wir beobachten, wie der Machtzuwachs wirtschaftlicher Interessengruppen weltweit furchterregende Ausmaße annimmt. Menschenwürde und Menschenrechte sind in Gefahr. Die Kluft zwischen denen, die alles besitzen, und denen, die nichts haben, wird immer größer statt kleiner. Armut, Unterdrückung, Ausbeutung, soziale Ungerechtigkeiten, Umweltzerstörung und Klimawandel, um nur einige Beispiele zu nennen, bedrohen immer mehr den Frieden und schaffen Probleme, die mehr und mehr auch unseren Alltag betreffen. Sie sind eine Quelle von Streit und Krieg, und dies betrifft uns alle.

Bei näherer Betrachtung fällt es nicht schwer zu erkennen, dass wissenschaftlicher, technischer und gesellschaftlicher Fortschritt in eine materielle Umklammerung geführt hat, in der allerorts Angst, Gier und Intoleranz das Leben zu steuern scheinen. Egoismus und eine innere Haltung des „Mehr-haben-und-mehr-sein-Wollens" sind zu einer Ersatzbefriedigung geworden für das „Eigentliche“, das mehr und mehr fehlt. Es scheint, als seien da doch zahlreiche menschliche Eigenheiten, die eine Gefahr für uns alle darstellen und einer natürlichen Entwicklung im Wege stehen. Triebe und Instinkte, die uns früher das Überleben gesichert haben, scheinen heute unsere Existenz zu bedrohen.

Ein durch einschränkende Gedanken, Glaubenssätze und Gewohnheiten überschattetes Selbstbild überlagert nach und nach unsere freie Natur und ersetzt sie durch ein Set von mechanischen, stereotypen, oft egozentrisch motivierten Verhaltensformen, die wir mehr oder weniger unbewusst abspulen, egal ob sie der Situation angemessen sind oder nicht. So sehen wir uns über die Jahre hinweg mit den immer gleichen Themen, Gefühlen und inneren Zuständen konfrontiert, die sich wie in einem Teufelskreis ständig wiederholen und unser verzerrtes Selbstbild in einer Art selbsterfüllender Erwartung weiter verfestigen. Besonders deutlich zeigt sich dies oft in partnerschaftlichen Beziehungen.

Vor diesem Hintergrund ist es nicht weiter verwunderlich, warum wir uns so oft von unseren ursprünglichen Wurzeln, unserer inneren Weite und unseren spontanen Körperimpulsen abgeschnitten haben und uns dann kraftlos fühlen. Stattdessen gehen wir mit einem nagenden Grundgefühl durchs Leben, dem Gefühl, dass etwas mit uns grundlegend verkehrt ist, und versuchen, durch Anstrengung und Tun im Außen das zu erreichen, was wir innerlich vermissen. Viele streben nach Reichtum und Macht oder tun alles, um Aufmerksamkeit zu erregen oder anderen zu gefallen. Richtig zu sein, gut zu sein, besonders zu sein – all dies kostet uns viel Kraft und hält uns vom eigentlichen Leben ab.

> „Wenn du spürst, dass in deinem Herzen etwas fehlt,
> dann kannst du, auch wenn du im größten Luxus lebst,
> nicht glücklich sein.“
>
> Dalai Lama

Leid und Krankheit aus tibetischer Sicht

Viele Lebensumstände schwächen unser System, kosten Kraft und stören unser Gleichgewicht. Wenn ein Ungleichgewicht entsteht, reagiert unser Körper darauf mit Signalen und Krankheiten.

Wie alle Phänomene der bedingten Existenz sind auch alle Krankheiten das Produkt von Ursachen und Bedingungen. Unwissenheit oder Unbewusstheit spielen dabei eine wichtige Rolle. Nach dem Gesetz von Ursache und Wirkung entsteht Krankheit nicht zufällig aus sich selbst heraus, sondern ist auf eine oder mehrere Ursachen zurückzuführen. Diese gilt es zu erkennen und auszuschalten. Dann wird Heilung überflüssig, denn dies ist bereits die Heilung. Die tibetische Medizin geht so weit zu sagen, dass Krankheiten, deren Ursachen in sichtbar falschem Verhalten liegen, eigentlich gar nicht behandelbar sind und daher auch von Ärzten nicht behandelt werden dürfen.

Die tibetische Medizin definiert recht klar innere und äußere Faktoren, die in der Lage sind, Kräfte zu verzehren, indem sie das feine Gleichgewicht stören.

Innere Faktoren:

- falsches, einschränkendes Denken (Egoismus, Gier etc.)
- Emotionen: Wut, Sorgen, Angst, Trauer, Freudlosigkeit
- falsches Handeln
- Unwissenheit (Nichtbeachtung der Schicksalsgesetze)
- unbewusstes Leben in äußeren Ablenkungen
- fehlende Selbstliebe und fehlender Selbstrespekt, Selbstverurteilung
- fehlende Selbstwahrnehmung
- Nichtbeachtung lebensnotwendiger Bedürfnisse
- Alter und Konstitution
- karmisch (genetisch) bedingte Krankheiten
- Triebe und Instinkte

Äußere Faktoren:

- Ernährung
- Umwelteinflüsse (auch Nikotin, Medikamente, Giftstoffe, Elektrosmog, Lärm, Umweltgifte etc.)
- biologische Faktoren (Viren, Bakterien, Pilze etc.)
- klimatische Faktoren (Hitze, Kälte, Feuchtigkeit, Wind)
- kosmische Einflüsse (Sonne, Strahlung etc.)

Innere Faktoren, die den Energiefluss blockieren

> „Der Gedanke ist alles.
> Der Gedanke ist der Anfang von allem.
> Und Gedanken lassen sich lenken.
> Daher ist das Wichtigste: die Arbeit an den Gedanken."
>
> Leo Tolstoi

Wie unsichtbare Fäden beeinflussen rationale wie psycho-emotionale Faktoren unser Leben. Dazu kommen die familiäre Konstellation, die angeborene und erworbene Konstitution, soziale Bindungen innerhalb eines psycho-sozialen Umfeldes und neben vielen weiteren Faktoren die spirituellen Bedürfnisse eines Menschen, innere Kräfte, die nach Weiterentwicklung und Entfaltung latent vorhandener Potenziale streben. Alle diese Faktoren formen zu jedem Zeitpunkt unser Leben. Von Moment zu Moment wandelt sich das Bild, ist die Situation eine andere. Die unterschiedlichen Herausforderungen des Lebens konfrontieren uns mit teils heftigen Umständen, die wir aushalten und abwehren müssen. Je nach Intensität können sie den Abwehrschild jedoch durchbrechen und zu inneren Blockaden führen. Besondere Wirkung haben dabei unsere Gedanken und Gefühle – geraten sie in Bewegung, so können sie zu „emotionalen Tsunamis" werden, die unser System beleben, aber auch blockieren können.

Maya – Die Welt als Fata Morgana

> „Die großen Probleme, mit denen wir konfrontiert sind, können nicht auf der gleichen Ebene des Denkens gelöst werden, auf der wir uns befanden, als wir sie geschaffen haben."
>
> ALBERT EINSTEIN

Der Nebelschleier der Vorstellungen, Überzeugungen, Glaubenssätze, Instinktprogrammierungen, Konditionierungen und quälenden Gedanken wird in den indischen Philosophien „Maya" (Schleier) genannt. Im Hinduismus gilt Maya auch als die Versucherin und Verblenderin, die den Geist der Menschen mit ihren Illusionen verlockt, betört und bezaubert. Insbesondere im *Advaita Vedanta* stellt Maya die Illusion des begrenzten, verblendeten „Ich" dar, das die Realität als nur physisch und mental versteht und das wahre Selbst (Atman) nicht erkennt. Um wirkliche Freiheit (von jeglichen Anhaftungen) zu erreichen, muss Maya überwunden werden. Solange wir meinen, die Welt mit unserem Denken allein erkennen zu können, erkennen wir das Absolute (alles, was wirklich ist) nicht. Maya wird als Kraft des menschlichen Geistes gesehen, die Täuschungen hervorruft und mit Unwissen verbunden ist. Maya ist letztlich so unwirklich wie eine Fata Morgana in der Wüste. Auch die Existenz der Zeit ist eine Illusion der Gedanken, die uns vom **Jetzt** fernhalten.

Geistesgifte aus tibetischer Sicht

In der tibetischen Medizin werden drei durch falsches Denken ausgelöste „Geistesgifte" immer wieder besonders betont. Sie bestimmen maßgeblich das geistige, emotionale und körperliche Wohlbefinden:

Geistesgifte	Energetische Störung
Gier (Begierde oder Anhaftung; tibetisch: Dö-chag)	rLhung (Wind)
Hass (Zorn, Aggression oder Neid; tibetisch: She-tang)	mKhris-pa (Galle)
Unwissenheit, Verblendung, Trägheit, missverständliche Annahme, es existiere ein Ich (tibetisch: Ti-mug)	bad-kan (Schleim)

Der Verstand pendelt ständig ruhelos zwischen Angst und Gier, zwischen Überaktivität und Trägheit, zwischen Einsicht, gutem Willen und Resignation.

> „Zwei Dinge sind unendlich:
> das Universum und die menschliche Dummheit,
> aber beim Universum bin ich mir noch nicht ganz sicher!“
>
> Albert Einstein

So vergiftet ein endloses Störfeuer von Gedanken und Vorstellungen den Tagesablauf vieler Menschen. Zwischen Überaktivität (Wind, Rajas) im Außen und Trägheit (Schleim, Tamas) kommt das Gewahrsein für „das, was wirklich ist“, zu kurz. Die schleichende Vergiftung unvorteilhafter und einschränkender Selbstbilder entfremdet uns zunehmend von uns selbst. Wir leben schnell und unmerklich in falschen Identitäten und verzerrten Wertungen und Selbsteinschätzungen: Ich bin … zu klein, arbeitslos, schuldig, traurig, wütend, unglücklich.

Leid ist die natürliche Folge. Die oft rastlose Sehnsucht nach Aufmerksamkeit, Liebe, Geld, Macht oder Ansehen treibt viele Menschen schnell in die sogenannte „Windkrankheit“. Diese Sucht – die Habsucht – ist die am häufigsten auftretende Krankheit bzw. Krankheitsursache.

Glaube nicht alles, was du denkst

Das Denksystem in der Großhirnrinde formt sich aus aktuellen und gelebten Erfahrungen, die sich im Frontalhirn zu einer inneren Haltung verdichtet haben. Hier wird gewertet und abgeglichen, hier wird zwischen Vergangenheit und Zukunft hin und her gewandert, hier entstehen Lebenskonzepte und Erwartungen an das Leben, an andere und an uns selbst. Diese Erwartungen erzeugen Druck und Unruhe im System. Diese Unruhe bestimmt weit mehr als bisher angenommen unsere gelebte Wirklichkeit. Unsere Überzeugungen, Muster und Glaubenssätze kreieren eine Realität, die sich möglicherweise Tag für Tag in mehr oder weniger gleicher Weise wiederholt. Auf komplexe Art ermöglicht uns unser Hirn, vergangene Situationen systematisch zu verstehen und zukünftige Situationen theoretisch durchzuspielen und zu planen. Es besteht bekanntermaßen aus zwei Hälften, von denen die rechte intuitiv arbeitet, während die linke in rational-analytischen Zusammenhängen denkt. Das Bewusstsein identifiziert sich in einem Alltag, in dem Planung, Strategie und Systematik gefordert sind, meist mit der linken Gehirnhälfte.

Aus der Überzeugung, von der Einheit getrennt zu sein, und aus dem Gefühl des Mangels heraus treibt es uns in eine Suche nach Vervollkommnung und Fülle. Durch Assoziationsketten schafft das Bewusstsein darüber hinaus in die Zukunft reichende Risikoprognosen und erzeugt damit komplizierte Problemstrukturen, die zumeist unnötige Ängste auslösen und uns immer wieder aus der Mitte reißen. So entsteht das Bedürfnis nach (vermeintlicher) Sicherheit; auch Gedanken um Schuld und Moral sind typische Beispiele solcher Konstrukte.

Die meisten unserer Probleme basieren letztlich auf Missverständnissen des Verstandes. Unser emotionales Gedächtnis speichert bei massiveren Problemen Sinnesreize zusammen mit den in der jeweiligen Situation erlebten Gefühlen ab. Die Gefühle sind sozusagen der Zement, mit dem das Erlebnis im Unterbewusstsein fixiert wird. Später auftretende, ähnliche Situationen werden entsprechend als erstrebenswert oder als gefährlich eingestuft. So entstehen destruktive Verhaltensmuster oft bereits in frühester Kindheit, wo unsere Instinkte Situationen als akute Lebensgefahr erfahren haben und daher im späteren Leben um jeden Preis vermeiden wollen. Oberflächlich sichtbare Probleme sind zumeist Ausdruck von Grundüberzeugungen, die wir in der Kindheit angenommen haben. Sie manifestieren sich in immer neuen Problemen und bestätigen sich dadurch selbst, solange sich eine negative Überzeugung nicht verändert.

Aus spiritueller Sicht führt die Identifikation mit dem Verstandesdenken zur Trennung und zur Abwesenheit von Bewusstsein. Wenn wir im Verstand sind, dann sind wir nicht mehr gegenwärtig. Das Ziel des spirituellen Lebens ist es daher, sich von dem Störfeuer der Gedanken zu lösen, damit Bewusstsein stattfinden kann. Gleichzeitig brauchen wir aber die Intelligenz des Verstandes als Werkzeug, das uns hilft, bewusst sein zu können. Wie alles seine zwei Seiten hat, so ist es auch mit dem Verstand. Er ist ein wertvoller Diener auf dem Weg, aber nicht der Boss.

Negative Glaubenssätze

Ein Großteil unserer Gedanken, Interpretationen und Bewertungen, unserer Reaktionen und Entscheidungen wird vom Unterbewusstsein gesteuert. Dieses ist geprägt durch Verhaltensmuster und Überzeugungen, die wir uns im Laufe unseres Lebens, besonders aber in der Kindheit zugelegt haben, um in der Welt zurechtzukommen. Manche dieser Überzeugungen passen für unser Erwachsenenleben nicht mehr und behindern unsere Entfaltung und unsere Freiheit. Wir stehen uns selbst im Weg, auch wenn wir längst begriffen haben, dass ein anderes Verhalten sinnvoller wäre. Solche Überzeugungen, die sich als hinderliche Glaubenssätze zeigen, können durch Bewusstheit und Achtsamkeitstraining aufgelöst werden.

Unbewusste, einschränkende Glaubenssätze können der aufrichtigen, empathischen Kommunikation im Wege stehen. Es geht darum, sie aufzuspüren, zu würdigen und in unterstützende Helfer zu verwandeln.

Beispiele einiger der häufigsten Glaubenssätze:

Negative Überzeugung	**Positive Umkehrung**
Grundthema Sicherheit	
Ich bin in Gefahr	Ich bin in Sicherheit
Ich habe keine Kontrolle	Ich habe jetzt Kontrolle
Ich bin schutzlos und hilflos	Ich kann mir helfen und etwas tun
Grundthema Schuld	
Ich bin schuld	Ich habe getan, was ich konnte
Ich habe etwas verkehrt gemacht	Ich habe daraus gelernt
Grundthema Selbstwertgefühl	
Ich bin nicht gut genug	Ich bin gut genug
Ich bin schwach	Ich bin stark
Ich verdiene es nicht	Ich darf jetzt … haben
Ich bin hässlich (nicht in Ordnung)	Ich bin wunderbar – ich darf so sein
Ich bin wertlos/unwichtig	Ich bin wertvoll/wichtig
Grundthema Wahlmöglichkeiten	
Ich kann nicht bekommen, was ich will	Ich habe eine Chance
Ich kann niemandem vertrauen	Ich kann wählen, wem ich vertraue
Ich kann es nicht aushalten	Ich kann damit umgehen
Ich bin allein	Ich kann Freunde finden

Übung zu negativen Glaubenssätzen

1. Stellen Sie sich Ihren Lieblingskomiker vor. Einer, der Sie zum Schmunzeln bringt, wenn Sie nur an ihn denken. Nun stellen Sie sich vor, Ihre negativen Glaubenssätze kommen aus der oben beschriebenen „Wolke“ (Unterbewusstsein mit all den zweifelnden Stimmen) in Ihnen. Dieser Wolke geben Sie nun den Namen des Komikers, der Ihnen in diesem

Moment vor Augen ist. Wann immer Ihnen nun auffällt, dass Sie gerade wieder dabei sind, einem negativen Glaubenssatz zu folgen, ordnen Sie diese Stimme z. B. dem „Heinz Erhardt" in Ihnen zu. Sie werden sehen, dass Sie augenblicklich schmunzeln oder gar über sich selbst lachen. Dieses liebevolle und zugleich wohlwollende Schmunzeln über sich selbst wirkt dann über die Zeit wie ein Radiergummi auf den negativen Glaubenssatz.

2. Stellen Sie sich nun ernsthaft die folgenden Fragen (vgl. Byron Katie):
   - Ist dieser Satz wahr?
   - Bin ich mir absolut sicher, dass dieser Satz wahr ist?
   - Was fühle ich in mir, wenn ich diesen Satz denke – was löst er in mir aus?
   - Was wäre ich ohne diesen Satz?

Begierde

Leben heißt leiden, solange es nicht gelingt, mit dem Jetzt einverstanden zu sein. Solange man glaubt, man sei nicht in Ordnung und es fehle noch so viel oder man müsse noch irgendwohin, erzeugt man Leid, wenn das Erwartete nicht eintritt. Jede Form der Begierde (neben Hass und Verblendung eines der drei buddhistischen Geistesgifte), also der emotionalen Anhaftung an eine Sache oder ein Thema, ist letztlich Ausdruck eines inneren Widerstandes gegen das Naturgesetz der Wandlung und Vergänglichkeit und erzeugt damit Leid. Besonders die Gier nach Macht und Besitz basiert auf der Illusion, durch ihre Erfüllung ein höheres Maß an Zufriedenheit zu erlangen. Die Realität lehrt jedoch, dass so, wie ein Wunsch dem anderen folgt, ein neues Ziel entsteht, sobald man ein anderes erreicht hat. Wir hegen den Irrglauben, dass Besitz ein Mittel wäre, das Verlangen einzudämmen. Dabei ist das Gegenteil der Fall. Je mehr Besitz wir anhäufen, umso mehr werden wir Sklaven unserer Sucht, und gleichzeitig wächst die Angst, den Besitz wieder zu verlieren. Aus der Energie von Anhaftung und Begierde entstehen beispielsweise Windkrankheiten.

Verblendung, Unwissenheit und menschliche Dummheit

In der tibetischen Medizin ist auch Dummheit eine Krankheitsursache. Wenn ein Mensch genau weiß, was er nicht tun sollte, da er sonst krank wird, und es dennoch tut, dann setzt er selbst die Ursache. Solche Erkrankungen dürfen aus tibetischer Sicht nicht behandelt werden, da nur das in der Krankheitsfolge entstehende Leid in der Lage ist, dem Patienten neue Erfahrungen zu vermitteln, damit er seine falschen Handlungen nicht wiederholt (z. B. bewusste Einnahme von Giften wie Nikotin usw.).

Ignoranz und Gleichgültigkeit führen zudem zu sogenannten Schleimkrankheiten, die die Gleichgültigkeit noch verstärken.

Verblendung bedeutet, dass man Wahrheit und Täuschung nicht klar unterscheiden kann. Der Blick für das Netzwerk der Umstände, in die wir eingesponnen sind, ist getrübt. Wir weigern uns, die Dinge so zu sehen, wie sie sind, und lassen uns dabei vom Verstand (und seinen Blockaden) mehr leiten als von unserem Herzen bzw. unserer Intuition. Der Verstand jedoch ist darauf gepolt, alles, was geschieht, mit vergangenen Ereignissen, Ängsten und Verletzungen abzugleichen. Eine unbewusste Überlebensstrategie degradiert die meisten Handlungen dann zu Angst- und Schmerzvermeidungsverhalten. So entwickelt sich eine trügerische Vorstellungswelt, die zu selbstsüchtigem Verhalten und damit zu Stagnation in der persönlichen Charakterentwicklung führt. Man erstarrt in der eigenen Unbeweglichkeit und entfernt sich mehr und mehr von seinem Potenzial und seinem Lebensauftrag. Unwissenheit, Ignoranz, Verblendung und Gleichgültigkeit führen zu Schleimkrankheiten.

Das Spiel der Emotionen

Ein dichtes Gewebe von Emotionsbahnen durchzieht unseren Körper. Das dynamische Wechselspiel der schon erwähnten grundlegenden Emotionen steuert in weit stärkerem Maße als bisher angenommen nicht nur unser mentales Wohlbefinden, sondern auch unsere körperliche Verfassung: Wut,

Freude, Sorgen, Trauer, Angst, Kummer und Schreck. Die Wirkung jeder einzelnen Emotion kann durchaus mit der eines starken Medikaments beschrieben werden. In der tibetischen ebenso wie in der chinesischen Medizin gilt es als gesichert, dass vorherrschende Emotionen in der Lage sind, bestimmte Organe zu beeinträchtigen. Herrscht eine negative Grundstimmung über einen längeren Zeitraum vor und wird diese nicht durch andere Faktoren ausgeglichen, kann ein ganzes Organsystem daran erkranken. So schädigt gestaute Wut die Leber und Gallenblase, Trauer die Loslassorgane Lunge, Haut und Dickdarm, Angst die Knochen und Nieren, Sorgen schlagen auf den Magen und Übererregung und sich überschlagende Leidenschaft können das Herz aus seinem Rhythmus bringen. Mangelnde Freude und Liebe können ein Herz zum Erkalten bringen, sodass es sogar „brechen" kann (Herzinfarkt). Neben der Gier schränkt uns die Angst am meisten in unseren Möglichkeiten ein und hindert uns daran, das aus uns hervorzubringen, was sich gemäß unserer Anlagen und Bestimmung entfalten will. Kaum etwas stört die Seele eines Menschen mehr und führt schneller und direkter in Leid und Krankheit als Hass. Auch Selbstzweifel und zu hohe Erwartungen sind Ausdruck eines Egos, das die Dinge nicht so nehmen kann, wie sie sind. Diese Wut endet häufig in zerstörerischer Aggression, die auf andere projiziert und letztlich doch auf das eigene Selbst gerichtet ist. Man empfindet Wut auf sich selbst, kann sich Fehler nicht verzeihen, hat Schuldgefühle – Emotionen, die unweigerlich zu inneren Blockaden und emotionalen Verletzungen führen und die Lebensenergie aufzehren. Hass, andauernde Wutgefühle, Widerstand, Aggression sowie Neid und Eifersucht verursachen Gallekrankheiten.

Falsche Handlungen, die Leben einschränken

> „Wer anderen eine Grube gräbt, fällt selbst hinein."
>
> Sprichwort

Als falsche Handlungen (die auf falschem Denken oder Unwissenheit basieren) gelten z. B. Überaktivität, ein leichtsinniger Umgang mit Gefahren, exzessives Überschreiten eigener Grenzen und Möglichkeiten bei Sport,

Arbeit und in der Freizeit, Überanstrengung bei großer Hitze, zu dünn angezogen sein bei Kälte, ein Mangel an Mitgefühl und selbstredend schlechte, untugendhafte und unrechte Handlungen (betrügen, stehlen, morden, schlecht reden, anderen bewusst Schaden zufügen usw.). Dabei ist die Auswirkung schlechter Taten umso stärker, je intensiver die Schuldgefühle und das schlechtes Gewissen die Zeit nach der Tat überschatten.

Auch das sogenannte „Boreout-Syndrom“ – engl.: to be bored = gelangweilt sein – gehört dazu. Darunter leiden Menschen, die zu Hause oder am Arbeitsplatz permanent unterfordert sind und sich langweilen. Damit das nicht auffällt, entwickeln sie Techniken, um gestresst zu erscheinen. Sie arbeiten nicht, sie tun nur so als ob. Denn ein voller Terminkalender, ein überquellender Schreibtisch und eine dicke Aktentasche sind gesellschaftlich hoch angesehen. Solche Menschen haben sich in der Sinnlosigkeit des irgendwie zu bewältigenden (beruflichen oder privaten) Alltags verloren und wollen sich nun auf „ihre Weise“ in Handlung spüren. Erdrückende Langeweile, Frustration, Verlust des Selbstwertgefühls und schließlich Krankheiten können die Folgen sein.

Lebenszyklen und Alter

Wir wissen, dass alles im Leben dem Wandel und der Vergänglichkeit unterworfen ist. Das Altern, der langsame Verfall und der Tod des physischen Körpers sind Teil des menschlichen Seins. Da sich das Alter ganz wesentlich auf die Konstitution auswirkt, wird es als wichtiger innerer Kraftfaktor berücksichtigt. Die Wanderung durch die einzelnen Zyklen des Lebens ist nicht leicht. Immer wieder heißt es: loslassen und akzeptieren, um von einer Phase in die nächste zu wechseln. Jeder Widerstand gegen den Fluss des Lebens bedeutet, sich gegen ihn zu stemmen. Das verbraucht Energie und erhöht das Krankheitspotenzial.

Konstitution und angeborenes Struktivpotenzial

Die Konstitution spiegelt das Verhältnis wider, in dem die drei Körperenergien Wind, Galle und Schleim zueinander stehen. Wie beschrieben, ist es Ausdruck der vorherrschenden Faktoren während der Zeugung. Bereits hier wird der Konstitutionstypus festgelegt. Die angeborene Konstitution beinhaltet das sogenannte Struktivpotenzial. Dabei handelt es sich um das energetische Potenzial, das ein Mensch in ganz individueller Menge mit auf die Welt bringt.

Karmabedingte Krankheiten

Aus tibetischer Sicht gibt es Krankheiten, denen keine sichtbare Ursache zugeordnet werden kann. Die tibetische Heilkunde geht davon aus, dass es sich dabei um karmische Krankheiten handelt, die Handlungen in früheren Leben entwachsen sind. Dazu zählen z. B. Krebs und Multiple Sklerose sowie angeborene Krankheiten und Missbildungen. Werden derartige Krankheiten diagnostiziert, dann zieht der Arzt einen Lama, einen Schamanen, hinzu, der dem Patienten als spiritueller Lehrer helfen soll, sein Karma zu bewältigen. Rituale und eine Vielzahl reinigender Übungen können einen heilenden Einfluss haben. Der Heilerfolg ist dabei von der religiösen Weltanschauung des Patienten unabhängig. Diese Form der Therapie ist besonders effektiv bei Patienten, die unter den oben genannten Geistesgiften leiden. Die spirituelle Schulung soll sie in die Lage versetzen, zu einem neuen Lebenskonzept zu finden, das sie vom Leiden und der Anhaftung befreit. Das tägliche Streben nach Erkenntnis und Befreiung von der Unwissenheit trägt zur positiven Entwicklung des Karmas bei. Auf Erkenntnis beruhende Handlungen erleichtern es, den Einfluss negativer karmischer Eigenschaften abzuschwächen.

Krankheiten durch Störungen im Familiensystem

Zwischen den Mitgliedern einer Familie ist ein feines Netz unsichtbarer Energiefäden gesponnen, das aus der Essenz unserer Ahnen gespeist wird. Schwingt es in einem stabilen Gleichgewicht, profitieren alle Familienmitglieder von dieser unerschöpflichen Energiequelle. Ist das Gleichgewicht jedoch gestört, führt es zu Energiemangel und fördert dadurch das Entstehen von Krankheiten. Störungen innerhalb dieser „Familienseele" kommen zustande, wenn Streit, Hass, Neid, Eifersucht, Intoleranz, Verblendung und Unverständnis vorherrschen. Gelingt es nicht, eine offene Kommunikation und einen Klärungsprozess aufrechtzuerhalten, gerät die feine Familienseele aus dem Gleichgewicht. Wie ein schwarzes Loch entreißt das „Ungeklärte" allen Beteiligten unterschwellig Energie.

> „Brich nicht den Stab über einen Menschen,
> bevor du nicht eine Zeit lang in seinen Mokassins gelaufen bist."
>
> Indianisches Sprichwort

„Urteile nicht, sonst wirst du verurteilt!" Wer über andere Familienmitglieder urteilt, missachtet deren Schicksal und Lebensumstände und bringt damit seine Geringschätzung zum Ausdruck. Auf diese Weise gerät er in Gefahr, an ein Lebensthema anzuhaften, das plötzlich zum eigenen wird. Die Wirkung dieses Gesetzes von Ursache und Wirkung ist innerhalb der eigenen Familienbande sehr groß. Die Missachtung der Ahnen, besonders aber Vater und Mutter gegenüber, kann ein Karma schaffen, das womöglich erst durch das Durchleben ähnlicher Umstände wieder aufgelöst wird. Diese Umstände oder „Schicksalsschläge" zieht man wie ein Magnet an, um daran Demut, Dankbarkeit und Respekt zu erlernen. Wenn wir uns in Würde vor dem Schicksal unserer Ahnen verneigen, ihnen verzeihen können, dass sie es unter der Last ihrer Lebensumstände nicht geschafft haben, uns die Liebe zu geben, die wir uns ersehnt haben, ist das ein riesiger, befreiender Schritt. Das Schicksal anzunehmen, einverstanden zu sein und nicht zu urteilen, hält Leid und Krankheit fern und stärkt die Lebenskraft.

Instinkte und Programme

> „Es ist nicht das Unbekannte, vor dem wir Angst haben müssen, es ist das Bekannte, das wir fürchten sollten.
> Das Bekannte, das sind die rigiden Muster unserer vergangenen Konditionierung. Sie halten uns in den gleichen rigiden Verhaltensmustern gefangen."
>
> DEEPAK CHOPRA

Unser Gehirn hat sich im Laufe der Evolutionsgeschichte stets weiterentwickelt, indem es Überlebensprogramme eingeflochten hat, die das Gesamtsystem immer präziser und schneller auf bestimmte Lebensumstände reagieren lassen. Eine Vielzahl von Subprogrammen wurde geschaffen, um das Überleben eines Urmenschenrudels in der Wildnis zu sichern. Dass wir inzwischen in einer Zivilisation leben, die unser Überleben weitgehend sichert, hat auf die Gehirnfunktionen wenig Einfluss, da ein paar tausend Jahre evolutionstechnisch nur ein winziger Zeitraum sind. So reagieren wir nach wie vor schnell auf das, was unsere Instinkte uns sagen – und diese gehen nach wie vor von einem gefährlichen Leben in einem kleinen Rudel in der Wildnis aus. So ist etwa Ablehnung durch einen anderen Menschen gleichbedeutend mit der Gefahr, aus dem Rudel ausgeschlossen und damit den „Säbelzahntigern" ausgeliefert zu werden. Um uns vor solchen Gefahren zu schützen, erzeugen unsere Instinkte Ängste. Ängste wiederum lenken unsere Wahrnehmung auf drohende Gefahren. Ob diese nun real sind oder, wie in der heutigen Zeit, meist nicht, ist dabei egal.

Dies führt dazu, dass eine Vielzahl von Ängsten permanent Alarm schlägt und uns in inneren Stress versetzt. Ob es am Lagerfeuer im Busch raschelt und das System sich binnen Bruchteilen von Sekunden auf den Angriff des Tigers vorbereitet oder ob sich die Schritte des Chefs der Bürotür nähern – das System reagiert mit der gleichen Adrenalinausschüttung. Obwohl wir in der heutigen Zeit nicht mehr wirklich in Gefahr sind, laufen eine Menge Automatismen ab, die wir nur durch sehr bewusste Aufmerksamkeit beherrschen können. Unser Überlebenscomputer ist aus grauer Vorzeit mit einer Reihe von Überzeugungen und Überbleibseln von Instinkten programmiert, die uns in unseren Möglichkeiten kaum merkbar, aber dennoch massiv blockieren und einschränken.

Der Sicherheitsinstinkt – Immer mehr vom Gleichen

> „Wenn du immer wieder das tust,
> was du schon immer getan hast,
> dann wirst du immer wieder das bekommen,
> was du immer schon bekommen hast."
>
> PAUL WATZLAWICK

Jede neue Situation wird in der Regel automatisch erst auf ihre Gefahren, dann auf Vor- und Nachteile untersucht, bevor andere Möglichkeiten in Erwägung gezogen werden. So schaffen wir uns ständig Probleme und Ausreden, warum wir Dinge nicht tun, statt frei und spontan „Ja!" zu rufen. Unsere Intuition, die Neues grundsätzlich mit einem „Juchu!" begrüßt, wird sofort mit vielerlei Bedenken und „Aber" geknebelt und mundtot gemacht.

Dazugehören wollen – Die Anpassungsfalle

Aus einer evolutionär begründeten Programmierung neigen wir dazu, uns eher anzupassen und Regeln zu unterwerfen, als aufzustehen und gezielt unsere Meinung unverblümt zum Ausdruck zu bringen. So halten wir mehr Höflichkeitsregeln und sonstige Anstandsnummern aus, als uns eigentlich lieb ist. Wir sagen Ja, obwohl wir Nein meinen, und machen gute Miene zum besonderen Spiel. Und das nur aus einem Grund: der Angst vor dem Ausschluss aus der Gemeinschaft (dem Rudel). Durch Ängste verbiegt der Mensch seine Persönlichkeit in einer ungesunden Weise, nur um dazuzugehören. Der Preis dafür ist der Verlust an Wahrhaftigkeit und Kongruenz. Die Entfaltung des eigenen Potenzials hat hier keinen Platz. Was bleibt, ist ein ungutes Gefühl. Die Mitte ist instabil. Intuition, Kreativität, Gefühl und wahrhaftige Sprache finden nicht den adäquaten Ausdruck.

Der Vergnügungstrieb

Freude, Begeisterung, Faszination, Genuss, Spiel, Spaß, Sexualität führen uns zu Dingen, die sich gut anfühlen. Das ist gut so, da uns dies zur Weiterentwicklung antreibt und motiviert, Neues auszuprobieren. Wir fühlen uns zu vielen Dingen hingezogen und gehen mutig auf Ziele zu, weil wir glauben, dort etwas zu finden, das uns im Moment fehlt.

Aber: Angst und Sicherheitsinstinkt haben beim Menschen grundsätzlich Vorrang gegenüber Lust und Genuss. Obwohl unser Leben in fast keiner Alltagssituation wirklich bedroht ist, bestimmen die alten Sicherheitsprogrammierungen unser Denken und Handeln. Der wesentliche Unterschied zwischen einem glücklichen und einem unglücklichen Menschen besteht unter anderem darin, wie er seine Situation bewertet und wie viele Aspekte er dabei als Problem betrachtet. Die Annahme, wir müssten zuerst alle Probleme lösen, um glücklich sein zu können, ist dabei ein Fehler in der großen Denkmaschinerie des Menschen. Dieser Denkapparat hat der Menschheit zu unglaublichen Leistungen verholfen. Es ist wundervoll, wie wir ihn als Werkzeug benutzen können, um unsere Ideen und Visionen in die Tat umzusetzen. Wir können analysieren, planen, vorausschauend oder nachschauend reflektieren.

Aber auf der anderen Seite kann uns der Verstand auch in die Ruhelosigkeit der ständigen Gier (Windkrankheit) oder in Lähmung, Trägheit und verängstigte Antriebslosigkeit (Schleimkrankheit) treiben.

Der Sexualtrieb

Über Sexualität und Erotik gibt es Tausende von Büchern und Ratgebern. Der Sexualtrieb steuert in der Jugend überwältigend, im reifen Alter meist zunehmend weniger weite Bereiche unseres Lebens. Er ist Energiequelle und Lebensspender, gleichzeitig aber auch Energievernichter. Alles beginnt mit der wahren Öffnung unseres Herzens für Eros und seine Pfeile. Wer bereit ist, sich von ihnen treffen zu lassen oder sie abzuschießen, hat den Anfang gemacht. Wem es immer wieder aufs Neue gelingt, Eros in sein

Leben einzuladen, erschließt sich damit eine Kraftquelle, die das Leben nicht nur erfrischt und bereichert, sondern es auch kraftvoller gelingen lässt. Wenn Liebesfeste zu Ritualen werden, eröffnet sich eine neue Wirklichkeit, in der erstaunliche Kräfte geweckt werden – und dazu bedarf es nicht ständig anderer Partner. Liebe und Erotik sind Energiequellen, die die menschliche Evolution schon immer voranzubringen vermochten und weiter voranbringen werden, sind größte Sehnsüchte und Antriebsfedern des Menschseins. Doch was genau brauchen wir, damit sich Eros uns mit seiner Kraft und Lust offenbart? Entspringt sie nicht der Polarität von Mann und Frau? Männer und Frauen sollten gleichberechtigt sein – aber sind sie es wirklich? Die Gleichheit von Mann und Frau in Beruf und Gesellschaft kann nicht unreflektiert auf den intimsten Bereich ihrer Beziehung zueinander übertragen werden. Eine natürliche Erotik wiederzuentdecken bedeutet, sich dem spielerischen Tanz geschlechtlicher Polarität hinzugeben, statt etwas von uns zu fordern, für das wir nicht geschaffen sind. Wohl dem, dem es gelingt, sich dem Spiel zwischen der Urkraft des Mannes (Mars) und dem Urweiblichen (Venus) hinzugeben.

Gewohnheitsfallen

Schon immer beschäftigte mich die Frage, warum wir eigentlich nach bestimmten Emotionen so süchtig zu sein scheinen. Gefühle sind auf körperlicher Ebene nichts anderes als biochemische Signale, die dem Informationsaustausch zwischen Körper und Gehirn dienen, um das der Situation angemessene Verhaltensprogramm auszuführen. Auf diesem Regelungssystem basieren unsere Motivationen, etwas erreichen oder vermeiden zu wollen.

Die Neurophysiologen fanden heraus, dass im Hypothalamus jede Emotion einen bestimmten chemischen Stoff, ein Neuropeptid, erzeugt. Zu diesem Molekül gibt es wiederum ein Gegenstück, einen Rezeptor. Nimmt der Rezeptor ein solches Emotionsmolekül (z. B. ein bestimmtes Endorphin) auf, fühlen wir die Emotion. Nun sind wir von Natur aus derart angelegt, dass wir uns an der Lust orientieren. Unser Gehirn ist so eingerichtet, dass es Lust registriert und sucht. Das ist der Motor der Evolution. Alles, was wir mit unseren Sinnen wahrnehmen, ist mit den Molekülen der Emotionen verbunden. So richten wir unsere Wahrnehmung bzw. unsere Aufmerksamkeit automatisch auf das, was für uns wichtig ist, was uns dient und uns auf unserem Weg stärkt und unser Überleben sichert.

Gleichzeitig versuchen wir, Schmerz zu vermeiden, indem wir Gefahren aus dem Weg gehen oder uns rechtzeitig auf sie einstellen. Auch hier dienen die Emotionsmoleküle als Werkzeuge. Nehmen wir etwas Gefährliches wahr (z. B. ein Raubtier im Busch hinter uns), bräuchte das assoziative Gehirn zu lange, um adäquate Schutzmaßnahmen vorzubereiten. Emotionen schätzen die Situation rasch ein, ohne dass gedacht werden muss. Sie senden die chemischen Botschaften aus, die augenblicklich die Kampfbereitschaft oder den Fluchtinstinkt auslösen.

So sind Emotionen die Chemie, mit der eine Erfahrung neurologisch verstärkt wird. Wir erinnern uns vor allem an die Situationen und die bedeutsamen Dinge in unserem Leben, die mit mehr Emotionen, also hohen Peptidausschüttungen, verbunden waren. Sie sind besonders tief abgespeichert. Genau dies kann jedoch in der Welt, in der wir heute leben, zu einem Problem werden.

Der verführerisch kurze Weg zwischen Reiz und Reaktion, dieser Abkürzungsmechanismus zum Überleben, wird zu einer verhängnisvollen Falle. Sobald sich die gleichen chemischen Ereignisse ständig wiederholen, werden sie in unserem Gehirn verschaltet und fest verankert. Das bedeutet, dass sich unsere Muster und Gewohnheiten permanent wiederholen, ohne dass wir darüber nachdenken müssen. Wenn wir jedoch ständig die gleichen Emotionen erleben, ohne auf ihnen aufzubauen, sind wir in immer den gleichen Gewohnheiten und Mustern aus Reiz und Reaktion gefangen. Der Ehrgeiz, Neues zu tun, schwindet, und die Angst davor, eingefahrene Bahnen zu verlassen, nimmt zu. Wir werden zum Produkt unserer chemischen Stoffe. Neuronennetze verschalten und verknüpfen sich immer mehr und wir erleben jeden Tag immer wieder das Gleiche und merken schließlich kaum noch, wie sehr wir in diesem Kreislauf gefangen sind. Neuronale Datenbanken der gespeicherten Vergangenheit bestimmen unser Dasein.

Die Illusion der Zeit

„Zeit ist das, was das Licht von uns fernhält."

MEISTER ECKHART

Wo immer wir gerade sind, ist der Zugang zum Jetzt. Nur in diesem Augenblick findet Leben stand. Zeit ist eine Erfindung des Menschen und seines Verstandes. Nehmen wir dem Verstand die Zeit weg, dann ist es, als würden wir ihn aus einem Käfig befreien. Solange wir zeitlich denken, sind wir zwischen Erinnerung und Erwartung gefangen. Zeit ist eine Illusion, daher ist sie auch nicht kostbar. Kostbar ist nur das JETZT mit seiner unbeschreiblichen Farbenpracht. Je mehr wir uns mit der Vergangenheit beschäftigen, indem wir ihr nachtrauern oder in ihr nach den Ursprüngen unserer Probleme suchen, desto weniger können wir ins Jetzt eintauchen und es in all seinen Facetten wahrnehmen. Das Gleiche gilt für die Zukunft. Hoffnungen, Träume und Erwartungen halten uns genauso vom jetzigen Moment fern wie die Projektion eines eventuell auf uns zukommenden schmerzhaften Ereignisses in die Zukunft. Angst entsteht, indem wir uns fürchten, dass etwas Schmerzhaftes in Zukunft wieder passieren könnte. Genau genommen ist sogar gar nichts jemals in der Vergangenheit geschehen – denn es geschah in dem entsprechenden Augenblick im Jetzt. Wenn wir über die Vergangenheit nachdenken, dann passiert das auch im „Jetzt". Ein Ereignis, egal wie lange es zurückliegt, zieht eine Spur der Erinnerung bis ins Jetzt. Daher ist auch der schöne Satz „Es ist nie zu spät, eine schöne Kindheit gehabt zu haben" sehr zutreffend. Denn die Stimmung, in der wir sind, die Frequenzebene, auf der wir gerade jetzt z. B. bei einer Meditation schwingen, ist eine andere, als wenn wir einen Horrorfilm schauen oder in einem überfüllten Kaufhaus an der langen Kassenschlange stehen. Je nach unserer jetzigen Gefühls- und Stimmungslage erinnern wir uns an andere Aspekte unserer Kindheit. So findet im Jetzt eine dementsprechende Beurteilung statt, die in einer anderen Situation wieder in einem anderen Jetzt ganz anders aussehen könnte.

Bei außergewöhnlichen Ereignissen, Gipfelerlebnissen, gefährlichen Aktivitäten oder plötzlichen lebensbedrohlichen Situationen kommt es meist zu einer intensiven Gegenwärtigkeit, bei der Vergangenheit und Zukunft schlagartig vom System „ausgestellt“ werden. Alles verschiebt sich automatisch in die absolute Klarheit und Präsenz des jetzigen Moments. Frei von Problemen, frei vom Denken, frei von Zeit und der Last der eigenen Persönlichkeit kann fast „instinktiv“ in vollster Präsenz das für das Überleben notwendige in Sekundenschnelle gemacht werden. In dieser natürlichen, vollkommenen Gegenwärtigkeit gibt es kein kraftraubendes Etwas, kein Leid, kein Problem. Im Jetzt lösen sich alle unsere Probleme auf.

Rezeptorhunger – Wie wir unsere Angst nähren

Wenn ein Rezeptor für einen chemischen Botenstoff oder für eine Droge über einen längeren Zeitraum intensiv bombardiert wird, beginnt er zu schrumpfen. Die ausgelöste Reaktion wird immer schwächer. Das bedeutet, dass die Menge, die z. B. ein Drogensüchtiger braucht, immer größer werden muss, damit er das gleiche Hochgefühl erlebt. Diese Toleranzentwicklung haben wir nicht nur in der Drogenszene, sondern auch bei den Sportarten, die mit ungewöhnlichem Nervenkitzel einhergehen. Es ist die gleiche Sucht, das immer Ausgefallenere, das immer Verrücktere zu suchen. Sexsucht, Machtsucht, Habsucht, Arbeits- und Stresssucht – sie alle verbindet dasselbe Schema: Es kann nie genug sein, die Rezeptoren werden immer hungriger.

Das Spannende daran ist, dass wir auch nach bestimmten, immer wiederkehrenden Erfahrungen süchtig werden. Wir geraten regelrecht in Entzug, wenn wir eine bestimmte Gewohnheit nicht immer wieder aufs Neue bedienen. Sich ärgern, ständig traurig sein, Ängste, immer wieder über das Gleiche grübeln, auch da sind hungrige Rezeptoren am Werk, die nach mehr verlangen. Schafft man Situationen, die diesen Gefühlswunsch bedienen, spürt man sich und ist auf einer bestimmten Ebene befriedigt. Das eigentliche Problem liegt nicht in den Emotionen an sich, sondern im Verhaftetsein (an den Emotionen), denn erst das verursacht den Schmerz und das Leid. Es sind zivilisationsbedingte Irrtümer unseres Denkapparates, die uns häufig daran hindern, unser schöpferisches Potenzial positiv zu nutzen, und durch die wir uns selbst unglücklich machen.

Oft konnte ich in meiner Praxis beobachten, dass dies auch für Menschen gilt, die Pech und Unglück anziehen. Man weiß heute, dass z. B. achtzig Prozent aller Unfälle von nur zwanzig Prozent der Menschen verursacht werden, also immer denselben.

Ein Club der Pechvögel – der jedoch weniger Mitglieder hat als der Club der Opfer. Dazu gehören Menschen, die sich an die Opferrolle gewöhnt haben. Ihr Rezeptorhunger nach genau der passenden chemischen Ausschüttung lässt sie immer wieder die gleichen „schmerzhaften" Erfahrungen machen, nach denen sie sich unbewusst sehnen. So schaffen sie laufend Situationen, die ihnen Mitleid und Unterstützung von anderen Menschen garantieren.

Burnout – Wenn nichts mehr brennt

Die Entstehung des Burnout erfolgt meist schleichend und unbemerkt. Aus Gewohnheit, Geltungssucht, Gier oder einem weiteren Dutzend Gründen heraus verbauen viele Menschen ihr Leben mit Konzepten und Strategien, die sie vom wirklich Wesentlichen ablenken. Meist beginnt es mit dem Gedanken, dass irgendetwas fehlt. Leben muss mehr sein als nur das. Die auch gefühlte innere Trennung von sich selbst, die auch durch sich überschlagende Emotionen wie Trauer oder Angst ausgelöst werden kann, verstärkt den Wunsch, etwas tun zu müssen, damit sich etwas ändert. An dieser Stelle entscheidet sich, auf welcher Ebene Veränderung eingeleitet wird, innen oder außen. Wird die äußere Ebene gewählt und der Versuch unternommen, das scheinbar Fehlende im Außen zu finden, dann beginnt der Kreislauf in einem Hamsterrad. Getrieben und durch den Alltag gepeitscht ist da z. B. das Bedürfnis, gesehen, anerkannt oder geliebt zu werden. Die Strategie, um Verbindung zu finden, kann durch hohe Aktivität in den unterschiedlichsten Bereichen angegangen werden. Hohe Ansprüche an sich selbst, Drang zum Perfektionismus, hohes Tempo und keine Zeit für Erholung kennzeichnen den Beginn des zunehmenden Verzehrs der Kräfte. Im nächsten Stadium steigert sich das Bedürfnis danach, Verantwortung zu übernehmen – der Glaube, sich selbst um alles kümmern zu müssen, Ängste vor Versagen, schlechtes Gewissen, Sicherheitsdenken dominieren das Feld. Im dritten Stadium tritt eine verringerte Selbstwahrnehmung auf. Selbsteinfühlung und die Wahrnehmung eigener wirklich wichtiger Bedürfnisse sind zunehmend vernebelt, erste Erschöpfungszustände, weil Grenzen nicht erkannt werden, stellen sich ein. Vergesslichkeit und Unachtsamkeit (Unfälle) werden häufiger. Im vierten Stadium ist eine zunehmende Konfliktvermeidung zu beobachten – keine klaren Entscheidungen können getroffen werden, Mutlosigkeit beim Vertreten eigener Positionen, Scheu vor Auseinandersetzung, Unzufriedenheit, Ersatzbefriedigung mit Süßigkeiten oder Alkohol, erste gesundheitliche Auffälligkeiten, häufige Krankheitssymptome. Im nächsten Stadium lösen sich zunehmend soziale Bindungen, da sich alles nur noch um einen selbst zu drehen beginnt, zunehmende Berechnung der eigenen Vorteile, Isolation, hohes Kontrollbedürfnis, Bitterkeit, Zynismus, emotionale Verflachung, tiefere Flucht in Süchte (Nikotin, Fernsehen usw.). Verdrängung von Konflikten und Bedürfnissen, Heimlichkeiten, Desorientierung und Umdeutung von Werten, die Relativität der Ereignisse geht verloren, Wichtiges ist von Unwichtigem nicht mehr zu trennen. In der nächsten Phase kommt es zu einer verstärkten Verleugnung auftretender Probleme. Die subtilen Vernachlässigungen der persönlichen Bedürfnisse verstärken sich, wie auch der Zynismus. Die siebte Phase ist von zunehmendem Rückzug geprägt, Gefühle von Hoffnungslosigkeit und Orientierungslosigkeit nehmen überhand. Dem folgt in der nächsten Phase der Persönlichkeitsveränderung eine tiefe Selbstverneinung, der eine zunehmende innere Leere folgt, die schwere Phobien und Panikattacken auslösen kann. Die Betroffenen fühlen sich nutzlos, ausgezehrt, erledigt – kurz, einfach fertig. An diesem Punkt ist einem alles egal. Die Verzweiflung und die Erschöpfung haben das Ruder vollends übernommen und sind oft die einzigen wahrnehmbaren Gefühle. Initiative und Motivation sind am Nullpunkt angekommen, die Depression ist manifest geworden. Ein starkes Symptom ist hier der Wunsch nach Dauerschlaf – erste Suizidgedanken tauchen auf.

Der sinnvollste therapeutische Ansatz könnte hier lauten: „Wer loslässt, hat beide Hände frei." Ein radikaler Ausstieg für mindestens sechs bis acht Wochen durch Rückzug in ein „fernes" Land wäre sehr hilfreich, im Idealfall sollte unter liebevoller Anleitung die Selbstwahrnehmung trainiert werden: Was will ich wirklich, was fühlt sich gut an, was brauche ich, was bringt mein Herz zum Lachen, wo bin ich verfangen in Mustern und Programmen, die mich von mir selbst trennen? Abenteuer, Sport und optimale Ernährung sind weitere wichtige Faktoren.

Äußere Faktoren, die den Energiefluss blockieren

Ernährung

Die zweitwichtigste Krankheitsursache ist der falsche bzw. unmäßige Umgang mit Nahrungsmitteln. Wählen wir frische und natürliche Nahrung, essen diese angepasst an die Tageszeiten, langsam, bewusst, gut kauend und in Maßen, kräftigen wir unseren Körper und das Nüspa. Ernährungsratschläge sind entsprechend ein bedeutender Teil der tibetischen Therapie. Besondere Aufmerksamkeit wird dabei auf die sechs Geschmacksrichtungen gelegt, die direkten Einfluss auf das energetische Geschehen im Körper nehmen. Jede der Geschmacksqualitäten – also süß (Erde, Wasser), sauer (Erde, Feuer), scharf (Feuer, Wind), bitter (Wasser, Wind), salzig (Feuer, Wasser) und herb (Erde, Wind) – ist nicht nur in der Lage, Psyche und Emotionen direkt zu beeinflussen („sauer macht lustig"), sondern auch eine Wind-, Galle- oder Schleimstörung zu neutralisieren. (Ausführliche Erläuterungen zu Ernährung und den heilenden Qualitäten von Nahrungsmitteln finden Sie in meinem Buch *Die Praxis der traditionellen tibetischen Medizin*.)

Gifte

Während im alten Tibet unter Giften lediglich der unmäßige Umgang mit fetter Nahrung (z. B. ranziger Butter), Alkohol und anderen Genussmitteln gemeint war, kommt heute eine Vielzahl von erheblich belastenden Umweltfaktoren hinzu. Diese führen, abhängig von Menge und Dauer der Belastung, zu nicht unerheblichen gesundheitlichen Störungen. Von besonderer Bedeutung sind: Nikotin, Alkohol, Luft- und Wasserverschmutzung, Chemikalien in der Nahrung (Farb-, Geruchs-, Konservierungsstoffe, Antibiotika, Tenside, Hormone etc.) und im Trinkwasser (Nitrate, Fluoride etc.), Lärm, Elektrosmog, unnatürliche Wohn- und Arbeitsplatzverhältnisse. Sie alle können als äußere Krankheitsfaktoren das Gleichgewicht der Energieprinzipien stören. Während Lärm und elektrische Felder eher Windkrankheiten verstärken, führen die meisten anderen Gifte vor allem zu Hitzekrankheiten (Nikotin, Alkohol) oder Schleimerkrankungen (Zucker, Fett).

Klimatische Faktoren und Jahreszeiten

Im Wechsel der Jahreszeiten sind wir speziellen Herausforderungen unterworfen. Es ist hilfreich, an die vorherrschende Energie und das Klima der entsprechenden Jahreszeiten angepasst zu sein. Hier sind es vor allem fünf klimatische Faktoren, die das körperliche Gleichgewicht empfindlich und dauerhaft schädigen können: Wind, Hitze, Feuchtigkeit, Trockenheit und Kälte. Entsprechend den Elementen und Jahreszeiten ist Wind dem Frühling (Holzphase), Hitze dem Sommer (Feuerphase), Feuchtigkeit dem Spätsommer (Erdphase), Trockenheit dem Herbst (Metallphase) und Kälte dem Winter (Wasserphase) zugeordnet. Wir müssen in den jeweiligen Jahreszeiten unsere vorherrschende Elementeenergie, also unsere Stärken, kongruent zu unseren Bedürfnissen ausleben. Andererseits ist jedoch die Anfälligkeit unserer Energiedynamik zu dieser Zeit besonders hoch. Wir sind dann aber auch zu besonderen Höchstleistungen fähig, da uns die Grundenergie der Jahreszeit unterstützt.

Wind (Holz): Der Wind ist dem Element Holz und damit dem Funktionskreislauf Leber zugeordnet. Er bewirkt eine Überspannung, Verkrampfung oder Spastik, die vorwiegend die Funktionen des Bewegungsapparates trifft. Der Wind kann sich mit den anderen klimatischen Exzessen verbinden und dann komplexe Symptome unterschiedlicher Art auslösen, wie z. B. Hitzewind oder Kältewind. Er durchbricht am leichtesten den Abwehrschild des Körpers. Besonders im Frühling reagiert der Körper sehr empfindlich auf Wind. Eintrittspunkte sind Hals und Schulter, aber auch die Schleimhäute von Nase und Augen.

Hitze (Feuer): Von einer Hitze- oder Wärmekrankheit spricht man, wenn eine ungebremste Dynamik mit überhöhter Körpertemperatur und übermäßiger Körperleistung das System überrollt. Unruhe, gerötetes Gesicht, brennende Augen, trockene Lippen, rote Nagelfelder, gelber Zungenbelag, trockener Zungenkörper, eventuell gelblicher, zäher Auswurf, Schweiß, Fieber, Benommenheit und Atemnot können auftreten. Bei einem Hitzschlag führt die Benommenheit womöglich in eine Ohnmacht. Der Patient ist eher laut, geschwätzig, erregt und fällt durch Körpergeruch auf. Ein Übermaß an Hitze, wie es besonders im Sommer auftreten kann, beeinflusst das Herz. Herzrasen, lautes Herzklopfen, hoher Blutdruck, Schlafstörungen, Wahnvorstellungen, Reizbarkeit und unklares Denken können die Folge sein.

Feuchtigkeit (Erde): Das Element Erde stellt zwischen dem klimatischen Agens Feuchtigkeit bzw. Schleim und dem Funktionskreislauf Magen/ Milz eine direkte funktionale Beziehung her. Alle Ausgleichs- und Umwandlungsprozesse im Körper werden durch Feuchtigkeit überlastet oder gehemmt. Solche Störungen treten besonders bei feuchtem Klima oder feuchter Umgebung und bei übermäßigem Genuss von feuchtigkeits-/ schleimbildender Nahrung (z. B. Süßes) auf. Auch Stress und zu viel Denken und Grübeln können zu einer Störung des Funktionskreislaufs Milz/ Magen mit Feuchtigkeitsanhäufungen führen. Feuchtigkeit ist vor allem im Spätsommer am stärksten, wenn die Luftfeuchtigkeit zunimmt und die Luft sich schwer und feucht anfühlt.

Trockenheit (Metall): Trockenheit ist dem Element Metall und damit dem Herbst bzw. der Zeit vor Sonnenuntergang zugeordnet. Es besteht eine Verbindung zum Funktionskreislauf Lunge. Heiße Witterung und kalte trockene Winde können den Körper austrocknen und Speichelbildung, Urinfluss und Verdauung einschränken. Reizbarkeit der Augen oder auch Reizhusten können auftreten.

Kälte (Wasser): Kälte ist durch das Element Wasser qualifiziert und bezeichnet den größten Grad an Hemmung von Aktion, Bewegung und Dynamik. Sie hat eine Affinität zum Winter und zum Funktionskreis Niere/ Blase. Dringt Kälte durch den Abwehrschild in die Oberfläche des Körpers ein, sind meist Nacken-, Kopf- und Rückenschmerzen die ersten Symptome. Später kann es zu Gliederschmerzen im ganzen Körper kommen. Dringt Kälte in die Tiefe ein, können besonders Blase, Nieren, Knochen und Gelenke betroffen sein. Oft kann es auch zu Krämpfen nicht nur in den Gliedmaßen, sondern auch im Bauch kommen.

Biologische Faktoren

Im frühen Tibet wusste man nichts von den nur mikroskopisch sichtbaren Krankheitserregern. Das neu hinzugekommene Wissen um die Existenz von Bakterien, Viren, Pilzen und Parasiten wurde zwar in die moderne tibetische Medizin integriert, bleibt jedoch ohne große Bedeutung, weil die Tatsache, dass Krankheitserreger den Abwehrschild durchbrochen haben, Ausdruck eines geschwächten Energiesystems ist. Darüber hinaus werden die Erreger den Windkrankheiten, bei Fieber auch den Gallekrankheiten zugeordnet.

Besessenheit von Geistern und Dämonen

Der Glaube an die Besessenheit von dunklen Mächten ist in der tibetischen Mythologie weit verbreitet. Schwere psychische Störungen wie Neurosen, Psychosen, aber auch Lepra, Epilepsie, schlimme Hautkrankheiten und vor allem Geisteskrankheiten fallen in diesen Bereich. Hier findet die Kunst des Arztes ihre Grenzen. Er kann die sichtbaren energetischen Störungen nur begleitend mitbehandeln. Nur ein Lama oder spiritueller Heiler ist in der Lage, dem Patienten mit Atem- und Meditationsübungen sowie verschiedenen Ritualen zu helfen. So kann erreicht werden, mit der Krankheit besser umzugehen, im Idealfall kann es auch gelingen, auf diese Weise die „bösen Geister“ (das Thema!) zu „vertreiben“. In Tibet geht man davon aus, dass zwei von hundert Erkrankungen durch Dämonen mit ausgelöst sein können. Es soll mehrere hundert verschiedene männliche Dämonen geben, die Aggression und Wut ausleben wollen und damit das verstärken, was letztlich zu Gallekrankheiten führt. Genauso viele weibliche Dämonen wecken Begierden und Wünsche und führen zum gehäuften Auftreten von Windkrankheiten. Solche Dämonen können von einem „Lama“ vertrieben oder, besser gesagt, mit Liebe ins Licht zurückgeführt werden.

Hier im Westen können wir lediglich einen Ansatz verfolgen, bei dem wir die naturreligiöse durch eine psychologische Sprechweise zu ersetzen versuchen. Dann wird aus einer Besessenheit vom „Dämon der Wut“ ein mental-emotionaler Widerstand gegen Lebensumstände, die es in Liebe und Respekt anzunehmen gilt. So kann uns z. B. eine Sucht „besetzen“ oder ein Lebensthema stellt uns vor Aufgaben, die wir lösen dürfen, wenn wir uns dazu entscheiden.

Kosmische Einflüsse

Desgleichen gibt es kosmische Einflüsse, die das Leben einmal mehr und einmal weniger herausfordern. Genauso gibt es Konstellationen ohne Spannung, bei denen die Dinge leichter von der Hand gehen.

Mit dem Einfluss der Gestirne auf die Vorgänge in der Natur und das individuelle menschliche Leben befasst sich die tibetische Astrologie besonders intensiv. Kenntnisse über den richtigen Zeitpunkt der Ernte von Kräutern und Heilpflanzen zur Herstellung von Arzneimitteln sind für jeden Medizinstudenten Basiswissen. Jede Heilpflanze hat einen Zeitpunkt maximaler Heilpotenz. Dieser ist astrologisch errechenbar, genauso wie die Potenz, d. h. die Anlagen eines Menschen. In der tibetischen Medizin wird außerdem mit großer Sorgfalt berechnet, wann die Sterne für die Geburt eines Kindes oder für eine Hochzeit günstig stehen und damit eine energetisch optimale Ausgangsbasis vorhanden ist.

Herausforderungen als Chance – Der verkrüppelte Schmetterling

> „Alles geschieht für mich, nicht gegen mich.“
>
> Byron Katie

Alle Hindernisse und Herausforderungen tragen auf der anderen Seite die Chance in sich, zu wachsen, Altes loszulassen, um Neues möglich zu machen. Die Geschichte mit dem verkrüppelten Schmetterling verdeutlicht dies in besonderer Weise.

Ein Mann fand den Kokon eines werdenden Schmetterlings. Er legte ihn an einen beschützten Ort und schaute ihn jeden Tag an. Eines Tages entstand eine kleine Öffnung am Kokon. Der Mann beobachtete, wie der Schmetterling sich etliche Stunden lang bemühte, seinen Körper durch das kleine Loch zu zwängen.

Dann schien das Tier keinen Fortschritt mehr zu machen. Es war, als könne es nicht mehr weiter. Der Mann beschloss, dem Schmetterling zu helfen. Er nahm eine feine Schere und schnitt am Kokon ein kleines Stückchen heraus. Der Schmetterling konnte sich sodann problemlos befreien. Aber er hatte einen aufgeblähten Körper und kleine, schrumpelige Flügel. Der Mann beobachtete den Schmetterling weiter und dachte, jeden Augenblick würden die Flügel größer werden, sich entfalten und den Körper tragen, der vorher gewiss noch kleiner werden würde.

Nichts von dem geschah! Der Schmetterling verbrachte den Rest seines Lebens kriechend, er hatte einen aufgeblähten Körper und schrumpelige Flügel.

Was der Mann in seiner Hilfsbereitschaft und seiner Eile nicht verstanden hatte, war, dass die engen Kokons und die Anstrengung, die ein Schmetterling unternehmen muss, um durch die winzige Öffnung ins Freie zu gelangen, die Vorsehung der göttlichen Weisheit sind, damit Flüssigkeit aus dem Körper in die Flügel hineingepresst wird und das Tier fliegen kann, sobald es sich vom Kokon befreit hat.

Manchmal sind es eben gerade Anstrengungen, die wir in unserem Leben brauchen. Wollte die göttliche Weisheit, dass wir ein Leben ohne Hindernisse leben können, würde uns das verkrüppeln. Wir wären nicht so stark, wie wir sein könnten. Wir könnten niemals fliegen!

„Ich bat um Weisheit, und die göttliche Weisheit
gab mir Probleme zu lösen.
Ich bat um Wohlstand, und die göttliche Weisheit
gab mir einen Verstand und Muskeln, um zu arbeiten.
Ich bat um Mut, und die göttliche Weisheit
gab mir Gefahren zu bestehen.
Ich bat um Liebe, und die göttliche Weisheit
gab mir bekümmerte Menschen, denen ich helfen kann.

Ich bat um Freunde, und die göttliche Weisheit
gab mir Gelegenheiten, Freund zu sein.
Ich erhielt nichts von dem, worum ich bat, und doch erhielt ich alles.
Die göttliche Weisheit segnet mich."

UNBEKANNT

KAPITEL 3

Naturkräfte und ihre Gesetzmäßigkeiten

Kräfte, die das Leben steuern

Wie in allen Kulturen liegen die Ursprünge des Ganzheitsdenkens in der Naturmystik. Eine im Abendland besonders einflussreiche Schule dieser Naturmystik ist die sogenannte „hermetische Tradition", die auf den ägyptischen Philosophen Hermes Trismegistos zurückgeht. Zweiundvierzig spätantike Texte, zu denen auch die berühmte *Tabula Smaragdina* gehört, formulieren die Grundgedanken der hermetischen Tradition. Sie beinhaltet die Überzeugung von der unauflösbaren Zusammengehörigkeit des Menschen mit dem übrigen Sein. Alles Seiende ist trotz seiner Gegensätzlichkeit eins. Im deutschen Humanismus kommt die hermetische Überzeugung z. B. in der Heilkunde des Paracelsus zum Ausdruck. Hier heißt es: „Man muss verstehen, dass der Mensch die kleine Welt ist …, dass alle himmlischen Läufe, irdische Natur, wässrige Eigenschaft und luftiges Wesen in ihm sind."

Der Naturmystiker Jakob Böhme sieht in der Natur ein Netzwerk von dynamischen Kräften, die miteinander in Beziehung und wechselseitig voneinander abhängig sind. Er bezeichnet sie als identisch mit dem Göttlichen (Gott = Natur). Diese einfache Formel enthält den tiefsten metaphysischen Grund, warum Menschen mit der Natur ökologisch umgehen, sie achten und ehren und nicht zerstören sollen.

„Wer die Gesetze des Lebens kennt und sich ihrer bewusst ist, lebt das Leben leichter.“

Ruediger Dahlke

Die eigentliche zentrale Gestalt in der Entwicklung des ökologischen Ganzheitsdenkens ist Johann Wolfgang von Goethe. Naturforschung, Naturreligion und Naturphilosophie haben mit vierzehn Buchbänden einen großen Raum in seinem Werk eingenommen. Für ihn war klar: „In der lebendigen Natur geschieht nichts, was nicht in Verbindung mit dem großen Ganzen steht.“ Er bekennt sich zu der tiefen Anschauungsweise, die ihn Gott in der Natur und die Natur in Gott sehen lässt. Diese Vorstellungsart sieht er als den Grund seiner ganzen Existenz. Aus seiner Sicht erscheinen alle Phänomene als untrennbare Teile eines großen kosmischen Ganzen, als verschiedene Manifestationen der gleichen letzten Wirklichkeit. In solcher Erfahrung der Natur besteht für ihn ein enger Zusammenhang zwischen Wissen und Gewissen, Wissenschaft und Ethik, Verstand und Intuition, Denken und Anschauen. Seine Sichtweise der untrennbaren Verkettung von Gott, Natur, Leib und Seele führte ihn auch zur Gleichstellung von Erkenntnisgegenstand (Objekt) und Erkenntnisorgan (Beobachter).

Die Natur und ihre evolutionäre Kraft

„Wär nicht das Auge sonnenhaft,
die Sonne könnt es nie erblicken.“

Johann Wolfgang von Goethe

Ein „metaphysisches Agens“ nannte der berühmte Philosoph Karl Popper diese jedem Lebewesen innewohnende „Kraft“, die die Evolution steuert und immer weiter zu Höherem antreibt. Eine in uns befindliche Energie, die alles Kranke aus sich selbst zu heilen sucht, die es „gut“ mit uns meint und grundsätzlich bestrebt ist, uns den Weg zu einem langen, gesunden und erfüllten Leben zu weisen. Folgen wir den in uns lebendigen Impulsen und lassen uns von ihnen inspirieren, dann leben wir in Einklang mit der Natur und der Idee des Schöpfers. Jedes Zuwiderhandeln gegen die Natur und der ihr innewohnenden „Vernunft“ bedeutet demnach einen Verstoß gegen die Gebote der göttlichen Ordnung. Verstößt der Mensch also gegen diese gottgewollte Harmonie, indem er nicht im Einklang mit den Gesetzen der Natur (bzw. Vernunft) lebt, reagiert die Natur unweigerlich mit Botschaften, die die Aufforderung zum „Innehalten und Hinschauen“ in sich tragen. Befindungsstörungen, Symptome und Krankheiten also sind Alarmsignale, Aufforderungen, auf den Weg der Vernunft (= Natur) zurückzukehren, um die Harmonie wiederherzustellen. Diese Selbstheilungskräfte der Natur in uns – die Griechen nannten sie „Syneidesis“, biologisches Gewissen des Körpers – streben die erneute Versöhnung mit der Natur bzw. mit der Vernunft an, indem die Erkenntnis reift, niemals von ihr getrennt worden zu sein.

Hier liegt der Ansatzpunkt, an dem sich Glaube und Vernunft treffen. Schon die Philosophen der Antike setzten die Natur nicht nur mit den Göttern gleich, sondern auch mit der Vernunft. Natürlich leben bedeutete für sie, vernünftig und damit gottgefällig zu leben und mit dem Herzen dabei zu sein.

Das große Lächeln – Verbindung mit etwas, das der Verstand nicht greifen kann

Das gesammelte Wissen der Zeiten, so lehren uns die östlichen Philosophien, ist in uns selbst verborgen. Wir haben Zugang zu dieser Weisheit. Nichts kommt von außen. Was ein Mensch erkennt, ist letztendlich nur das, was er in sich wiederentdeckt und enthüllt, indem er sich erinnert. Was er lernt, ist in Wirklichkeit das, was er entdeckt, wenn er den Schleier vor seiner eigenen Seele beseitigt.

Da ist eine Kraft in uns, die wir vom Verstand nicht greifen können. Sie leitet uns und lädt uns immer wieder ein, unseren eigenen Weg authentisch zu gehen. Authentizität ist der große Schlüssel zu einem gelingenden Leben, das zu uns passt und es uns so ermöglicht, unserer Bestimmung zu folgen. Diese Kraft steht wiederum in direkter Verbindung mit etwas Großem, das unser Verstand nicht fassen kann. Manche nennen es Gott, andere Universum oder Naturkraft. Aus diesem „Göttlichen“ (alles, was ist) ist sie aufgestiegen, hat sich individualisiert. Doch eine Schnittmenge variabler Größe bleibt bestehen. Die Chinesen nennen dies den Punkt, wo „Himmel und Erde sich küssen“. Dies ist das Shen, das gleichzeitig die Quelle des Qi beinhaltet. Hier entsteht die Verbindung, das große Tor zum Göttlichen.

Das Sprachrohr dieser inneren Weisheit nennen wir die „innere Stimme“, die Intuition oder auch die Stimme des Herzens oder des inneren Meisters. Nehmen wir diese leise Stimme im Lärm des Alltags wahr und folgen ihr „spontan“, dann belohnt uns unser „System“ mit einem guten Gefühl. Das gute Gefühl ist ein Zeichen der Weisheit unseres Körpers. Damit will er zum Ausdruck bringen, dass wir im Einklang mit etwas Größerem handeln und damit im Sinne der Evolution voranschreiten. Das „gute Gefühl“ ist also ein Zeichen, dass wir auf dem richtigen Weg sind. Dieser Weg löst Freude, Begeisterung und Faszination aus. Jeder kennt dies aus seinen spontanen Handlungen heraus, Handlungen, die kein Zeitfenster für das „Wenn und Aber“ zuließen.

Goethe sprach von den zwei Seelen in unserer Brust. Die zweite Stimme kommt aus einer Struktur, die einer Wolke gleicht, die sich einmal mehr, einmal weniger über die Sonne schiebt.

Diese Wolke ist gefüllt mit all unseren Gefühlen und Handlungen, die sich als Eindrücke in unser Unterbewusstsein (Autopilot = Wolke) eingeprägt haben. Jeder Gedanke, jede Handlung, jede Erschütterung oder Berührung, egal ob gut oder schlecht, sinkt ins Unterbewusstsein hinab, hinterlässt eine „Einkerbung“ und wird dort aufbewahrt. Hier verdichten sich Erfahrungen zu einer inneren Haltung. Während die Sonne dem Herzen zugeordnet wird, findet sich die Wolke im Frontalhirn. Muster und Programme aus Kindheit und Erziehung sind hier ebenso abgespeichert wie alle unsere liebsamen und unliebsamen Gewohnheiten und seelische Verspannungen aus unterschiedlichsten Schattenbereichen. Hier hat das berüchtigte „innere Kind“ seinen Platz, aber auch der „Kontrolleur“, der „Angsthase“, das „Opfer“, um nur wenige zu nennen. Sie alle haben einmal unser Überleben gesichert. Alle diese Eindrücke bezeichnet man im Osten als Karma. Je länger es zurückliegt, umso mehr ist es der „Bodensatz“ der Wolke. Karma verfestigt sich, bindet Energie und behindert den Weg zur Freiheit der Sonne. So wie eine Handlung Karma schafft, ist es durch Erkenntnis und nachfolgende Handlung wieder zu „verbrennen“.

Hier zu Hause ist auch die laute Stimme unseres Verstandes. Da sie alles ständig mit unseren bisherigen Erfahrungen abgleicht, den vordergründigen Vorteil will und Nachteile zu vermeiden sucht, drängt uns diese Stimme dazu, die bewährten Bahnen nicht zu verlassen. Zu stark sind die Imprints, die „schlechten" Erfahrungen, zu groß ist die Angst, sie noch einmal erleben zu müssen. Einer menschlichen Trägheit folgend, ziehen wir es deshalb vor, alte Überzeugungen nicht zu überprüfen und Bewährtes permanent zu wiederholen. Wir folgen einer Schmerzvermeidungsstrategie, oder besser einer Überlebensstrategie, die da heißt: Duck dich und verhalte dich ruhig – riskiere nichts, dann kann dir auch nichts passieren. Lieber leiden, als etwas zu verändern, lieber etwas weiterhin tragen, als es abzulegen. Lieber jeden Tag das gleiche Spiel spielen, statt etwas Neues, bisher nicht Dagewesenes auszuprobieren. Die Komfortzone ist zu attraktiv, als dass man sie verlassen möchte.

Doch dieses Phänomen ist so alt wie die Menschheitsgeschichte. Gehe ich auf Nummer sicher und bleibe in der Höhle oder gehe ich hinaus und riskiere dabei, vom Säbelzahntiger verspeist zu werden?

So ist es attraktiver, im Hamsterrad zu laufen. Das Problem dabei ist nur, dass die Sonne (Anbindung) immer mehr im Spiel des „Immer-mehr-vom-Gleichen" vergessen wird. Es bleibt das ungute Gefühl, dass etwas fehlt. So beschleunigen wir den Lauf im Hamsterrad in der Hoffnung, hier doch noch etwas zu finden, was außen jedoch niemals wirklich zu finden sein wird. Der Burnout rückt näher.

Auch Einstein befand schon damals: „Wohl dem, dem es gelingt, die höhere Instanz in uns (Sonne) als unseren Boss anzuerkennen und dem Verstand (Wolke) die Rolle des Dieners zuzuordnen. Wir aber haben eine Welt, die den Diener auf das Podest hebt und den Boss als nicht existent leugnet."

Im Fluss mit den Kräften der Natur

Alle Kulturen auf unserem Planeten haben über die vielen Jahrtausende Weisheiten zusammengetragen mit dem Ziel, das Leben zu bereichern und in seinen vielen Facetten leichter werden zu lassen. Die Formulierung von

„Naturgesetzen" kommt einer Sammlung von „Spielregeln für das Leben" gleich. Wer die Spielregeln kennt, spielt leichter, erfolgreicher und hat mehr Spaß als jemand, der sie nicht kennt. Vielleicht verlaufen Evolution und Weiterentwicklung ebenso wie ein Spiel runder und für alle befriedigender, wenn jeder die Regeln kennt und sie nicht erst durch „Versuch und Irrtum" erproben muss.

Mit den Erkenntnissen der modernen Physik und Gehirnforschung und vielen lebensnahen Beispielen zeigt der Arzt und Verhaltensforscher Ruediger Dahlke, was die Volksweisheit schon immer behauptete: „Jeder ist seines Glückes Schmied." Wer seine verständlich und anschaulich beschriebenen Schicksalsgesetze begreift und danach handelt, für den bekommt das Leben eine völlig neue Qualität. Da ist zum einen das Gesetz der Polarität: Tag und Nacht – Armut und Reichtum – Erfolg und Misserfolg – Hell und Dunkel. Da ist das Resonanzgesetz, das besagt, dass wir nur wahrnehmen, wozu wir Resonanz haben. Wir kommen nur mit solchen Schwingungen in Kontakt, für die unser Empfänger eingestellt ist, wie bei einem Radio. Wer diese Spielregeln kennt und beherrscht, spielt leichter und besser – auch im Spiel des Lebens. Oder wie Ruediger Dahlke es immer gerne ausdrückt: „Je weniger jemand jammert, desto mehr hat er begriffen." Es ist recht hilfreich, sich mit den Regeln vertraut zu machen, bevor man ein Spiel spielt. Jeder Fußballer weiß, dass nach der Halbzeit der Seitenwechsel ansteht. Wird im Spiel des Lebens in der Lebensmitte einfach weitergemacht, als sei nichts geschehen, verwundert es wenig, wenn die meisten in der zweiten Lebenshälfte vor allem Eigentore schießen. Sie haben den Seitenwechsel bzw. die Umkehr verpasst und niemand weist sie darauf hin. Auch von der Abseitsregel hat – im Gegensatz zum Fußball – die Mehrheit im Lebensspiel keine Ahnung. Wenn Tore anderer Anerkennung finden, die eigenen aber nicht, suchen sie die Verantwortung lieber draußen bei anderen statt bei sich selbst. Dann wird der Schiedsrichter beschimpft. Während der Zeigefinger auf ihn zeigt, zeigen gleichzeitig drei Finger zurück. Man nennt dies Projektion, wenn man die eigene Unfähigkeit und Unkenntnis der Regeln auf den anderen spiegelt und ihm die Schuld gibt. Im Spiel des Lebens sind es meist die Ehepartner und Kinder, die als Projektionsfläche eigener Unzulänglichkeiten herhalten müssen.

Spielregeln des Lebens – Wer sie kennt, spielt leichter

> „Klagen und Jammern sind das Maß für das Unverständnis der Spielregeln des Lebens."
>
> RUEDIGER DAHLKE

Gesetz 1: Das Gesetz der Geistigkeit

Die Quelle des Lebens ist unendlicher Schöpfergeist. Die Schöpfung ist mentaler Natur, der Geist herrscht über die Materie. Alles Geistige und geistig Geschaffene unterliegt ständigem Wandel durch geistiges Wachstum. Es gibt keinen Stillstand, nur unentwegte Bewegung. Alles so Geschaffene ist ständig im Fluss und unterliegt dabei unserem bewussten oder unbewussten, letztlich aber freien Willen. Das Bewusstsein bestimmt das Sein. Gedanken sind reine Schöpferkraft. Unsere Vorstellung von dem, was ist, erschafft eine Realität, wobei die Intensität der Intention, der inneren Haltung und des wirklichen „Für-möglich-Haltens" die treibende Kraft für ein sich entwickelndes Feld darstellt. Das ausgesprochene Wort ist die Tat der Gedanken. Diese bauen ein Feld auf und zementieren es mit jedem weiteren Gedanken. Jeder Mensch kann darum jederzeit aus der Unwissenheit in das Wissen eintreten und bewusst das Erbe der Vollkommenheit dessen, was ist, annehmen. Dadurch verändert er seine Welt und schafft sie neu. Unsere groben Sinnesorgane differenzieren die für uns sichtbaren Formkategorien als Materie. Unterschiedlich sind nur die Erscheinungsformen verschiedener Schwingungen und Schwingungsdichten. So stellt sich Materie als niedere Schwingung dar, für die Sinnesorgane als Form sichtbar und fühlbar. Der Geist hingegen steht symbolisch für sehr hohe Schwingungen. Die Energie- und Materieformen bestehen aus sogenannten Quanten (Energiepakete) mit unterschiedlichen Schwingungsdichten.

Dies hatte auch schon der große Astronom James Jeans erkannt, der die Schöpfung als einen großen Gedanken Gottes (universelles Bewusstseinsfeld) bezeichnete. Dies gilt natürlich für die ganze Schöpfung vom Stein bis hin zum Atom. Jeder materielle Körper ist ein Aspekt dieses Feldes, demnach geistig und Träger von Bewusstsein.

Gesetz 2: Das Prinzip von Ursache und Wirkung

> „Klopfe an und es wird dir aufgetan."
> „Suche und du wirst finden."
> „Bitte und dir wird gegeben."
> „Was du säst, das wirst du ernten."
>
> BIBELZITATE

Jede Ursache hat eine Wirkung, jede Wirkung eine Ursache. Jede Aktion erzeugt eine bestimmte Energie, die mit gleicher Intensität zum Ausgangspunkt bzw. zum Erzeuger zurückkehrt. Was wir säen, ernten wir. Wie wir in den Wald hineinrufen/denken, so hallt es zurück. Wer anderen eine Grube gräbt, fällt selbst hinein. Jeder ist seines Glückes Schmied. Jeder Gedanke, jedes Gefühl, jede Tat ist eine Ursache, die eine Wirkung hat. Es gibt also keine Sünde, keine Schuld, keinen Zufall und kein Glück, sondern nur Ursache und Wirkung, die viele Jahrhunderte und Existenzen auseinanderliegen können und uns so lange immer wieder begegnen, bis sie von uns in Liebe angenommen, gewürdigt und dadurch aufgelöst worden sind.

Nach dem Gesetz des Säens und Erntens wird man, wenn man Destruktives sät, auch Destruktives ernten. Sät man Ärger und Hass, wird man diesen ernten. Pflanzt man Weizen in die Erde, wird man hundertprozentig auch Weizen bekommen und keinen Roggen. Und je nachdem, wie man seine Saat pflegt, und je mehr Aufmerksamkeit man ihr schenkt, desto besser und größer wächst sie, egal, welche Saat es ist.

Es ist dabei von entscheidender Bedeutung zu wissen, dass der Kosmos, eine uns umgebende Ordnung, das allumfassende Bewusstseinsfeld, absolut wertfrei ist (nicht gut oder schlecht, positiv oder negativ, schön oder hässlich, wertvoll oder wertlos). Diese Bezeichnungen gelten nur für Sie selbst, für Ihren wertenden Verstand und für Ihr emotional programmiertes Unterbewusstsein.

„Achte auf deine Gedanken, sie werden Worte,
achte auf deine Worte, sie werden Taten,
achte auf deine Taten, sie werden Gewohnheiten,
achte auf deine Gewohnheiten, sie werden dein Charakter,
achte auf deinen Charakter, er wird dein Schicksal."

Chinesisches Sprichwort

Gesetz 3: Das Gesetz der Resonanz

Die Außenwelt ist immer ein Spiegel unseres inneren Bewusstseins. Sind wir in Harmonie mit uns selbst, finden wir gleichermaßen Harmonie in unserer Außenwelt. Verändern wir uns, verändert sich damit auch unsere Realität. Stellen wir uns auf Achtsamkeit und Bewusstsein ein, verfeinert sich unser Schwingungsniveau und wir treten in Resonanz mit entsprechenden Menschen und Ereignissen. Fülle zieht Fülle an und Mangelbewusstsein findet im Außen durch weiteren Mangel seine Bestätigung.

Dieses Gesetz besagt, dass wir nur wahrnehmen, wozu wir Resonanz haben, und auch nur in Kontakt kommen, womit wir in Resonanz sind. Es finden sich in unserem Leben zahlreiche Hinweise auf Resonanzphänomene, die jeder kennt, ohne sich ihrer vielleicht bewusst zu sein. Denken Sie nur einmal daran, warum wir im Zeitalter erstklassiger Unterhaltungselektronik überhaupt noch ins Konzert gehen. Aber wir wissen aus Erfahrung, dass im Konzert noch anderes, Erhebenderes, ja Erhabenes möglich ist. Die Erklärung liegt in der Resonanz. Wir schwingen mit der Musik wie die anderen Zuhörer auch und damit schwingen wir mit ihnen allen zusammen, was schon eine enorme, alles verändernde Resonanz bewirkt. Jeder Mensch nimmt seine Welt wahr, mit der er in Resonanz ist, zu allem anderen bekommt er weder Kontakt noch Verständnis. Ein Witz dazu: Der kleine, noch junge Elefant sieht zum ersten Mal einen nackten Mann und fragt entsetzt: „Mama, wie trinkt der denn?" Wer den Spiegel nicht als solchen erkennt, wird Anstoß an ihm nehmen. Am deutlichsten wurde das in den alten Spiegelirrgärten auf Volksfesten. Sah man die Spiegel als Spiegel, konnte man ganz gut hindurchkommen – anderenfalls gab es Beulen. Die Analogie zum Alltag ist offensichtlich. Wer die Umwelt als Spiegel erkennt, kann gut durchs Leben kommen. Wer sie dagegen (wie die

Wissenschaft) für objektiv hält, wird immer wieder Anstoß nehmen und in Auseinandersetzungen und Kämpfe verwickelt werden. Gleiches zieht Gleiches an und wird durch Gleiches verstärkt. Ungleiche Dinge stoßen einander ab. Negativität zieht Negatives an, Dunkles zieht Dunkles an, Hass zieht Hass an, Angst zieht Angst an, Sucht zieht Sucht an, Aggressivität zieht Aggressivität an – und wenn wir nicht innehalten und umkehren, setzen wir eine Spirale nach unten in Gang, die irgendwann nicht mehr zu stoppen ist und zu Depression, Verzweiflung, Unglück und Tod führt. Aber umgekehrt genauso: Fülle und Dankbarkeit gehen in Resonanz mit Ereignissen, die diese innere Haltung widerspiegeln.

Projektionen und Spiegelneuronen

Wer kennt nicht das Phänomen, dass das Husten oder der Anblick eines gähnenden Menschen auch bei uns selbst sofort eine spontane Reaktion auslöst? Wer hat sich beim Füttern eines Babys noch nicht dabei ertappt, den eigenen Mund einladend weit zu öffnen, um den kleinen Erdenbürger zur Nachahmung zu bewegen, damit er den Weg für den mit Speise beladenen Löffel oder die Trinkflasche freimacht? Die körperliche Grundlage dieser Phänomene sind sogenannte Spiegelneuronen bzw. Spiegelnervenzellen. Diesen vielfältigen Fähigkeiten verdanken wir es, dass wir uns in andere „intuitiv einfühlen" können: Wie ihr Name verrät, „spiegeln" Nervenzellen die beobachtete Handlung in einer Weise, die das Gesehene in unserem Nervensystem gleichsam „nachspielt" (bzw. „simuliert"), so als führten wir die Handlung selbst aus. Das erklärt beispielsweise, warum wir zusammenzucken, wenn wir sehen, dass einem anderen etwas auf den Kopf fällt (wir verhalten uns, als seien wir selbst betroffen). Spiegelnervenzellen helfen uns, unsere Kinder in ihrer Hilflosigkeit ebenso wie auch andere Menschen zu verstehen und ihr Verhalten und Fühlen vorauszusagen. Sieht ein Kind in einem bestimmten Alter, dass seine Mutter sehr emotional reagiert aus Angst vor einer Schlange oder Spinne, dann übernimmt das Kind unmerklich diese Angst. Es weiß sofort, das Tier ist gefährlich, und hält sich davon fern. Dieses Verhalten sichert noch heute im Tierreich das Überleben. Das Kind muss nicht erst gebissen werden, sondern kann einen Schutzmechanismus abschauen und ihn abspeichern.

Allerdings liegt hier zugleich auch der größte Fallstrick. Was wir mithilfe unseres Nervensystems „nachspielen", beruht ausschließlich auf unseren ganz persönlichen Erfahrungen. Denn je nach der eigenen Prägung muss das im Gehirn simulierte Geschehen nicht zwingend etwas mit dem Beobachteten zu tun haben. Die daraus abgeleiteten Schlussfolgerungen werden mitunter völlig danebenliegen. Um diesem Problem zu begegnen, hat uns die Natur mit Verstand ausgestattet, der die von den Spiegelnervenzellen entwickelten Verhaltensvorschläge kritisch hinterfragen kann.

Vor einer zweidimensionalen Leinwand im Kino sitzend, fiebern wir mit dem Hauptdarsteller. Obwohl es doch nur eine Projektion ist, können wir mit ihm fühlen, als wären wir selbst betroffen. In gewisser Weise sind wir das, unseren Spiegelneuronen sei Dank!

Als Spiegelneuronen werden Nervenzellen im Gehirn bezeichnet, die bei der Beobachtung einer Verhaltensweise die gleichen Reaktionen hervorrufen, als wäre das Wahrgenommene von einem selbst ausgeführt worden. Auf diese Weise helfen uns die Spiegelneuronen, unsere Mitmenschen auch intuitiv zu verstehen. Der oft beschworene Wert des Lernens von Vorbildern ist somit neurologisch begründbar.

Während Spiegelsysteme bei Kleinkindern die starke Tendenz haben, Beobachtetes sogleich nachzumachen, verfügt der Erwachsene über hemmende neurobiologische Systeme, die ihm Verhaltensalternativen eröffnen. Mit ihrer Hilfe kann der Erwachsene Verhaltenstendenzen zunächst in Schwebe halten und dabei Alternativen prüfen (insbesondere im Hinblick auf das damit jeweils verbundene eigene Befinden). Nach ausreichender Klärung kann er dann einer bestimmten Verhaltensvariante den Vorzug geben bzw. auf Handeln komplett verzichten. Menschen mit „Impulskontrollstörungen" sind dazu nicht in der Lage. Ihre Spiegelnervenzellen lösen unweigerlich entsprechende Reaktionen aus.

Resonanz und geteilte Aufmerksamkeit machen glücklich und „verbinden"

Spiegelzellen zeigen besonders starke Aktivität, wenn sich eigene und beobachtete (= gespiegelte) Handlung entsprechen. Hier entsteht eine besonders starke „Resonanz" (Widerhall, Anklang), die im Fall positiver Spiegelungen (gelungene Zuwendung) sogar Glücksgefühle auslösen kann (was auf einer vermehrten Freisetzung körpereigener Botenstoffe, hier der „Opioide", zu beruhen scheint). Eigenes Erleben und von der Umwelt gespiegeltes Verhalten scheinen dann identisch zu sein. Zugleich sind eigene und fremde Aufmerksamkeit auf den gleichen Inhalt gerichtet („joint attention“), sodass man sich mit dem anderen verbunden fühlt, letztendlich also „Verbindung“ entsteht. Vermutlich erlebt man sich in einer solchen Situation auch als besonders „wirksam“. Spiegelzellen sind somit auch wichtige „Kontaktorgane“, die abtasten und zu erfühlen versuchen, was den anderen gerade bewegt. So lassen sie soziale Verbundenheit erleben. Nicht zuletzt wird verständlich, warum Zuwendung Schmerzen besser ertragen lässt.

Gesetz 4: Das Prinzip von Rhythmus und Polarität

Alles fließt hinein und wieder hinaus. Alles ist Schwingung und in ständiger Bewegung. Der Pendelschwung zeigt sich in allem. Das Ausmaß des Schwungs nach rechts entspricht dem Ausmaß des Schwungs nach links. Rhythmus ist ausgleichend. Wohl dem, der Ja sagt zum Fluss des Lebens und Starrheit überwindet und Flexibilität aktiv lebt. Alles, was starr ist, muss zerbrechen. Alles besitzt ein Paar von Gegensätzen. Die Gegensätze sind auf höchster Bewusstseinsebene eins. Urteile und werte nicht. Verurteile nicht. Erkenne auch die Gegenmeinung an. Alle haben recht. Alles hat seine Berechtigung. Alles ist gut. Alles besitzt männliche und weibliche Elemente. Beides ist eins – das eine ist nicht ohne das andere.

Yin und Yang brauchen und ergänzen einander, erst gemeinsam bilden sie das Tao, die Ganzheit. Nirgendwo wird das so klar und einfach deutlich wie im Tai-Chi-Symbol. Das ist schon das ganze Geheimnis: Yin + Yang = Tao. Beide Seiten der Polarität bedürfen einander und sind nur zusammen ganz und eins. Wann und wo immer wir lediglich einen Teil betonen, wächst der andere im Schatten mit. Die Erfahrung der Polarität gehört nicht nur zu unserem täglichen Leben, sie ist unser tägliches Leben. Wer einen Stein werfen will, holt sich den Schwung vom Gegenpol. Er wird zuerst nach hinten ausholen, um den Stein dann möglichst weit nach vorn zu schleudern. Alles in dieser Welt hat seinen Gegenpol, seine andere Seite. Mit einem Bein können wir nicht gehen, mit einem Auge nicht räumlich sehen und das Einatmen braucht das Ausatmen. Wird eine Seite zu sehr betont, kommt es zu Schattenbildung und damit zu Problemen.

> „Sie werden schwerlich einen tiefschürfenden wissenschaftlichen Geist finden, dem nicht eine eigentümliche Religiosität eigen ist. Seine Religiosität liegt im verzückten Staunen über die Harmonie der Naturgesetzlichkeit, in der sich eine so überlegene Vernunft offenbart, dass alles Sinnvolle menschlichen Denkens dagegen ein nichtiger Abglanz ist. Unzweifelhaft ist dieses Gefühl nahe verwandt demjenigen, das die religiös schöpferischen Naturen aller Zeiten erfüllt hat.“
>
> Albert Einstein

Auswege aus dem Dilemma der Polarität

Deutlicher Ausdruck der Polarität in der Menschenwelt ist die Sexualität. Würden wir durchschauen, wie alles, was uns am Partner und überhaupt draußen in der Welt stört, mit uns zu tun hat und uns zur Aufgabe wird, wäre jede Partnerschaft eine wundervolle Chance zur eigenen Psychotherapie. Yogi Bhajan, Begründer des Kundalini-Yoga, sagte einmal: Die Ehe ist die höchste Kunst des Yoga.

In der Regel neigen wir aber eher dazu, das, was uns am Partner (und an der Welt) stört, nicht auf uns zu beziehen, sondern an ihm (und der Welt) zu bekämpfen. Problemfeindlichkeit ist also nichts anderes als Entwicklungsfeindlichkeit bzw. Weigerung, an sich zu arbeiten, um sich weiterzuentwickeln. In dem zeitlosen Muster des Mandalas gibt es grundsätzlich zwei Richtungen und damit Möglichkeiten, sich zu bewegen: zum einen in Richtung Mittelpunkt, was nichts anderes bedeutet als zur Einheit, oder zum anderen in Richtung Peripherie, das heißt zu wachsender Spannung. Auf dem Hinweg des Lebens aus dem Mittelpunkt, der Empfängnis entsprechend, bis hin zum Kreisumfang der Lebensmitte wächst die Spannung. Es ist der Weg der Verwicklung. Dieser ist notwendig, denn er führt schließlich zur Entwicklung, zum Rückweg von der Peripherie zum Punkt der Lösung und Erlösung, zurück zur Mitte, zum Ursprung. Das entspricht dem archetypischen Weg, wie er in Mythen und Gleichnissen dargestellt ist, für unsere Kultur am grundlegendsten in der biblischen Schöpfungsgeschichte. Der christliche Auftrag lautet für den erreichten Punkt maximaler Spannung, weit draußen am Rand des Entwicklungskreises: „So ihr nicht umkehret und wieder werdet wie die Kinder, könnt ihr das Himmelsreich Gottes nicht erlangen.“ Wir sollen uns also aus der großen Spannung wieder befreien, indem wir zurückkehren zum Ausgangspunkt, zur Einheit des Paradieses. Das gilt für den Einzelnen gleichermaßen wie für die Menschheit als Ganzes.

Fallstricke im Reich der Polarität

In der weiten Welt der Gegensätze sehnt sich jede Halbkugel nach ihrer anderen Hälfte, alles strebt nach Gleichgewicht und Vereinigung. Deshalb erzwingt langfristig jeder Pol sein Gegenüber. Wer das verstanden hat, wird den Weg wacher und achtsamer gehen. Er weiß, dass das Engagement für einen Pol den anderen ebenso auf den Plan ruft. Die Atomkraftwerke scheitern in Fukushima an Strommangel – den sie ursprünglich beheben sollten. Wer mit aller Gewalt gegen den Terrorismus und für den Frieden kämpft, wird Krieg ernten und noch mehr Terror. Wer z. B. alle „Kinderkrankheiten" mittels Impfungen aus der Welt schaffen will, um Gesundheit zu verbreiten, der erntet eben keine gesunden, sondern kränkliche, anfällige Kinder. Die Schulmedizin erbringt diesen Beweis seit Langem, auch wenn sie sich der verheerenden Folgen ihrer gut gemeinten Aktionen nicht bewusst ist. Auch hier gilt der Satz „Das Gegenteil von gut ist gut gemeint", der Bertolt Brecht zugeschrieben wird. Immer wieder dieselbe Erfahrung der Polarität, die bereits in Mephistos zeitlosen Worten zum Ausdruck kam. Das Böse bedingt das Gute und umgekehrt. Wer ständig nur auf Engel und Lichtgestalten blickt, wird in seinem Inneren Schattengestalten und Monster heraufbeschwören, einfach weil unsere Seele einen Ausgleich aller Einseitigkeit anstrebt. Die Konsequenz daraus ist einfach, aber für viele schockierend. Wer sich dem eigenen inneren Licht wirklich nähern will, sollte sich mit dem Schatten und den dunklen Seiten seiner Seele beschäftigen und damit fertigwerden. Wer sich ständig mit Licht beschäftigt, riskiert, dass seine Seele dagegen arbeitet und ihn mit Schattenerfahrungen in Balance hält. Das Polaritätsgesetz entlässt uns – offensichtlich – nicht aus seinem Wirkungsbereich, solange wir noch Dunkles vor uns und der Welt verbergen. Licht und Schatten gehören zusammen. Wer sie zu trennen sucht, erlebt sie hintereinander, indem er die Illusion der Zeit dazwischen bringt.

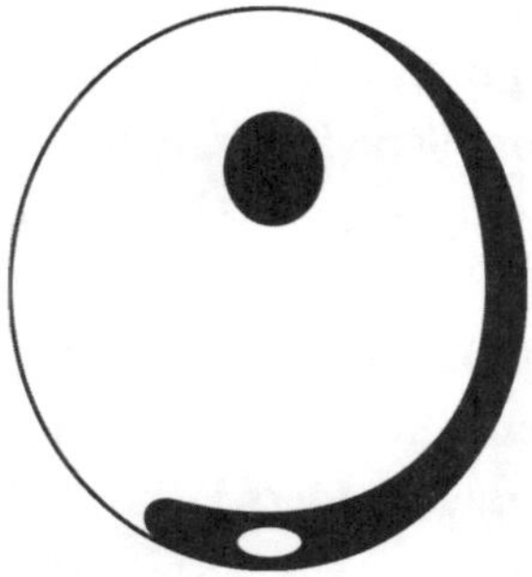

Zu viel Aktivität (Rajas) zieht über die Zeit unweigerlich Ausgleich nach sich. Das ist so, als würde man immer nur einatmen …

Da beide Pole stets zur Vereinigung tendieren, werden wir nie einen Pol aus der Welt bekommen. Im Gegenteil: Mit dem Kampf gegen den einen stärken wir letztlich auch den anderen Pol. Wer sich nur mit einem Pol beschäftigt, erzwingt dadurch den anderen.

> „Nicht das populäre Resonanzgesetz ist das Entscheidende, sondern das noch grundlegendere Gesetz der Polarität."
>
> Ruediger Dahlke

Die Umwelt als Spiegel

Unsere Umwelt wird uns immer das präsentieren, was wir selber ausstrahlen. Lüge ich, werde ich belogen werden. Bin ich ängstlich, werde ich mit meinen Ängsten konfrontiert werden. Bin ich ein Schlägertyp, werde ich auch ständig Schlägereien haben. Bin ich in der Resonanz von Liebe bzw. Offenheit, den anderen anzunehmen, werde ich diese auch anziehen. Lebe ich in Freude, werde ich auch immer etwas finden, worüber ich mich freuen kann. Ändere ich meine Sichtweise, wird es mir meine Umwelt als Spiegel ebenfalls zeigen. Seien Sie sich auch bewusst, wenn Sie sich täglich Gewalt- oder Horrorfilme (Nachrichten) im Fernsehen anschauen, haben diese eine starke Auswirkung auf Ihr Leben. Wir Menschen haben über die Jahrtausende hinweg durch unser destruktives Handeln, Denken und all das Morden unvorstellbar große Energien freigesetzt, die wir durch negative Gedanken und Suggestionen (und dazu gehören auch Gewaltfilme) nicht nur speisen, sondern auch anziehen. Nicht nur die großen politischen Geschehnisse, sondern vor allem die kleinen Lieblosigkeiten des täglichen Lebens sind es, die die Summe ergeben. Befasse ich mich mit destruktivem Lesen, Schreiben, Denken, Handeln, Sprechen, ziehe ich es auch an. Lebe ich das Gegenteil, hat das Destruktive keine Bedeutung für mich und ich werde es deshalb auch nicht anziehen. Gebe ich der Destruktivität, den Vorurteilen, keine Bedeutung, sondern lache darüber, haben sie auch keine Wirkung auf mich. Dieses Energiefeld kann sich nicht aus freiem Willen auf mich zubewegen. Es gehorcht nur dem Gesetz der Resonanz und bildet meine inneren Einstellungen in der mich umgebenden Welt in den Menschen und Umständen, denen ich begegne, ab.

Gesetz 5: Im Anfang liegt ein Zauber – Das Gesetz des Anfangs und der Analogie

Dass im Anfang ein besonderer Zauber liegt, ist eines der Gesetze, die unser Leben bestimmen. Inzwischen kann die Wissenschaft auch dieses Gesetz ganz erstaunlich detailliert belegen. Die Biologie weiß über die Erbgutforschung seit Langem, dass im Samenkorn der ganze Baum schon gleich von Beginn angelegt ist und im Ei das ganze Wesen, auch das menschliche. Die Erfahrung zeigt wachen Menschen, dass im Beginn von Ereignissen deren Verlauf sich schon abzeichnet, weshalb sie jeden Anfang wichtig nehmen und mit Aufmerksamkeit betrachten. Es gibt keinen Zufall! Hinter jedem Ereignis steht ein Gesetz. Nicht immer können wir dieses Gesetz auf Anhieb erkennen. Dies berechtigt uns jedoch nicht, seine Existenz zu leugnen. Die Steine sind auch schon nach unten gefallen, als man das Fallgesetz noch nicht kannte. Das Gesetz der Analogie besagt: Wie innen so außen, wie oben so unten, im Kleinen wie im Großen. Alles spiegelt sich. So ist auch der Körper das Spiegelbild unseres seelischen Gemütszustandes. Ist mein seelischer Zustand in Disharmonie, ist es mein Körper auch. Ist mein innerer Zustand Ärger, wird sich auch mein Körper ärgern und mir das durch Krankheit auch verdeutlichen. Fehlt es mir an innerer Haltung, sehe ich dies auch im Äußeren, fehlt es mir an innerer Stärke, erkenne ich dies am Händedruck. Es ist in seiner grundsätzlichen Neutralität das perfekteste, fairste und gerechteste System, das existiert. Es ermöglicht dadurch jedem von uns, dass wir selbst werden, was immer wir im Bewusstsein mit uns tragen. Wir bekommen das, was wir emotional aussprechen. Wir sind, was wir denken. Je geringer jemand von sich denkt, desto geringer wird er. Je weniger jemand seine Intelligenz würdigt, desto dümmer wird er. Je weniger sich jemand für schön hält, desto hässlicher wird er. Je ärmer jemand zu sein glaubt, umso armseliger wird er werden. Wer also ist der Schöpfer des Lebens? Der Mensch ist das getreue Abbild des makrokosmischen Universums.

> „Mensch, erkenne dich selbst,
> dann erkennst du Gott in dir."
>
> Orakel von Delphi

Volksweisheiten

In den überlieferten alten Volksweisheiten finden wir viele dieser Gesetze verankert und bereits über Generationen wie selbstverständlich angewendet:

- Alles Gute kommt von oben.
- An der Leine fängt der Hund keinen Hasen.
- Ärgere dich nicht, dass die Rosen Dornen haben, sondern freue dich, dass die Dornen Rosen haben.
- Auf jeden Regen folgt auch Sonnenschein.
- Aus Schaden wird man klug.
- Dem Glücklichen schlägt keine Stunde.
- Der beste Arzt ist jederzeit des eigenen Menschen Mäßigkeit.
- Die Wahrheit liegt in der Mitte.
- Ehrlich währt am längsten.
- Ein Lächeln ist die schönste Sprache der Welt.
- Ein reines Gewissen ist ein sanftes Ruhekissen.
- Ein Unglück kommt selten allein.
- Für jeden Topf gibt es einen passenden Deckel.

- Geben ist seliger denn Nehmen.
- Gegensätze ziehen sich an.
- Geteilte Freude ist doppelte Freude.
- Gleich und Gleich gesellt sich gern.
- Heiter kommt weiter.
- Hilf dir selbst, so hilft dir Gott.
- Je höher der Affe steigt, desto mehr Hintern er zeigt.
- Jede Münze hat zwei Seiten.
- Jeder ist seines Glückes Schmied.
- Keiner ist zu klein, ein Meister zu sein.
- Kindermund tut Wahrheit kund.
- Lachen ist die beste Medizin.
- Lächeln ist die kürzeste Verbindung zwischen zwei Menschen.
- Mitgegangen – mitgefangen!
- Im Anfang liegt alles.
- Ohne Fleiß kein Preis!
- Sage mir, mit wem du umgehst, und ich sage dir, was du bist.
- Selbsterkenntnis ist der erste Schritt auf dem Weg zur Besserung.
- Übung macht den Meister.
- Von nichts kommt nichts.
- Was du heute kannst besorgen, das verschiebe nicht auf morgen.
- Was du nicht willst, dass man dir tu, das füg auch keinem andern zu.
- Weniger ist mehr!
- Wenn du glaubst, es geht nicht mehr, kommt irgendwo ein Lichtlein her.
- Wenn du schnell ans Ziel willst, gehe langsam.
- Wenn man vom Teufel spricht, dann kommt er gelaufen.
- Wer anderen eine Grube gräbt, fällt selbst hinein.
- Klopfe an und dir wird aufgetan.
- Suche und du wirst finden.
- Bitte und es wird dir gegeben.
- Was du säst, das wirst du ernten.

KAPITEL 4
Bewusstsein formt das Sein

„Als Physiker, also als Mann, der sein ganzes Leben der nüchternen Wissenschaft von der Erforschung der Materie widmete, bin ich sicher von dem Verdacht frei, für einen Schwarmgeist gehalten zu werden. Und so sage ich nach meinen Erforschungen des Atoms Folgendes: Es gibt keine Materie an sich! Alle Materie entsteht und besteht nur durch eine Kraft, welche die Atomteilchen in Schwingungen bringt und sie zum winzigsten Sonnensystem des Atoms zusammenhält. Da es aber im ganzen Weltall weder eine intelligente noch eine ewige Kraft gibt – es ist der Menschheit nie gelungen, das heiß ersehnte Perpetuum mobile zu erfinden –, so müssen wir hinter dieser Kraft einen bewussten Geist annehmen."

MAX PLANCK

Ein Freund des Nobelpreisträgers Stephen Hawking hielt einmal einen Vortrag über das Universum, die Galaxien und die Relativitätstheorie. Am Ende der langen Ausführungen stand eine ältere Dame auf und sagte: „Junger Mann, was Sie uns da erzählen, ist ja schön und gut, aber ich sage Ihnen jetzt etwas anderes: Die Welt ist eine Scheibe, und die liegt auf dem Rücken einer Schildkröte." Stille im Raum. Dann antwortete der Wissenschaftler: „Okay, meine Dame, vielleicht haben Sie recht, aber worauf steht denn dann die Schildkröte?" „Sehr gut pariert, junger Mann", erwiderte die ältere Dame, „auch das kann ich Ihnen genau sagen: Sie steht auf dem Rücken von ganz vielen anderen Schildkröten ..."

Jeder Mensch hat aus seiner Lebensgeschichte und seinem Erleben heraus seine ganz eigene Wahrheit. Jeder sieht die Welt durch seine ganz individuelle Brille und so sieht die gleiche Welt für jeden eben anders aus. Die Welt ist somit letztlich ein Spiegelbild unseres jeweiligen Geistes und damit ist sie einer ständigen Veränderung unterworfen. Wie jede Zeit ihre eigenen Überzeugungen hat (früher: Die Erde ist eine Scheibe), so gibt es keine absolute Wahrheit. Der Schildkrötenturm ist in keinem Fall unwahrscheinlicher als die schlaueste wissenschaftliche Theorie, die im Moment sagt, dass sich eine riesige Leere hinter dem sich ausdehnenden Universum befindet. Die Erkenntnisse und Überzeugungen von heute sind die Irrtümer von morgen. Die Geschichte – besonders der Medizin – ist eine Addition von Irrtümern und Fehleinschätzungen. Allzu leicht geraten wir in erneute Abhängigkeit von Paradigmen, d. h. von scheinbar allgemeingültigen Wahrheiten, die gar keine sind. Wir halten Dinge schnell für unmöglich, nur weil das der Überzeugung der Öffentlichkeit entspricht und wir voller Vorurteile und eigener Vorstellungen sind, die wir zwischen uns und die Realität stellen. All dies kann uns nur ermuntern, offen, flexibel und unvoreingenommen auf Neues zuzugehen. Kaum etwas ist so, wie es scheint. Nichts blockiert uns mehr als Gewohnheiten, Dogmatismus und festgefahrene Überzeugungen. Die Kräfte in uns und um uns herum sind größtenteils (noch!) nicht wirklich messbar, sie deswegen als nicht existent zu betrachten wäre ein großer Fehler.

Die Welt der unbegrenzten Möglichkeitsräume

Seit Urzeiten ist die Welt für die Menschen eine lebendige Wechselbeziehung zwischen vielerlei existierenden Kräften. Kein Baustein ist ausgeschlossen, alles ist lebendig und miteinander verflochten. Nichts kann ohne das andere existieren. Ein Wechselspiel dynamischer Energien hält die Welt in einem ständigen Fließgleichgewicht. Alles ist ständiger Veränderung unterworfen, alles in ständigem Fluss.

Die Urvölker aller Kontinente verband zu allen Zeiten und bis heute die Auffassung einer untrennbaren Einheit zwischen Mensch, Tier und Pflanze, aber auch Sonne, Regen und Schnee. Dies brachten sie zum Ausdruck, indem sie in allem, was sie umgab, Geister erkannten – die Geister des Wassers, der Berge, des Donners usw. Natur und Kosmos waren von göttlicher Präsenz beseelt.

Durch Religion und Wissenschaft wollten die Menschen die Gesetze des Lebens verstehen und eine Lebensweise finden, die den Geistern und Gottheiten gefiel. Sie wollten das menschliche Leben mit den metaphysischen Naturkräften und den unsichtbaren Kräften, die hinter der materiellen Welt zu spüren waren, in Einklang bringen. Sie wollten die Natur verstehen – nicht, um sie zu kontrollieren und zu beherrschen, sondern um die natürliche Ordnung zu verstehen und in Harmonie mit ihren Rhythmen zu leben. Rituale galten als Brückenschläge zwischen Himmel und Erde. Sie waren Ausdruck der untrennbaren Einheit zwischen den Menschen und dem Göttlichen. Sich zu verbinden gab Mut, Kraft und Gesundheit.

Ende des 16. Jahrhunderts veränderte sich dieses Weltbild jedoch schlagartig. Die Menschen betrachteten das Universum nicht länger als lebendiges, vibrierendes Wesen, sondern als Maschine. Newton und Descartes läuteten ein neues Zeitalter ein, indem sie die Natur mithilfe von Physik und Mathematik als leblose, berechenbare Welt voller unbelebter, statistisch nachweisbarer Objekte beschrieben. Bis heute existiert in diesem Weltbild nur das, was wissenschaftlich greifbar bzw. experimentell nachweisbar ist. In gleicher Weise sieht der herkömmliche Physiker oder Mediziner auch heute noch Körper und Geist als zwei getrennte Einheiten an, die nicht miteinander in Verbindung stehen. Dieses Weltbild überdauerte 400 Jahre und ist für die meisten Wissenschaftler bis heute das Maß aller Dinge. Doch seit Einstein und Nils Bohr wird an diesen Grundfesten gerüttelt, setzt sich mehr und mehr eine moderne Physik durch, die wieder das beschreibt, was Schamanen und Mystiker seit Urzeiten wussten. Sie stellt einen Zusammenhang her zwischen der subatomaren Quantenwelt aus Elementarteilchen, die schwingend und tanzend eine kosmische Symphonie aufführen, und der fantastisch anmutenden Welt voller unsichtbarer Geister und Dämonen, die im Verborgenen wirken.

> „Wissenschaft ohne Religion ist lahm,
> Religion ohne Wissenschaft ist blind."
>
> Albert Einstein

Evolution durch Wahrnehmung und Verbindung – Das Wunder der Zellmembran

Der Quantenbiologe Bruce Lipton machte um die Jahrtausendwende einige erstaunliche Entdeckungen. Es gelang ihm durch Forschung an Einzellern, die Mechanismen zu entschlüsseln, mit denen die einzelne Zelle ihr Überleben und ihre evolutionäre Weiterentwicklung vorantreibt. Dabei zeigte sich, dass die Intelligenz der Zelle nicht, wie zuvor vermutet, im Zellkern schlummert, sondern vielmehr in der Membran. Das Überleben der Zelle hängt letztlich davon ab, wie vielfältig und intensiv die äußeren Impulse von der Zellmembran aufgenommen und assimiliert werden. Der Austausch mit der Umwelt ist der evolutionstreibende Faktor. Der Mechanismus, mit dem die Zelle Umweltsignale in Verhalten umsetzt, ist der Schlüssel zur Weiterentwicklung. Die Zellmembran hat die Fähigkeit zur neurologischen Verarbeitung von Außenreizen. Dank ihrer „Intelligenz" hat sie zum Beispiel die Fähigkeit, wahrzunehmen, wo es Nahrung gibt, und kann sich dorthin bewegen. Wenn Gefahr durch Gifte oder ähnliches droht, kann sie – so zeigten die Experimente – von dort flüchten.

An der Zellmembran gibt es so etwas wie winzige Nanoantennen, die auf bestimmte Umweltsignale ausgerichtet sind. Es sind einerseits Rezeptorproteine, die wie Sinnesorgane nach außen gerichtet sind und externe Signale wahrnehmen, und es gibt solche, die nach innen gerichtet sind, um das innere Milieu zu überwachen. Diese Rezeptoren können Schwingungsenergien verschiedenster Form (auch Licht und Klang) empfangen und dann wie Stimmgabeln vibrieren, wenn in der energetischen Umgebung der Zelle eine Schwingung auftritt, die mit der Antenne des Rezeptors in Resonanz ist. Auch die Schwingungen von Worten und sogar von Gedanken können von den Rezeptorzellen wahrgenommen werden. Die Wahrnehmung hat jedoch noch keine Auswirkungen auf das Verhalten der Zelle. Wenn die Zelle auf den Außenreiz in angemessener Weise reagiert, dann ist dies die Folge der Aktivität von Effektorproteinen, die nun ein Zellverhalten auslösen. Die integralen Zellmembranproteine steuern also die Zellfunktion hauptsächlich durch ihre Interaktion mit ihrer Umgebung. Das Überleben der Zelle hängt also von ihrer Fähigkeit ab, dynamisch auf jede Veränderung ihrer

Umgebung zu reagieren und daraus ein intelligentes Verhalten abzuleiten, das ihr Überleben fördert. DNS und genetischer Code spielen dabei eine untergeordnete und bisher völlig überschätzte Rolle. Die Bedeutung der Zellmembran als Sitz der Intelligenz wird auch darin deutlich, dass die Zelle sofort stirbt, wenn man die Zellmembran entfernt. Auch eine isolierte Zerstörung der Effektor- oder der Rezeptorproteine lässt die Zelle „hirntot" ins Koma fallen. Die Proteinkomplexe sind die grundlegenden Einheiten der zellulären Intelligenz und damit der eigentliche Evolutionsmotor. Denn je effizienter die Zellen ihre äußere Membran nutzten und ihre Oberfläche ausdehnten, um mehr Platz für die Signalproteine zu schaffen, desto intelligenter wurden sie. So wurden aus primitiven Prokaryoten-Organismen tausendfach größere Eukaryoten mit wesentlich mehr Membranoberfläche, sodass durch mehr Wahrnehmung auch die Überlebenschancen erhöht waren.

Gleichzeitig organisierten sich spezielle Funktionen nach innen und bildeten dort die Organellen. Der Erweiterung der Zellmembran waren jedoch physische Grenzen gesetzt. Ab einem bestimmten Punkt war sie zu dünn und nicht mehr in der Lage, die zunehmende Masse an Zytoplasma zu halten. Mit dem Erreichen der kritischen Ausdehnung der Zellmembran war die drei Milliarden Jahre lange Entwicklung des Einzellers an ihre Grenzen gelangt. Um ihre Wahrnehmung zu erweitern und dadurch überlebensfähiger zu werden, musste sie sich mit anderen Zellen zusammenschließen. Es entstanden mehrzellige Gemeinschaften, die die Wahrnehmung untereinander verteilen konnten.

Je feiner die Wahrnehmung, desto klüger die Zelle

Die Verschmelzung und Zellteilung war der Beginn der Bildung von Zellgemeinschaften, die nun anfingen, sich die Arbeit zu teilen und sich zu spezialisieren. Diese Arbeitsteilung der Wahrnehmung und Reaktion findet heute in unseren vielschichtigen Geweben und Organen ihren vorläufigen Höhepunkt. Der dem lebenden Organismus innewohnende Drang, Kooperationen auf all den verschiedenen Ebenen einzugehen, ist als einer der entscheidendsten Überlebensvorteile anzunehmen. Herausforderungen durch Reiz- und Informationsaustausch mit der Umgebung zu suchen und die Verbindung zu anderen gleichgearteten Zellen fördern zweifellos das Leben und bereichern es.

Der evolutionäre Druck, immer größere Gemeinschaften zu bilden, um zu überleben, zeigt bis heute, dass, je besser ein Organismus (wir) seine Umgebung in all ihren Facetten wahrnehmen kann, desto vielfältiger sind auch seine Handlungsoptionen und damit seine Möglichkeiten, sein Überleben zu sichern. Der Austausch und die Verbindung mit der Umgebung sind wie ein Andocken an ein Ladegerät zu verstehen – durch Verbindung kommt es zu einem Anstieg des Energieniveaus.

Kooperation als Überlebensvorteil – Gemeinsam sind wir stark

Vor ungefähr 750 Millionen Jahren entstanden die ersten mehrzelligen Lebewesen. Bis zu diesem Zeitpunkt waren Einzeller die ersten Lebensformen. Diese fanden heraus, dass es eine Möglichkeit gab, noch klüger und damit kräftiger zu werden, indem sie begannen, sich zusammenzuschließen. Zellkolonien von bis zu 100 Einzellern entstanden. Die Gemeinschaft stellte sich schnell als Überlebensvorteil heraus und so kam es rasch zu Verbänden von Millionen von interaktiven Zellen.

Auch heute noch finden wir im Tierreich zahllose eindrucksvolle Beispiele, die belegen, dass Kooperation ein Überlebensvorteil ist. Rote Feuerameisen können in Notsituationen beispielsweise ein Rettungsboot aus ihren eigenen Körpern bauen. So überstehen sie Überflutungen und besiedeln neue Gebiete. In ihrem Lebensraum im brasilianischen Regenwald werden die Feuerameisen regelmäßig von Überschwemmungen heimgesucht. Die Konstruktion des schwimmenden Floßes funktioniert in Gemeinschaftsarbeit. Mit ihren Kiefern und Klauen haken sie sich ineinander ein. Forscher setzten Gruppen aus 500 bis 8000 Ameisen auf Wasser aus. Sofort bildeten die Tiere einen Klumpen. Etwa die Hälfte der Kolonie tauchte in dem Experiment unter und bildete eine Plattform, die den Rest der Gruppe trug. So könnten viele tausend oder sogar Millionen Ameisen über das Wasser transportiert werden, ohne dass eine ertrinkt. Beim Ineinanderweben schließen die Ameisen Luftbläschen ein. Das rettet die untergetauchten Tiere vor dem Ertrinken und gibt dem Floß zusätzlichen Auftrieb, so die Forscher. In dieser schwimmenden Formation können die roten Feuerameisen mehrere Monate verweilen und so immer wieder neue Gebiete besiedeln. Entfernten die Forscher einzelne Tiere, rückten sofort Nachbarn auf, um die Stabilität des Floßes zu sichern.

Verbindung und Austausch als Kraftquelle und Motor der Weiterentwicklung

Das tief im Zellbewusstsein verankerte Bedürfnis nach Verbindung, Zugehörigkeit und Austausch lässt sich in seiner recht einfach dargestellten Form wunderbar auf uns Menschen übertragen. Unser Bedürfnis nach Verbindung zu anderen Menschen, zur Natur und zu uns selbst steuert nicht nur viele, sondern bei genauer Betrachtung fast alle unsere täglichen Aktivitäten – auf jeden Fall aber mehr, als den meisten von uns bewusst ist. Und dennoch kann jeder von uns die Kraft spüren, die von solchen Begegnungen, Berührungen und Verbindungen ausgeht. Zunächst sind es die Eltern, nach denen wir uns als Kleinkind verzehren, dann die ersten und folgenden Freundschaften, dann Gleichgesinnte oder Leidensgenossen und letztlich schließlich wieder die Familie und die eigenen Kinder, nach deren Verbindung wir uns sehnen. Sie alle sind hochpotente Kraftquellen. Selbst zuallerletzt sind wir möglicherweise im Krankenhaus oder Altenheim froh, wenn uns überhaupt irgendein Mensch noch beachtet und uns seine Aufmerksamkeit (= Energie) schenkt. Die Abhängigkeit von befriedigenden und erfüllenden Verbindungen peitscht viele von uns durch den Tag und durch das Leben. Dabei sind die Strategien, die wir anwenden, um gesehen und wahrgenommen zu werden, durchaus unterschiedlich und oft erstaunlich. Bereits das Kleinkind steht nicht selten „halb bewusst“ vor der Entscheidung, ob es durch wohlgefälliges, schmusiges Verhalten auf sich aufmerksam macht oder ob es sich als Zappelphilipp und Unruhestifter in Szene setzt, ganz nach dem Motto „lieber geschlagen als gar nicht beachtet werden“ bzw. nicht in Verbindung sein.

Genauso stehen wir vor der Wahl, welche Strategie wir wählen, um Verbindungen aufrechtzuerhalten und ihnen Tiefe zu geben. Mit unserer inneren Haltung, unseren Gedanken und ausgesprochenen Worten haben wir es in der Hand, ob wir Türen öffnen oder Mauern errichten. Gewaltfreie einfühlsame Kommunikation ist ein wertvolles Werkzeug, wenn es darum geht, Verbindungen zu schaffen.

Der Körper – Instrument der Sinne – Kontaktorgan mit dem Leben

Das Leben berühren wir in seiner Gesamtheit mit den Möglichkeiten, die uns unser Körper bietet. Unsere sieben Sinne stehen uns dabei pausenlos zur Verfügung. Es liegt an uns, ob wir sie nutzen oder nicht. Alles, was wir wahrnehmen, führt zu Gefühlen. Gefühle wiederum beeinflussen unser Denken und dieses wiederum entscheidet darüber, ob wir weiteres Gewahrsein unserer Gefühle zulassen oder nicht. Weitere Wahrnehmungen bestimmen dann wieder über unsere Gefühle. So entsteht ein Kreislauf, der an jeder Stelle von uns selbst beeinflusst werden kann. Ist unser Denken von der Herzensenergie der Fülle und des Miteinanders und Füreinanders durchdrungen, so entsteht leichter ein weitergehendes Wohlgefühl.

So wie nun die einzelne Zelle durch verbesserte Wahrnehmung eine größere Überlebenschance hat, so können wir dies natürlich auch auf uns beziehen. Bewusstlosigkeit erstickt das Leben. Bewusstloses Handeln hat keinen Sinn und schränkt die Möglichkeiten wirklichen Lebens massiv ein. Wenn man nicht aufpasst und bei Rot über die Ampel oder die Schranke gerät oder im falschen Moment unaufmerksam auf die stark befahrene Straße tritt, erfährt man leicht, was dies bedeuten kann.

Bewusstes Wahrnehmen und Handeln im Einklang mit den Naturgesetzen und der uns innewohnenden Weisheit bzw. Herzenskraft löst ausschließlich gute Gefühle aus. Dieses innere „Ja, das passt" stärkt unser energetisches System, füllt die Energietanks auf und fördert damit ein erfülltes Leben.

Unser Körper wird in seiner unglaublichen Perfektion und Weisheit noch immer weit unterschätzt. Täglich sehen wir, wie viele Menschen durch Nebenwirkungen von Medikamenten leiden und sterben (ca. 60.000 Menschen sterben pro Jahr in Deutschland nur durch Nebenwirkungen von Medikamenten) und wie selbst im Krankenhaus durch menschliche Fehler (50.000 Tote pro Jahr in deutschen Kliniken, die nicht gestorben wären, wären sie nicht ins Krankenhaus gekommen) Leben ein Ende nimmt. Unsummen werden aus Ungeduld und mangelndem Vertrauen in die Selbstheilungskräfte des Körpers für Medikamente ausgegeben. Zu viele Menschen haben keine ausreichende Selbstwahrnehmung und dementsprechend kein Vertrauen in ihren Körper. Nicht umsonst nimmt die Zahl der vielen Vorsorgeuntersuchungen so exponentiell zu. Das Nachschauen wird anderen überlassen. Eine Untersuchung durch den Kinderarzt hat höheren Wert als das eigene Hineinspüren, ob es meinem Kind gut geht und ob alles in Ordnung ist.

Ungute Gefühle, Beschwerden oder Schmerzen möchte man möglichst nicht spüren bzw. so schnell wie möglich wieder loswerden. Geduld, Aushalten, Hinschauen, Erklärungen suchen, Einsichten gewinnen und Entscheidungen zur Veränderung treffen sind meist nicht erwünscht.

Der Körper ist jedoch mit unzähligen Signalinstrumenten ausgestattet. Zusammen mit unseren Sinnen und Gefühlen macht die Weisheit unseres Körpers aus reinem Selbsterhaltungstrieb unverzüglich mit einem Signal darauf aufmerksam, wenn etwas nicht stimmt. Die Signale einfach auszuschalten bringt letztlich keinen weiter. Nun ist unser System aber mit sieben Sinnen ausgestattet. Diese Sinne zeigen genau auf, was wir brauchen und was nicht. Alles, was wir benötigen, ist ein Stehenbleiben und eine Achtsamkeit gegenüber den feinen Gefühlen und Botschaften, die uns der Körper mitteilt. Diese Botschaften können hinterfragt und meist recht einfach gedeutet werden (siehe auch Ruediger Dahlke: *Krankheit als Symbol*). Die tibetische Medizin hat mit ihren ebenfalls sinnbezogenen Diagnosemethoden hier einen breiten Schatz an Erfahrungsgut gesammelt. Der Geruch der Ausdünstungen und des Urins, die Farbe der Skleren, der Pupille, der Haut oder der Zunge, die Spannung der Haut und der Gewebeschichten, die Geräusche des Bauchs und der Atmung sind nur wenige Beispiele, aus denen der ganzheitlich arbeitende Arzt seine Informationen über seine eigenen Sinne schöpft. In vorderster Linie steht jedoch sein Tastsinn, mit dem er die Pulsdiagnose, auch Pulslesen genannt, durchführt. Das hier Erspürte findet dann Eingang in den sechsten Sinn, die Intuition, aus der heraus ein meist recht klares Bild entsteht. Der visionäre, in gewisser Weise in die Zukunft schauende „Sinn" erhascht dabei ein Bild des zukünftig Möglichen: wie die Zukunft aussehen und in bereichernder Weise in die Gegenwart geholt werden kann.

Die Kraft des Jetzt

Wer das kindliche Urvertrauen verloren oder das durch alles Wissen hindurchgegangene Vertrauen eines erfahrenen Weisen noch nicht erlangt hat, der hält seine eigenen Projektionen für Realität. Das ist normal und geht jedem so. Gefangen in Mustern und festen Vorstellungen bleibt kaum Raum für die Botschaften des Körpers. Das Reich der Illusionen innerhalb einer selbsterschaffenen Komfortzone kann nur durch außergewöhnliche Ereignisse oder eine fundamentale Lebenskrise erschüttert und damit potenziell erneuert werden. Dies kann zu einer Kapitulation der alten Denk- und Wahrnehmungsmuster führen, die dem Betroffenen die außergewöhnliche Möglichkeit bietet, aus der totalen Verzweiflung heraus ein neues Vertrauen zu entwickeln, das seinen Sitz diesmal vielleicht nicht im Kopf, sondern im Herzen hat. Die vollkommene Verzweiflung hat die Kraft, uns auf eine neue Ebene zu katapultieren, in der es nur noch darum geht, nicht mehr zu leben oder anders zu leben.

Die zweite Öffnung besteht in dem freiwilligen Eintauchen in einen außergewöhnlichen Bewusstseinszustand, d. h. in einen vom konditionierten Bewusstsein befreiten Zustand, in dem die Welt in ihrer raumzeitlichen Einheit wahrgenommen werden kann.

Eines der berühmtesten Beispiele für Wahrnehmung in einem außergewöhnlichen Bewusstseinszustand sind die Zukunftsvorhersagen der Pythia im Orakel von Delphi. Neueren wissenschaftlichen Untersuchungen zufolge sollen die aufsteigenden Dämpfe im Orakel von Delphi acetonhaltig und somit bewusstseinsverändernd gewesen sein, was eine mögliche und durchaus plausible Erklärung für die Zuverlässigkeit der über Jahrhunderte beobachteten Zukunftsvorhersagen sein könnte.

Bestimmte Formen des erweiterten Bewusstseins eröffnen den Betroffenen gewissermaßen „Zugang" zu allen „Orten" bzw. „Ereignissen"

(Snapshots) im raumzeitlichen Kontinuum, und zwar unabhängig von der Raum/Zeit-Koordinate, die die Person im gewöhnlichen Bewusstsein einnimmt. Diese quantenphysikalische Deutung ermöglicht ein völlig neues Verständnis von dem, was In-die-Zukunft-Schauen bedeutet. Es handelt sich um eine vorübergehende Befreiung von den Kategorien der gewöhnlichen menschlichen Wahrnehmung als dreidimensionale Raum- und Zeitvorstellung. Im außergewöhnlichen Bewusstseinszustand gibt es weder Breite, Höhe, Tiefe noch Vergangenheit, Gegenwart, Zukunft, sondern lediglich verschiedene Zustände. Diese Zustände erscheinen als Folge einer perspektivischen Einstellung auf einen bestimmten Ausschnitt aus einer Bilderkette, die an sich weder ein Neben- noch ein Nacheinander kennt, sondern erst im Bewusstsein des Wahrnehmenden zu einem subjektiven Wahrnehmungs- und Bedeutungsgeflecht dreidimensional verknüpft wird.

Bezogen auf die Vorahnungen oder visionären Vorstellungskräfte würde das bedeuten, dass gar nicht in die Zukunft geschaut wurde, sondern mittels der Befreiung des Bewusstseins von konditionierter Wahrnehmung lediglich in die Dimension einer „ewigen Gegenwart" eingetaucht wurde. Nur aus der Perspektive des gewöhnlichen, in die Vorstellung der Zeit eingebetteten Bewusstseins wären die Botschaften Zukunftsvorhersagen. Alles Leben findet ausschließlich jetzt statt. Es ist nichts zu tun, nur zu sein und dabei zu empfinden. Jetzt ist der Moment, in dem das Leben stattfindet. Wir sind eingeladen, diesen Augenblick am Schopfe zu packen und mit unseren Sinnen wahrzunehmen, zu beobachten und staunend all das anzunehmen, was in unseren Wahrnehmungsbereich hineinkommt. Wir sind eingeladen, uns von der Ganzheit des Lebens in jedem Moment berühren zu lassen – ohne zu werten, zu urteilen oder mit dem, was ist, zu hadern.

Veränderung und Selbstreorganisation sind möglich

> „Die größte Entdeckung jeder Generation liegt darin,
> dass die Menschen ihr Leben ändern können,
> indem sie ihre Geisteshaltung ändern.“
>
> ALBERT SCHWEITZER

Wie niemals zuvor steht uns ein umfangreiches, breites, von Menschen aller Zeiten und Kulturen zusammengetragenes Wissen rund um Heilwerdung zur Verfügung. Wir sind eingeladen, hinzuschauen, Erkenntnisse zu finden, Einsichten zuzulassen und Entscheidungen zu treffen, die uns weiterbringen. Unser Körper ist in wundersamer Weise in der Lage, Selbstorganisationsprozesse in Gang zu setzen. Jede Form der inneren Heilung ist Ausdruck einer innewohnenden Selbstheilungskraft. Medizinische Maßnahmen, seien sie auch noch so modern, können diesen Prozess nur unterstützend begleiten.

Der Hauptanteil der Selbstorganisation hängt jedoch vor allem von den Bedingungen ab, in denen die Reorganisation bzw. Heilung stattfindet. Hier können wir entscheidend eingreifen, indem wir Rahmenbedingungen schaffen, in denen Heilungsprozesse gelingen können. Dies gelingt besonders dann, wenn der Patient zu zwei großen Schritten bereit ist.

Dieser Wille zur Gesundheit ist eine innere Kraft. Sie verstärkt sich durch eine Haltung der Zuversicht und der Erwartung, dass das Beste immer noch kommt. Haltungen sind *nicht* angeboren, sondern werden im Laufe des Lebens erworben – sie sind das Resultat von Erfahrungen und Wahrnehmungen. Diese Erfahrungen verdichten sich und werden in der präfrontalen Gehirnrinde verankert. Haltungen bestimmen darüber, was wir beachten und nicht beachten, wie wir denken, handeln, fühlen, was wir glauben und nicht glauben. Deshalb sind wir grundsätzlich aufgefordert, nicht das Verhalten, sondern die Haltung, die das Verhalten beeinflusst, einer grundlegenden Änderung zu unterziehen.

Gefühlsnetzwerk und Wahrnehmungsnetzwerk werden miteinander verkoppelt – Gefühle beeinflussen demnach auch, was und wie wir wahrnehmen (und umgekehrt). Wenn bestimmte Gefühle immer wieder gemeinsam mit bestimmten Wahrnehmungen auftauchen, entstehen daraus Haltungen.

Haltungen können verändert werden, indem wir neue Erfahrungen machen. Erfahrungen, die den Raum des Gewöhnlichen verlassen und neu sind, haben großen Einfluss auf unser System. Sie können Grundsätzliches verändern. Besondere Kraft haben Veränderungen, die mit Emotionen von Freude, Leidenschaft und Begeisterung einhergehen. Sie können unser System radikal verwandeln.

Solche Erfahrungen können in der äußeren Welt der Abwechslungen gemacht werden oder aber auch im Inneren. Dabei zeigt sich unsere Welt als Spiegel unseres Selbst und ist damit ständigen Veränderungen und Anpassungen unterworfen, die ganz eigenen Gesetzmäßigkeiten unterliegen. Diese Lebensgesetze rund um Polarität, Schatten und Resonanz finden in allen Kulturen ihren Niederschlag, sei es in alten Volksweisheiten, philosophischen Überlieferungen oder in den religiösen Schriften der großen Religionsgründer. Sie alle beschreiben das Spiel des Lebens und die goldenen Regeln, die es möglich machen und die uns oft auch verzweifeln lassen. Doch wer die Spielregeln kennt und beherrscht, der spielt dieses Spiel erfolgreicher und hat mehr Spaß und Freude daran. In vielen Kulturen erforschen Menschen seit Jahrtausenden diese Gesetzmäßigkeiten mit dem Ziel, Einsichten an ihre Nachkommen weiterzugeben.

Freude und Begeisterung als Hirndoping

Neue Erkenntnisse der Hirnforschung zeigen, dass jede Begeisterung wie Doping auf Geist und Hirn wirkt. Der eine oder andere erinnert sich vielleicht noch an dieses Glücksgefühl, als wir uns als kleines Kind voller Offenheit und Entdeckerfreude auf den Weg gemacht haben, die Welt zu erforschen. Heute haben wir nur noch eine getrübte Vorstellung von dieser den ganzen Körper durchströmenden Begeisterung über all das, was es damals zu entdecken und zu gestalten gab. Wären diese Erinnerungen präsenter, wären viele unserer Sorgen, Probleme und Nöte gar nicht existent. Es ist, als seien wir nicht erwachsen geworden, sondern eher verwachsen, weil uns das Wichtigste über die Zeit verloren gegangen ist – die Begeisterung. Als Verwachsene erleben die meisten von uns nicht mehr das, was ein Kleinkind Dutzende Male am Tag entzückt und vor Begeisterung erschauern lässt. In solchen Momenten kommt es dabei im Gehirn zur Aktivierung emotionaler Zentren. An den Enden dort liegender Nervenfortsätze wird ein Cocktail von neuroplastischen Botenstoffen ausgeschüttet. Diese Transmitter werden für das Auswachsen neuer Fortsätze, für die Bildung neuer Kontakte und für Festigung und Stabilisierung all jener Verknüpfungen gebraucht, die im Hirn zur Lösung eines Problems oder zur Bewältigung einer neuen Herausforderung aktiviert worden sind. Deshalb werden wir bei all dem, was wir mit Begeisterung machen, auch so schnell immer besser, denn jeder kleine Sturm der Begeisterung führt dazu, dass im Hirn all jene Stoffe produziert werden, die für alle Wachstums- und Umbauprozesse von neuronalen Netzwerken gebraucht werden. Das Gehirn entwickelt sich so, wie und wofür es mit Freude, Leidenschaft und Begeisterung benutzt wird. Deshalb ist es wichtig, diese Begeisterung nicht zu verlieren, sondern zu bewahren und immer wieder neu zu suchen.

Je mehr ein Kind sich später in seiner Lebenswelt einzurichten und zurechtzufinden gelernt hat, desto unbedeutender wird das, was es in dieser Welt sonst noch zu entdecken und zu gestalten gibt. Wir sind gefangen in Routine und laufen Gefahr, im Hirn einzurosten. Wir funktionieren in üblichen Gewohnheiten und versumpfen in der Normopathie. Das Leben verliert seinen Reiz und seine Stimuli. Es fehlt sichtbar an Kreativität, Lebensfreude, Entdeckerlust und Gestaltungskraft. Aber wir sind eingeladen, uns zu beobachten und zu reflektieren und dabei vielleicht festzustellen, dass vieles um uns herum spannend und bedeutsam ist. Die moderne Hirnforschung kennt den Weg hinaus aus diesem Dilemma. Professor Gerald Hüther fasst es wie folgt zusammen: „Alles, was Menschen hilft, was sie einlädt, ermutigt und inspiriert, eine neue, andere Erfahrung zu machen als bisher, ist gut für das Hirn und damit gut für die Gemeinschaft."

Menschen, denen es gelingt, ihr Gehirn noch einmal auf eine andere als die bisher gewohnte Weise zu benutzen, bekommen ein anderes Gehirn. Menschen, die sich noch einmal mit Begeisterung für etwas öffnen, was ihnen bisher verschlossen war, praktizieren dieses wunderbare Selbstdoping für das eigene Gehirn. Die Wissenschaft nennt diesen Prozess Potenzialentfaltung. Es ist das genaue Gegenteil von dem, was die meisten Menschen gegenwärtig betreiben: bloße Ressourcennutzung oder -verschwendung. So lautet die frohe Botschaft der Hirnforscher: Wer sein Gehirn nicht zu einer Kümmerversion dessen machen will, was daraus hätte werden können, der muss seine kindliche Begeisterungsfähigkeit zurückgewinnen. Er muss sich einladen, ermutigen und inspirieren lassen, die Welt noch einmal so zu betrachten wie damals, als er noch ein Kind war: mit all der Entdeckerfreude und Gestaltungslust, die als Anreiz und Dünger für das eigene Hirn gebraucht werden. Die Freude am Augenblick und das Verliebtsein ins Leben, das sich dadurch ausdrückt, dass wir uns immer wieder von seiner ganzen Buntheit und Schönheit verzaubern lassen, bieten uns dazu die Möglichkeit. Wer noch kleine Kinder hat, ist in besonderer Weise eingeladen, sich wieder an die eigene Begeisterung zu erinnern.

Das heilende Bewusstsein

Unsere persönliche tiefe innere Überzeugung und die sozusagen selbstverständliche Gewissheit sind die eigentlichen Kräfte, die unsere Realität und damit letztendlich auch unseren Körper formen. Die Fähigkeit, positive Erwartungen in Heilung umzumünzen, scheint sich sogar im Laufe der Evolution in den Instinkten verankert zu haben. Wer mit dieser Gabe auf die Welt kam, hatte einen Überlebensvorteil, weil er in der Lage war, Gefühlen von Niedergeschlagenheit, Bedrückung und Hoffnungslosigkeit etwas entgegenzusetzen.

> „Wenn ich ganz klar bin,
> dann ist das, was ist,
> das, was ich will."
> BYRON KATIE

Es nützt wenig, die Außenwelt durch herkömmliche oder esoterische Maßnahmen so verändern zu wollen, dass dadurch unsere Probleme gelöst werden und wir dann endlich glücklich sein können. Je mehr wir uns vornehmen, endlich glücklich zu sein, umso mehr geht unser dahinterstehendes Bewusstsein des „Unglücklichseins" in Resonanz mit Lebensumständen, die uns bestätigen, mehr tun zu müssen, um glücklich zu sein. Es funktioniert nur genau anders herum: Erst wenn wir erkennen, dass wir gar keinen Grund haben, unglücklich zu sein, lösen sich die „Probleme“ (die ja in Wirklichkeit keine sind) von selbst auf und die uns begegnenden Synchronizitäten passen sich unserer positiven Sichtweise an. Unser Bewusstsein schafft die Realität, nicht unser Verstand.

Wenn wir uns vornehmen, fest an mehr Geld, Macht oder Ansehen zu glauben, es uns wünschen oder im Sinne des positiven Denkens uns vorstellen, dass wir es schon haben, dann werden wir feststellen, dass genau das Gegenteil passiert. Je intensiver wir versuchen, mit positivem Denken, Gebeten oder Glaubenssätzen unser Schicksal zu beeinflussen, umso mehr geraten wir in die Polarität und es passiert das Gegenteil dessen, was wir wollen. Dies liegt daran, dass alles, was wir uns über den Verstand wünschen, auf dem Bewusstsein beruht, dass wir das, was wir uns wünschen, nicht haben.

Damit sind Bestellungen an das Universum keine Bestellungen, sondern letztlich Beschwerden. Auch ein Gebet, mag es in noch so schöne Worte verpackt sein, ist letztlich das Vorbringen einer Kritik an den Dingen, die so sind, wie sie sind. Und die Realität ist so, wie wir sie bewusst und unbewusst erschaffen haben. Wir zementieren also mit jedem Wunsch unseren Widerstand gegen das, was ist, und damit unser Bewusstsein des Mangels. Analog zu den oben beschriebenen Resonanzgesetzen bekommen wir genau das gespiegelt – Mangel.

> „Mit der Realität zu streiten ist wie der Versuch,
> einer Katze das Bellen beizubringen – hoffnungslos.“
>
> Byron Katie

Die Gesundheitspyramide – Der Körper als Spiegel des Bewusstseins

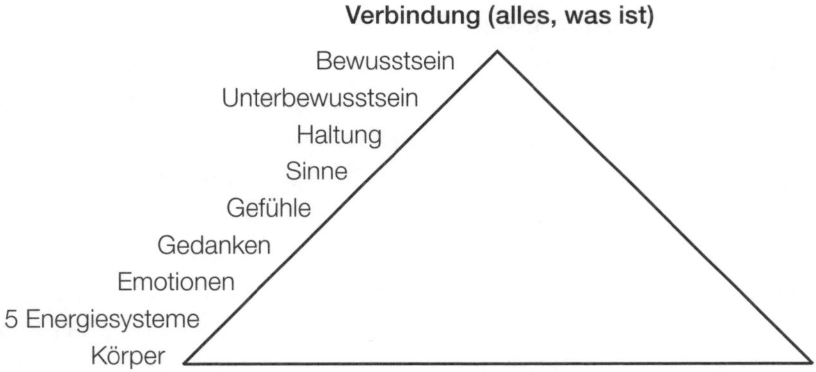

Aus dem Unbestimmten (alles, was ist) formt sich das Bewusstsein. Hieraus entstehen unsere Gefühle und schließlich Gedanken mit all den Vorstellungen und Erwartungen, die wir an uns und das Leben haben. Dies wiederum bringt das emotionale und feinstofflich-energetische System (fünf Energiesysteme) in Bewegung (was über Pulsdiagnose gemessen werden kann). Die Auswirkungen dieses Energieflusses finden wir dann auf körperlicher Ebene.

Unser Bewusstsein formt, durchdrungen von vielen unbewussten Einspeicherungen (Lebensgeschichte mit all ihren Berührungen und Erschütterungen), unsere innere Haltung. Diese entsteht fast automatisch aus der Verdichtung der gemachten Erfahrungen und mitgebrachten Programmierungen während der Kindheit. Alle diese Programme können wie ein Autopilot unser gesamtes Leben steuern. Unbewusst kann so Leben aus eben diesen Instinkten und Programmen heraus abgelebt werden.

Wenn sich nun über die Zeit ein reflektierendes Bewusstsein ausbildet, können Gefühle mehr und mehr oft erst wirklich wahrgenommen werden. Sie entstehen im Austausch mit unserer Umwelt. Sie können angenehm oder unangenehm sein. Sie zeigen uns, was wir brauchen und was wir nicht brauchen. Sie lassen uns im Zusammenspiel mit unserer inneren Haltung

Denkmuster entwickeln. Diese sollen Strategien entwickeln, um mehr positive Gefühle zu erfahren und negative Gefühle zu vermeiden. So formen sich Gedanken, Erwartungen, Lebenskonzepte. Auf dieser Ebene haben wir kraft unserer Fähigkeit zur denkenden Reflexion die Wahl, ob wir mit unseren Gedanken weiter in die Körperlichkeit gehen oder sie wieder auf Bewusstseinsebene transformieren. Wir können den Gefühlen jedoch auch freien Lauf lassen und, angeheizt durch weitere Gedanken, zulassen, dass sie in Bewegung geraten und wie Tsunamis durch die Energiebahnen rauschen. Gefühle in Bewegung nennen wir Emotionen. Diese heizen das energetische System an. Dies wiederum drängt sich im körperlichen Erscheinungsbild in die Sichtbarkeit.

Der Körper wird so zu einem Spiegel dessen, was unsere Gedanken aus dem machen, was in uns lebendig ist: der Körper letztlich als Spiegel unseres Bewusstseins. In diesen Prozess können wir nicht nur mit der Kraft unserer Gedanken eingreifen, sondern auch durch feinstoffliche Übungen, die aus Asien zu uns kommen.

Je tiefer wir uns in der Bewusstseinsebene befinden, wo wir noch an alle möglichen Emotionen und Zwänge angehaftet sind, umso stärker schlägt das Pendel aus. Bewusster zu sein bedeutet, immer freier zu werden von den Ausschlägen der Polarität. In den höheren Stufen der Bewusstseinspyramide wird der Ausschlag des Polaritätspendels geringer. An der Spitze der Pyramide löst sich die Polarität auf.

Placeboforschung – Die Kraft der inneren Überzeugung und Erwartung

Bei meiner Arbeit beobachte ich täglich, welche wunderbaren Kräfte Menschen aus sich heraus entwickeln können, wenn sie an sich glauben und Selbstzweifel und einschränkende Gedanken und Glaubenssätze ausschalten. Wenn auch das positive Denken nur einen weitaus geringeren Beitrag als allgemein angenommen zur Gesundheit beiträgt und oft nicht mehr ist als ein Sahnehäubchen auf einem „Misthaufen", so ist es beim negativen Denken ganz anders. Dies wirkt zu 100 % – jedoch leider lebenseinschränkend. Alle negativen Glaubenssätze und Erwartungen ziehen, da sie meist fest im Bewusstsein verankert sind, konsequent das an, was man sich immer wieder einredet.

Dennoch, in jedem Menschen schlummert eine verborgene Kraft mit immensem Heilpotenzial. Jeder Mensch ist grundsätzlich in der Lage, die eigenen Selbstheilkräfte zu wecken, zu stärken und auch in kranke Organe zu lenken. Eine der Aufgaben des Arztes muss es sein, den Glauben an die eigene Kraft im Patienten wieder zu wecken und ihm mit effektiven Techniken zu helfen, die inneren Kräfte nachhaltig zu mobilisieren. Mit der Kraft des Bewusstseins und unter Zuhilfenahme des Geistes ist weit mehr denkbar, als wir uns bisher zutrauen. Radikale Selbstannahme und bereits in dieser Hinsicht schon gemachte positive Erfahrungen liefern die Grundlage dafür, dass wir die Intelligenz unserer Zellen nutzen können, um zu Gesundheit und Lebenskraft zu kommen und damit ein erfülltes Leben zu leben. Selbstwahrnehmung auf hohem Bewusstseinsniveau (ICH bin in Ordnung), Intention und Willenskraft sind die wesentlichen Schlüssel, wie auch die Placeboforschung zeigt. Die Placeboforschung ist eine Wissenschaft, die mit ihren Studien unter anderem zwei Dinge besonders deutlich zugibt:

Doppelblindstudien müssen gemacht werden, da die Suggestivkraft bzw. die Erwartungshaltung des Arztes eine erhebliche Rolle spielt! Somit gibt es doch unsichtbare Kräfte eines „Heilers".

Fast alle pharmazeutischen Studien vergleichen ein Medikament mit einem Placebo – der Unterschied in der Wirkung wird dann statistisch „aufgearbeitet" (den Bedürfnissen angepasst). Wenn es heißt, ein Medikament hat gegenüber einem Placebo signifikant um 30 % besser abgeschnitten, dann sieht dies in der Realität meist so aus:

- 30 Patienten hatten unter dem Placebo eine erfolgreiche Wirkung.
- 39 Patienten hatten unter dem Medikament (Verum) eine erfolgreiche Wirkung.

Unbeachtet bleibt meist der erste Satz – dass mit „nichts" auch eine Wirkung erzielt wurde.

Obwohl seit Jahrhunderten bekannt und tagtäglich in Arztpraxen eingesetzt, galt der Placeboeffekt bis vor Kurzem noch als Mythos, ein geheimnisvolles Phänomen, das Generationen von Medizinern vor scheinbar unlösbare Rätsel stellte. Howard Brody, eine Autorität auf dem Gebiet der Geist-Körper-Medizin, hat den Placeboeffekt in unzähligen empirischen Studien erforscht und festgestellt: Unser Körper ist in der Lage, eine erstaunliche Menge an Substanzen herzustellen, die gezielt auf die Heilung der jeweiligen Störung einzuwirken vermögen. Diese biochemische „innere Apotheke" wird durch drei Schlüssel aktiviert:

- **Erwartung:** Körperliche Veränderungen geschehen, wenn wir sie im Geist vorwegnehmen.
- **Konditionierung:** Erfahrungen aus der Vergangenheit schaffen ein Muster, das in die Gegenwart wirkt.
- **Bedeutung:** Die Art und Weise, wie wir Krankheiten interpretieren, beeinflusst ihren Verlauf. Anders als bisher angenommen, muss der Körper nicht „überlistet" werden, um einen Placeboeffekt herbeizuführen.

Dies eröffnet ein radikal neues Verständnis für den machtvollen Einfluss des Geistes auf die Gesundheit. Es nimmt uns mit auf eine Reise in das psychisch-biologische Wunderwerk unseres Körpers und stellt die grundsätzlichen Faktoren vor, die für den positiven Verlauf einer Selbstheilung verantwortlich sind.

Im Januar 2013 trafen sich mehr als hundert Placeboforscher am Uniklinikum Tübingen, um ihre neuesten Erkenntnisse auszutauschen. Die Ergebnisse waren eindeutig. Heilung ist immer Selbstheilung. Dabei liegen die wesentlichen Elemente der Heilung im Menschen selbst. Sogar bei schweren körperlichen Erkrankungen kann jeder seine Genesung selbst beeinflussen. Die Heilkraft der Einbildung beruht auf messbaren physiologischen Veränderungen des Körpers. Der Glaube kann Berge versetzen. Wenn Patienten Zuspruch erfahren und Hoffnung schöpfen, dann können sie ihre Erkrankungen leichter besiegen. Der „Placeboeffekt" entpuppt sich als mächtiges und noch immer weit unterschätztes Wirkprinzip der Heilkunde.

Als die Erde in den italienischen Abruzzen im April 2009 bebte und das örtliche Krankenhaus schwankte, schien das Schicksal von 14 der darin liegenden Patienten besiegelt. Sie hatten eine schwere Form der Parkinsonkrankheit und waren in ihren Bewegungen wie festgefroren. Doch in der Todesangst erwuchs ihnen eine ungeahnte Kraft. Ihre Gangblockaden waren auf einmal aufgehoben. Sie liefen ins Freie und überlebten. Auf der

Flucht durch das Treppenhaus konnten sie sogar noch neun ihrer Pfleger aus der einstürzenden Klinik retten.

Zahlreiche Experimente von Neurowissenschaftlern und Psychologen zeigen, dass sich mit Zuckerpillen und Scheinoperationen, gepaart mit Einfühlungsvermögen, Zuversicht wecken lässt, die die Heilung vorantreibt. Wenn dem Arzt die Ansprache gelingt, dann ruft dies im Körper des Patienten biochemische Antworten hervor, die wie ein Medikament wirken können: Im Blut steigt der Spiegel bestimmter Immunzellen und Hormone, im Gehirn entstehen endogene Morphine, körpereigene Schmerzmittel. Und Menschen mit Parkinson produzieren Dopamin, also genau den Botenstoff, der ihnen fehlt. Das tun sie nicht nur, wenn sie Zuversicht erfahren, sondern faszinierenderweise auch dann, wenn sie, wie bei dem Erdbeben in Italien, in Gefahr schweben.

Aber auch gesunde Menschen sprechen auf die psychologischen Effekte an, die mit jeder Behandlung verbunden sind. In einer Studie etwa machte man Gewichtheber glauben, sie bekämen leistungsfördernde Substanzen verabreicht. Daraufhin wuchs die Kraft dieser Athleten um zehn Prozent. Die einzigartige Gabe, Hoffnung in physiologische Verbesserungen umzumünzen, ist dem Geist des Menschen im Laufe der Evolution verliehen worden. Die Gabe erhöht seine Überlebenschance, weil sie es ihm ermöglicht, seine Selbstheilungskräfte just dann einzusetzen, wenn die Aussicht auf Gesundung am größten ist.

Durch Einfühlungsvermögen und Offenheit kann der Arzt die Erwartung des Patienten beeinflussen und so die spezifische Wirkung einer bestimmten Therapie um den geistigen Effekt erhöhen. Die so stimulierte Selbstorganisation hängt damit also von den Bedingungen ab, in denen sie stattfindet. Damit er Zuversicht entwickelt, muss der Patient dem, der ihm helfen will, vertrauen. Er muss verstehen, was passiert, und das Gefühl haben, am Prozess direkt teilzuhaben.

Wenn es um Heilung geht, setzt dies jedoch auch voraus, dass der Patient gesund werden (oder bleiben) will. Dieser Wille zur Gesundheit beruht auf einer inneren Haltung. Haltungen sind *nicht* angeboren, sondern werden im Laufe des Lebens erworben – sie ergeben sich durch Erfahrungen und Wahrnehmungen. Diese Erfahrungen werden in der präfrontalen Rinde verankert.

Haltungen bestimmen darüber, was wir beachten und nicht beachten, wie wir denken, handeln, fühlen, was wir glauben und nicht glauben. Deshalb: Verändert werden muss nicht das Verhalten, sondern die Haltung, die das Verhalten beeinflusst.

Gefühlsnetzwerk und Wahrnehmungsnetzwerk werden miteinander verkoppelt – das heißt, Gefühle beeinflussen auch, was und wie wir wahrnehmen (und umgekehrt). Wenn bestimmte Gefühle immer wieder gemeinsam mit bestimmten Wahrnehmungen auftauchen, entstehen daraus Haltungen.

Die Warnung auf Zigarettenpackungen funktioniert oftmals nicht, weil sie nur das kognitive Netzwerk anspricht, anstatt auch Gefühle auszulösen. *Wissen* kann Haltungen nur geringfügig beeinflussen – im Gegensatz zu den Gefühlen. Sie verankern sich im System.

Neurologen am Universitätsklinikum Hamburg-Eppendorf (UKE) fügten 22 Probanden einen unangenehmen Hitzereiz zu und verabreichten ihnen ein starkes, opioidhaltiges Schmerzmittel, aber unter drei verschiedenen Bedingungen: Eine Gruppe von Probanden erhielt das Mittel, ohne dass sie es wusste. Bei dieser versteckten Gabe sank die Schmerzintensität zwar, jedoch nur geringfügig. Eine zweite Gruppe von Probanden wusste, dass ihnen ein Schmerzmittel verabreicht wurde. Bei dieser offenen Gabe war die Arznei doppelt so wirksam – bei gleicher Dosierung. Zum pharmakologischen kam der psychologische Effekt hinzu.

Umgekehrt konnten die Neurologen die Wirkung des Opioids auch zunichtemachen. Das geschah im dritten Versuch: Die Probanden bekamen von den Ärzten zu hören, sie würden keine Therapie mehr erhalten und müssten sich leider auf eine Verstärkung des Schmerzes gefasst machen. Tatsächlich aber bekamen sie den Wirkstoff heimlich verabreicht.

Das Ergebnis: Der Schmerz der Testpersonen wurde so stark, als hätten sie gar kein Opioid bekommen. Die Neurologin Ulrike Bingel sagt, die negative Erwartung habe „den Effekt des Medikaments vollständig zerstört".

Im letzteren Fall war ein „Noceboeffekt" (lateinisch: ich werde schaden) am Werk. Er wird wirksam, wenn der Arzt dem Patienten durch unbedachte Sprüche die Hoffnung raubt. Die Lektüre des Beipackzettels kann deshalb zur sich selbst erfüllenden Prophezeiung werden – weil der Patient just die Nebenwirkungen entwickelt, die er gerade gelesen hat.

Nicht nur Medikamente, auch Operationen weisen einen Placeboeffekt auf. In einem Experiment in Houston/Texas wurden 120 Patienten mit Kniearthrose operiert, 60 erhielten oberflächliche Schnitte auf der Haut. Nach zwei Jahren waren 90 Prozent der Patienten beider Gruppen mit der Operation zufrieden. Einziger Unterschied war, dass die Nichtoperierten weniger Schmerzen verspürten als die Kontrollgruppe.

Selbst bei einem so offensichtlich körperlichen Eingriff wie einer Operation am offenen Herzen spielt die Zuversicht eine entscheidende Rolle, so der Marburger Psychologe Winfried Rief auf dem Kongress in Tübingen. Bei der Studie, die Rief gemeinsam mit Chirurgen in Marburg durchführte, ging es um Menschen, die einen Bypass brauchten. Diese Patienten nahmen zehn Tage vor der geplanten Operation an einer Schulung teil, die ihnen eine positive Erwartungshaltung vermitteln sollte.

Ihnen wurde die Ursache ihrer Erkrankung erklärt, dann erfuhren sie, welchen Nutzen der Eingriff ihnen bringen werde. Schließlich sollten die Patienten sich ausmalen, was sie nach der Bypassoperation wieder alles unternehmen wollten. Sie lernten eine kognitive Technik, sich diese guten Gedanken gezielt ins Bewusstsein zu rufen.

Am Tag der Operation trafen sich die Psychologen und die Patienten zu einem zweiten Gespräch. Es sei wichtig, die normalen Folgen einer Bypassoperation von den unwahrscheinlichen Komplikationen zu unterscheiden, damit sie sich keine unnötigen Sorgen machten.

Diese Geistschulung stieß bei den ersten 36 Patienten nicht nur auf großes Interesse, sondern sie führte tatsächlich zu besseren Verläufen. „Der Patient liegt unter dem Messer, sein Brustkorb ist eröffnet, er hängt an der Herz-Lungen-Maschine, es geht um echte, harte Medizin“, sagt Rief. „Und trotzdem konnten wir nachweisen, dass die Erwartung des Patienten vor dem Eingriff maßgeblich darüber entscheidet, wie es ihm drei Monate später ergehen wird, ob er wieder arbeiten kann und wie lange er sich noch gehandicapt fühlt.“

Unsere innere Haltung und unsere eigene Überzeugung und Erwartungshaltung werden maßgeblich von den Menschen beeinflusst, denen wir uns in Heilungsangelegenheiten anvertrauen. Die Mensch-zu-Mensch-Verbindung, die hier entsteht, löst Gedanken und Gefühle aus, die den Heilungsprozess entscheidend fördern können.

Die Entstehung der Realität – Ein Ausflug in die Welt der Teilchen

Irgendwo an keinem Ort und irgendwann zu keinem Zeitpunkt entsprang das uns bekannte Universum ohne Licht und ohne Laut. Bis heute ist das genaue Wie unerklärlich: Aus einem unendlich kleinen Punkt (Singularität) von unvorstellbar hoher Energiedichte und Temperatur traten im Zuge des Urknalls Materie, Raum und Zeit heraus. Fast 400.000 Jahre später entstanden auch das Licht und jenes geheimnisvolle Strahlungsrauschen, das heute noch das ganze sich immer schneller ausdehnende Universum durchflutet: die Mikrowellenhintergrundstrahlung.

Auf der Suche nach der Weltformel, die Quantenmechanik und allgemeine Relativitätstheorie vereinheitlichen soll, haben Astrophysiker den vertrauten dreidimensionalen Raum (plus Zeit als vierte Dimension) mathematisch und gedanklich längst verlassen. Selbst eine simple Beschreibung übersteigt jegliches Vorstellungsvermögen: Alle Elementarteilchen sollen aus unvorstellbar winzigen, eindimensionalen Fäden von wenigen milliardstel Metern Länge bestehen, den Strings. In einem zehndimensionalen Raum-Zeit-Kontinuum schwingen sie in verschiedenen Frequenzen und erzeugen durch ihre Vibrationen alle Eigenschaften der Partikel wie Masse, Ladung und Spin. Um diese Strings wussten bereits alle Kulturen in allen Zeiten. Schamanen beschrieben diese Lichterscheinungen und ihre Auswirkungen schon lange, bevor die Wissenschaft sie endlich für sich fand und zu erklären versuchte. Bis zu ihrer wissenschaftlichen Entdeckung lächelten noch viele Menschen über „unsichtbare Energien" und alles, was mit der universellen Lebenskraft zu tun hatte. Heute aber verstehen immer mehr Menschen, dass Nüspa (Tibet), Qi (China), Ki (Japan), Prana (Indien), Mana (Hawaii), Odem (altes Europa) und universelle (göttliche) Lebensenergie ein und dasselbe sind. Es sind die nun endlich wissenschaftlich nachweisbaren Kräfte, die das Leben steuern und das Universum sich ausdehnen lassen, ebenso wie sie dafür sorgen, dass sich die Erde um sich selbst dreht und wir morgens aufwachen.

Die Quantenphysik zeigt eindeutig, dass Materie und Geist, Wirklichkeit und Bewusstsein tatsächlich kaum zu trennen sind. Elementar*teilchen* – die

Grundlage der materiellen Welt – werden nicht als substanzielle Objekte, sondern als Wahrscheinlichkeitswellen beschrieben, als Energiewellen, Schwingungen von reinem Qi, die jedoch erst durch den Akt der Beobachtung aus einem unscharfen und im Raum verteilten Gebilde ein reales „Teilchen" an einem bestimmten Ort entstehen lassen. Wie dieser Übergang vom „Virtuellen" zum „Realen" genau funktioniert, ist bis heute strittig.

Die neben der sogenannten Kopenhagener Deutung (Niels Bohr) vielleicht populärste Interpretation ist die „Viele-Welten-Deutung", die von der Existenz zahlloser paralleler Realitäten ausgeht. In jeder dieser Realitäten haben die Elementarteilchen klar definierte Eigenschaften. Solange allerdings niemand ganz genau hinsieht, überlagern sich viele dieser Realitäten zu dem unscharfen Gebilde, das als Quantenwelle (Wahrscheinlichkeitswelle) bekannt ist. Erst die exakte Beobachtung einer bestimmten Teilcheneigenschaft zwingt diese zum Erscheinen – mit anderen Worten: Die alternativen Realitäten werden vom Beobachter ausgeblendet, sodass nur eine übrig bleibt. Der Beobachter hat diese Wirklichkeit also tatsächlich „erschaffen", indem er sie aus einer Vielzahl paralleler Realitäten (bewusst oder unbewusst) „ausgewählt" bzw. alles andere weggenommen hat (neti neti).

Wenn wir bedenken, dass wir von den mehr als 100 Milliarden Bits, die auf jeden von uns pro Sekunde einprasseln, nur 2.000 herausfiltern, dann ist klar, dass dieser Filterprozess unseres Bewusstseins uns mit der Realität konfrontiert, die wir aussuchen. Dies wird besonders deutlich, wenn Sie ein schreiendes Baby beobachten. Geben Sie ihm einen Schlüsselbund in die Hand, hört es in der Regel sofort auf zu schreien. Sein Bewusstsein ist plötzlich von einer ganz neuen Realität ergriffen. Diese Welt des Klimperns und der Geschmack des Metalls sind nun die einzig zählende Realität. Der Schmerz oder das Leid wird augenblicklich ausgeblendet. Dies ist auch der Grund, weshalb Schwangere sich darüber wundern, dass plötzlich so viele Frauen schwanger sind. Kaufen Sie ein rotes Auto, wundern Sie sich darüber, wie viele rote Autos es „plötzlich" gibt. Hat ein naher Familienangehöriger Krebs, dann stoßen Sie, wenn Sie den Fernseher anschalten, dauernd auf Krebssendungen oder finden laufend Artikel zu genau der Krebsform, die Ihr Angehöriger hat. Das Thema, das Ihr Bewusstsein maßgeblich überlagert, schafft eine gefilterte Realität, die von Ihnen ausgeht.

Wenn nun unser Bewusstsein tatsächlich Realität erschafft, indem es eine dieser Möglichkeiten als unsere Realität auswählt, dann können wir uns auf eine Ebene begeben, wo unser Bewusstsein als reiner Beobachter über uns wacht. Wir können uns dann sogar vorstellen, dass es durch das „Multiversum" (vgl. Jörg Starkmuth: *Die Entstehung der Realität*) wandert und an jeder Position seines Pfades eine neue Variante der Welt wahrnimmt und damit als seine persönliche Wirklichkeit (einschließlich seines materiellen Körpers) erschafft. Durch die sinnvolle Anordnung der erlebten Wirklichkeiten würde so auf einem durchgehenden Pfad das entstehen, was wir als Zeitablauf erleben. Aus der höherdimensionalen Perspektive hingegen bewegt sich hier ausschließlich das beobachtende Bewusstsein, während die erlebte „Außenwelt" ewig konstant bleibt – das Bewusstsein nimmt lediglich in jedem Moment einen anderen Ausschnitt des Möglichkeitsraums wahr.

Inzwischen gibt es wissenschaftlich einwandfreie Untersuchungen, die einen direkten Einfluss des Bewusstseins auf die Realität nachweisen: In Versuchen, bei denen Probanden per Zufallsprozess erzeugte Zahlen beeinflussen sollten, wurden statistisch hochsignifikante Verschiebungen des Mittelwertes nachgewiesen. Zwar war der Effekt so minimal, dass er erst beim Aufaddieren vieler tausend Versuche sichtbar wurde – dennoch veränderte sich der Mittelwert bei den meisten Versuchspersonen in die beabsichtigte Richtung.

Es gibt eine Interpretation der Quantentheorie, wonach jede bewusste Beobachtung (also Wahrnehmung) Wellen im Möglichkeitsraum aussendet, die sich in die Zukunft und in die Vergangenheit ausbreiten. Trifft nun eine in die Zukunft laufende Welle auf eine „passende" Welle, die ihr aus einer der zahllosen möglichen Zukunftsvarianten entgegenkommt (denn auch in der Zukunft finden ja bewusste Beobachtungen statt, die Wellen in die Vergangenheit zurücksenden), modulieren sich diese Wellen rechnerisch so, dass eine hohe Ereigniswahrscheinlichkeit entsteht. Damit ist für ein Individuum immer diejenige Zukunftsvariante am wahrscheinlichsten, die inhaltlich zu seiner aktuellen Wahrnehmung in der Gegenwart passt. So steuert uns unsere eigene Wahrnehmung durch das Multiversum – wir nehmen wahr, das heißt, wir nehmen uns eine Wahrheit, und zwar immer die, auf die wir unsere bewusste Aufmerksamkeit richten. Hier zeigt sich abermals, wie zukunftsentscheidend unsere Sinne bzw. unsere Wahrnehmung sind.

Theoretisch stehen nach Jörg Starkmuth dem wandernden Bewusstsein damit alle Möglichkeiten offen, einen wichtigen Teil seiner „Außenwelt“ und damit seines Schicksals zu wählen – in der Praxis gibt es natürlich zahlreiche Einschränkungen. Denn es gibt die Interferenzen zu anderen Menschen, die andere Wellen und Realitäten wählen, welche mit unseren kollidieren. Außerdem muss unsere Realität gewissen logischen Anforderungen genügen, bei denen unser Pfad durch das Multiversum keine allzu scharfen Kurven und schon gar keine Sprünge machen darf, damit unsere Lebensgeschichte widerspruchsfrei bleibt. Zum anderen stehen wir mit unseren Artgenossen in einem ständigen (bewussten wie unbewussten) Informationsaustausch, der dafür sorgt, dass unsere persönlichen Realitäten (die ja durchaus nicht ganz identisch sind) so weit zusammenpassen, dass wir in einer gemeinsamen Welt leben können. Mit anderen Worten, wir bewegen uns auf mehr oder weniger parallelen Pfaden durch unsere Welt.

Unser gemeinsamer Realitätsrahmen entspricht damit der Massenüberzeugung der von uns allen gewählten Wirklichkeit des kollektiven Bewusstseins unseres Gruppenwesens namens Menschheit. Dieses ist wahrscheinlich auch wiederum Teil einer noch umfassenderen Bewusstseinsstruktur, die sich hierarchisch bis hin zum allumfassenden Bewusstsein aufbaut (manche nennen dies „Gott“).

Wenn allerdings diese höchste Bewusstseinsebene alles umfasst, was möglich ist, so ist sie zugleich vollkommen strukturlos – denn die Überlagerung aller möglichen Realitäten ergibt, technisch gesprochen, ein „weißes Rauschen“ ohne Informationsgehalt, ähnlich wie die Überlagerung zahlloser Radiosender auch nur Rauschen im Äther erzeugt. Die Buddhisten und Daoisten wissen es: Gott, das höchste Prinzip, ist endlose Leere. Aber, wie Lao-tzu sagt: „Aus der Leere kommen tausend Dinge.“ Indem sich das allumfassende Bewusstsein in Teilaspekte spaltet, die jeweils nur begrenzte Ausschnitte des Multiversums wahrnehmen (so wie ein Radioempfänger einzelne Sender aus dem Rauschen herausfiltert), entstehen Strukturen, entsteht erlebte Wirklichkeit. Somit sind auch wir Aspekte oder Strahlen der Sonne Gottes, die aktiv an der Schöpfung mitwirken und sie erfahren, indem wir mit unseren Sinnen einerseits die bunte Welt wahrnehmen und fühlen, andererseits daran teilnehmen, sie weiter zu verändern und in immer neuere Dimensionen zu führen.

Denken Sie nur an die unfassbaren Leistungen der Architekten und Ingenieure, die überall auf der Welt komplexe Megabauwerke aus dem Boden stampfen. Denken Sie an die Astronomen, die inzwischen den zehnten erdähnlichen Planeten weit außerhalb unseres Sonnensystems fanden und nicht nur dessen Oberflächenstruktur, sondern auch seine wahrscheinliche Oberflächentemperatur von durchschnittlich 20 Grad Celsius bestimmten. Oder denken Sie an die Leistungen von Künstlern, Sportlern oder anderen kreativen Genies. Sie alle lassen Unmögliches möglich werden, indem sie neue Wege beschreiten. Wir Menschen sind mit unseren Kräften und visionären Fähigkeiten zu weit mehr imstande, als wir uns selbst zutrauen.

Die Naturgesetze etwa sind sicherlich keine individuelle Schöpfung, da sie unseren gesamten Realitätsrahmen zusammenhalten. Dennoch trägt auch unser individuelles Bewusstsein zur Stabilisierung unserer Wirklichkeit bei. Es gibt eine simple Regelschleife, die unsere Außenwelt in normalen Bahnen hält. Sie beruht auf unserem Glaubenssystem: Ich sehe, was ich glaube – und ich glaube, was ich sehe! Wenn aber das, was wir wahrnehmen, dadurch eigentlich erst erschaffen wird, so ist klar, dass wir nur das erschaffen können, woran wir glauben. So ist es jedem von uns möglich, mit neuen Überzeugungen neue Realitäten entstehen zu lassen. In der Meditation ist hier sogar eine Ausdehnung bis auf die höchste „göttliche" Ebene, ein zeitweiliges Verschmelzen des individuellen mit dem allumfassenden Bewusstsein möglich. Als „Aspekt Gottes" besteht der Unterschied zwischen Mensch und Gott letztlich „nur" in der Wahrnehmungsperspektive, d. h. in dem Standpunkt oder der Überzeugung, die wir bewusst auswählen.

Folgende wissenschaftliche Theorien der modernen Quantenphysik untermauern die Grundthesen zu den spirituellen Naturgesetzen und bestätigen, dass Geist stärker ist als Materie und dass wir selbst – meist, ohne dass wir es merken – in unserer Realität weitaus mehr können, als wir es jemals für möglich gehalten hätten:

Chaostheorie: Die Ergebnisse der Chaostheorie lehren uns, dass geringfügigste Ursachen unter Umständen enorme Wirkungen haben können und dass die Welt ein komplexes System aus Ursachen und Wirkungen ist, wobei alles von allem beeinflusst werden kann.

Gaia-Hypothese: Laut der Gaia-Hypothese von James Lovelock und Lynn Margulis ist der Planet Erde ein komplexes System, das sich wie ein Organismus selbst erhält. Dies steht in Übereinstimmung mit der Verehrung der „Mutter Erde" in vielen Naturreligionen. Erdbeben, Vulkanausbrüche und ähnliche Naturereignisse sind Ausdruck eines „erkrankten", aus der natürlichen Ordnung geratenen Systems.

Holografisches Universum: Diese Interpretation der Quantenphysik nach David Bohm bestätigt die schamanischen Anschauungen, dass wir alle Teil eines riesigen Ozeans von schöpferischer Energie sind, dass es keinen grundlegenden Unterschied zwischen toter Materie und Bewusstsein gibt, dass alles mit allem verbunden ist und somit jedes Teilchen im Universum über alles, was im Universum geschieht, „informiert" ist.

Morphisches Feld: Rupert Sheldrakes Hypothese der morphischen Felder begründet eine Art Gedächtnis der Natur (vgl. in diesem Zusammenhang auch Ervin Laszlos A-Feld), das unter Umständen zahlreiche Phänomene von außersinnlicher Wahrnehmung und Wahrsagerei erklären könnte.

Multiversum, Parallelwelten: Die zunehmende Akzeptanz der Existenz paralleler Welten in der modernen Physik bestätigt ähnliche Ansichten in Schamanismus und New Age.

Quanten-Nichtlokalität: Durch die Komprimierung des ganzen Universums in einem Punkt beim Urknall sind alle Teilchen in nichtlokaler Weise miteinander verschränkt. Diese in Raum und Zeit nichtlokale Verbindung von allem mit allem wird als Erklärung für zahlreiche spirituelle Phänomene herangezogen.

Quantenpotenzial und Quantenvakuum (Vakuumenergie): Das Quantenpotenzial und die Energie des Quantenvakuums sind laut Ken Wilber die physikalische Grundlage für die subtile Energie Nüspa, Prana oder Qi, aus der alles Immanente hervorgeht, indem sich ständig eine unbegrenzte Potenzialität in eine eindeutige Realität wandelt.

Relativitätstheorie: Die aus der speziellen Relativitätstheorie Albert Einsteins resultierende Sichtweise der Blockzeit wird als mögliche Erklärung für das Phänomen der Wahrsagerei gesehen, da Vergangenheit, Gegenwart und Zukunft in gewisser Hinsicht parallel existieren.

Stringtheorie: Die Superstring- und M-Theorien bestätigen die Sichtweise, dass alles aus der gleichen grundlegenden Substanz aufgebaut ist und sich nur in der Energiesignatur bzw. Schwingungsfrequenz unterscheidet.

All das bedeutet, dass wir kraft unseres Bewusstseins in der Lage sind, unsere Realität weit mehr zu beeinflussen, als wir es bisher vermuten konnten. Getreu dem Motto „Geht nicht gibt's nicht" von Richard Branson wartet die Welt auf mutige Taten von uns.

Die Welt der Wunder und außergewöhnlichen Fähigkeiten

Die asiatischen Weisheitslehren stehen ebenso wie der Schamanismus im Einklang mit den modernen kosmologischen Hypothesen zur Entstehung des Universums und der Darwin'schen Evolutionstheorie im Hinblick auf den Mechanismus für die Entstehung der Vielfalt des Lebens und dessen Wandel im Laufe vieler Jahrmillionen. Magie wird von der neuen Physik nicht als übernatürliches Wunder verstanden, sondern als natürliche Wechselwirkung von Geist und Materie in einer ganzheitlichen und dynamischen Welt, in der alles mit allem in nichtlokaler Weise über Raum und Zeit verbunden ist.

Wir sollten nicht vergessen, dass nicht nur die schamanischen Heiler, sondern wir alle über Kräfte verfügen, die durch ungewöhnliche Fähigkeiten zum Ausdruck kommen können. Denken Sie nur daran, wie Blindheit, Taubheit und andere Beeinträchtigungen vielen Menschen den Weg zu einer Entwicklung metanormaler Fähigkeiten weisen. Die Zahl der Männer und Frauen, die dadurch, dass sie einem schweren Leiden voller Mut begegnet sind, außergewöhnliche Tiefen des menschlichen Verstehens, neue Feinheiten der Sinneserfahrung und eine wahrhafte Freude in gewöhnlichen Vergnügungen und im Leiden entdeckt haben, ist beeindruckend groß. Blinde Menschen, die ihren Standort durch Geräusche exakt erfassen können, die sie mit ihrem Gehstock machen, die wissen, wann der Mond aufgegangen ist, die Position und Bewegung der Wolken am Tageshimmel bestimmen können, die Farben von Stoffen durch Berührung erfassen können, sind dramatische Beweise für die Transformationsmöglichkeiten des Menschen.

Michael Murphy beschreibt in seinem Buch *Der Quantenmensch* Vorboten eines epochalen Übergangs in der menschlichen Entwicklung, die darauf hindeuten, dass erst jetzt die wirklichen Potenziale des Menschen hervortreten. An zahlreichen Menschen sind außergewöhnliche Formen der Wahrnehmung beobachtet worden – Hellsehen, Kontakt mit anderen Wesenheiten, außergewöhnliche Bewusstseinszustände, außergewöhnliche Fähigkeiten des Kommunizierens oder der Einflussnahme auf Menschen oder Dinge über große Entfernungen, übernormale Willenskräfte, die gebündelt mit verschiedenen Triebkräften zu außergewöhnlichen Handlungen befähigen, Liebe, die gewöhnliche Bedürfnisse transzendiert, oder überragende geistige Fähigkeiten, durch die große künstlerische oder andere Werke in ihrer Ganzheit erfasst werden. Menschen mit solchen Fähigkeiten geben uns ebenso wie die großen Mystiker aller Zeiten eine Idee von unserem ungenutzten, aber vorhandenen Potenzial.

Das Glückspilzbewusstsein

> „Man muss sich bewusst machen, wie viel von unserem
> eigenen Schicksal mit dem Glück anderer zu tun hat.
> Es gibt kein individuelles Glück, das von anderen ganz unabhängig ist."
>
> Dalai Lama

Vor Glück bis über beide Ohren strahlen und alle mit der guten Laune anstecken – wer möchte das nicht? Doch dummerweise schauen wir immer auf drei oder vier Dinge, die nicht so gut funktionieren wie bei anderen, statt einfach auf die fünfhundert Dinge in unserem Leben zu schauen, die perfekt funktionieren: Finger, die sich bewegen, Augen, die sehen, Beine, die tragen, Auto, das fährt, Dach über dem Kopf.

Es ist ein Leichtes, diese Sachen bewusst zu sehen und vielleicht auch zu segnen. Das Wort „segnen" ist gar kein so schlechtes Wort, wie man im ersten Moment denken (!) mag. Es ist eine Mischung aus Würdigung, Respekt und Dankbarkeit und lässt dabei gleichzeitig noch Platz für etwas Größeres.

Solch ein Bewusstsein der Fülle, das nur durch Achtsamkeit entstehen kann, baut ein Feld riesigen Ausmaßes auf. Wir gehen so leichter in Resonanz mit der Fülle und öffnen auf diese Weise die Tore zum Glück. Woher kommt eigentlich dieses Wort?

Aus der Töpfersprache des Mittelalters hat sich eine sehr passende Interpretation des Wortes Glück herausgeschält. Die Deckel für die Töpfe waren schwer herzustellen, da sie genau passen mussten, damit der Topf luftdicht abgeschlossen werden konnte. Der Deckel hatte die Bezeichnung *guluck* und war nur dann ein echter Guluck, wenn er genau passte. Aus dem Begriff Guluck wurde möglicherweise im Englischen das Wort „luck" und im Deutschen „Glück". Wenn Deckel und Topf zusammenpassen, entsteht Resonanz, Dinge werden passend und das fühlt sich gut an, Verbindung entsteht, Kräfte fließen.

> „Habe stets Respekt vor dir selbst, Respekt vor anderen und übernimm Verantwortung für dein Denken."
>
> DALAI LAMA

Und doch braucht das Glück einen Zweiten, mit dem man es teilen kann. Allein glücklich zu sein ist auf Dauer langweilig. Unser Glück hängt also in entscheidendem Maße von unseren Verbindungen bzw. Beziehungen zu anderen Menschen ab. Vielleicht lohnt es sich, mehr Zeit und Engagement in die Pflege solcher Verbindungen zu lenken als in den Wettkampf um mehr Spielsachen.

Wenn urteilendes und wertendes Denken und als Folge davon verfälschte Überzeugungen und Emotionen unsere Entfremdung von uns selbst immer unerträglicher werden lassen, wenn wir, verfangen in Vorstellungen, Mustern und Programmen, in Aktivität und Ruhelosigkeit, spüren, dass irgendetwas nicht stimmt, dann erschöpft dies unsere Kraft und es ist an der Zeit, auf die Suche zu gehen. Die einen fallen in Überaktivität (Rajas/Windkrankheit), die anderen versumpfen in Trägheit und lähmender Schwermut (Tamas/Schleimkrankheit). Statt in immer mehr vom Gleichen verstrickt zu werden und wie ein Esel unklaren Karotten hinterherzulaufen, sollten wir Scheinbefriedigung und Schmerzvermeidungsstrategien aufgeben und uns auf das wirklich Wesentliche konzentrieren. Was will ich wirklich? Was fehlt mir, was brauche ich wirklich?

Es existieren so viele Arten von Glück und Wege zum Glück, wie es Menschen und Philosophen gibt. Die elementarste Glückserwartung spiegelt sich in der Form der Begrüßung wider, mit der man in allen Ländern seit allen Zeiten ausdrücken will, dass man dem Mitmenschen etwas Gutes wünscht. Der Inuit grüßt mit den Worten: „Ist dir warm?" Der Chinese fragt: „Bist du satt?" Die Nomaden des Orients grüßen: „Salam aleikum", und drücken damit das Grundbedürfnis nach Frieden aus. Der Römer sagt: „Salve" und „Salute" – die Gesundheit ist für ihn offenbar das Wichtigste. Die katholischen Völker wiederum sehen in der Verbindung zu Gott das wahre Glück und sagen: „Adios", „Adieu", „Grüß Gott".

Diese Beispiele zeigen, dass Glück schon in den kleinsten Dingen zu finden ist (z. B. Wärme, Essen, Gesundheit) und wie töricht es ist, dass viele Menschen meinen, wahres Glück nur jenseits der Berge finden zu können oder doch zumindest jenseits des Alltäglichen in den großen Dingen.

Das Recht auf Glück (*right of the pursuit of happiness*) ist bereits in der amerikanischen Unabhängigkeitserklärung verankert. Dieser Glücksbegriff zeigt aber auch die Ambivalenz dieses Begriffes – Glück heißt nicht nur, sich mit dem zufriedenzugeben, was man hat (so wie es der Dalai Lama definiert), sondern bedeutet vor allen Dingen das Recht auf Selbstverwirklichung, also das Recht, für sich individuell passende Lebensumstände anzustreben und zu verwirklichen und so im Einklang mit der eigenen Natur zu leben. Dabei sind wir in einem nächsten Schritt eingeladen, auch weiterzugehen und Neues auszuprobieren.

Das expandierende Universum scheint eine riesige, vielschichtige Bewusstseinsmatrix zu sein, die sich selbst in immer kleinere Einheiten unterteilt hat. Diese Unterteilung könnte dem Ziel dienen, neue Erfahrung zu kreieren. Wir alle sind Aspekte dieser Struktur und dürfen auf allen Ebenen immer wieder neue Realitäten aus der Fülle der unbegrenzten Möglichkeiten erschaffen. Es scheint, als wollte sich das Universum durch uns erfahren. Geht es also vielleicht nur darum, dass wir uns letztlich selbst stärker erfahren? Ein alter Schamane sagte mir einmal ganz direkt: „Was du alles gemacht hast, interessiert mich nicht – mich interessiert nur, was du gefühlt hast, während du es gemacht hast."

Dabei nicht nur blind zu schaffen, sondern sehend und fühlend zu erfahren, ist sicher eines der großen Ziele dieses Weges. Das Spannende ist dabei, dass unsere Ziele, Wünsche und Anhaftungen immer geringer werden, je höher wir in der Bewusstseinspyramide stehen. Je mehr wir uns der absoluten Bewusstheit nähern, umso klarer wird uns, dass es nichts mehr zu tun gibt, außer zu sein, zu sehen, zu erfahren, zu spüren. Eins sein mit allem und im Augenblick alles Glück dieser Welt erfahren – nichts ist mehr zu tun.

> „An Haben verlieren bedeutet, an Sein zu gewinnen."
>
> ERICH FROMM

Wenn das Herz den Alltag durchdringt

Wenn es uns gelingt, aus der Lust lebendig zu sein und mit einem frohen Herzen den Alltag zu leben, dann haben wir es geschafft. Dann steht einem erfüllten Leben kaum noch etwas im Wege. Mit unseren vielen Gedanken, unnötigen Ängsten und Sorgen verbauen wir uns das Schönste, was wir haben: unser Leben.

Leider ist es so, dass wir alles, was wir mit unguten Gefühlen beklagen, uns sehr eindrucksvoll selbst kreieren. Gedachte und ausgesprochene, in Worte gepackte Klagen zementieren sich in besonderer Weise im Unterbewusstsein und führen zu einer inneren Haltung, die mit der äußeren Realität in Resonanz geht. Es kommt zu einer Häufung der Ereignisse, die wir beklagen. Schnell entwickeln wir daraus eine Gewohnheit, die nur mit großer Anstrengung aufgebrochen werden kann. Wie eine Sucht halten uns unsere Moleküle, die nach Sättigung streben, in genau diesen Vorstellungen gefangen. Und diese werden Realität. Jeder von uns erschafft sich im Laufe seines Lebens sein eigenes Universum.

> „Wir sind keine Menschen, die eine spirituelle Erfahrung machen, sondern spirituelle Wesen, die eine menschliche Erfahrung machen."
>
> PIERRE TEILHARD DE CHARDIN

Der Aspekt von uns, der bewusst beobachtet (das Bewusstsein), ist nicht identisch mit dem Teil, der denkt (dem Verstand). Je mehr wir lernen, den denkenden Verstand zu beobachten, statt uns mit ihm zu identifizieren, desto mehr können wir unser Leben nach freiem Willen gestalten.

Mit einem frohen und erfüllten Herzen hingegen tanzen wir einen Tanz und verschaffen dem Ausdruck, was sich aus uns heraus entfalten will. Folgen wir dem, was funktioniert und was uns nährt, was uns ein gutes Gefühl bereitet, und haben wir grundsätzlich das Gefühl, auf dem richtigen Weg zu sein, dann steht die geballte Kraft des Universums hinter uns und unterstützt uns.

Jeder Mensch ist ein eigenständiges Individuum. Der Begriff Individuum stammt aus dem Lateinischen und heißt „das Unteilbare". Wir sind als menschliche Wesen unteilbar. Etwas, das unteilbar ist, ist vollkommen. Ich bin so, wie ich bin, vollkommen. Wenn Gott vollkommen ist, so kann er auch nur vollkommene Wesen schaffen. Also bin ich so gemeint, wie ich bin. Ich darf so sein. Meine Persönlichkeit, meine Emotionen, meine Gedankenwelt, mein Aussehen, alles das, was mein Wesen ausmacht, es einzigartig sein lässt, ist der höchste Ausdruck von Vollkommenheit. Diese Erkenntnis lädt mich ein, mich tiefgreifend so anzunehmen, wie ich bin. Diese radikale Selbstannahme bzw. Selbsttoleranz ist ein Schlüssel, um anderen gegenüber tolerant sein zu können. Annehmen, was ist, wiederum heißt zu lieben. Wer liebt, befindet sich im Einklang mit der unendlichen Liebe und bildet mit ihr eine Einheit. Mit dieser lebensbejahenden Einstellung bekommt die Welt leicht ein anderes Gesicht – in ihr zu leben macht dann mehr Spaß. Da unsere Erfahrung der Welt geprägt von dem ist, was wir an eigenen Wahrheiten in uns tragen, sehen wir die Welt natürlich in jedem Augenblick so, wie wir sie sehen wollen. Das heißt, unser Bewusstsein schafft aus einem unbegrenzten, multidimensionalen Raum von Möglichkeiten den Inhalt dessen, was wir um uns herum vorfinden. Einen blinden Zufall gibt es nicht – alles, was wir wahrnehmen und erleben, ist ein unmittelbares Produkt unseres Bewusstseins.

> „Wenn du mit der Realität streitest,
> verlierst du – aber nur jedes Mal."
>
> Byron Katie

Dabei haben wir in jedem Augenblick die Fähigkeit, unsere Ausrichtung neu zu justieren und damit aus der Vielzahl der Möglichkeiten neu auszuwählen. Eine positive äußere Realität lässt sich z. B. schon durch die Wahrnehmung von Glück erzeugen. Bereits das aufmerksame Registrieren der schönen Dinge um uns herum verstärkt den positiven Effekt auf die Außenwelt.

Die Vergangenheit heilen, indem wir die Zukunft ändern

Neue Erfahrungen erheben sich aus hirnpsychologischer Sicht über alte Erfahrungen. Mit jeder neuen Erfahrung kann eine alte Erfahrung verblassen.

In jedem Moment haben wir die Wahl, den alten, bekannten Weg zu wählen oder einen neuen Weg auszuprobieren. Die Anhaftung an den alten Weg ist jedoch groß und die Macht der Gewohnheit muss erst überwunden werden. Dies braucht neben Zeit und Geduld vor allem Bewusstheit und Achtsamkeit für das „Jetzt“. Dies ist der Augenblick der Entscheidung. Und sie muss in jedem Moment neu getroffen werden: weiter wie bisher oder Veränderung. Die Geschichte vom Loch in der Straße soll dies anschaulich verdeutlichen.

Das Loch in der Straße

Eine tibetische Kurzgeschichte (abgewandelt von Ingfried Hobert)

Ich gehe eine Straße entlang. Da ist ein Loch in der Straße. Ich falle hinein. Es dauert lange, bis ich wieder hinausgeklettert bin. Ich ärgere mich über die Leute, die es gegraben haben, und über die, die es nicht abgesichert haben.

Am nächsten Tag gehe ich dieselbe Straße entlang. Da ist ein Loch in der Straße. Ich falle hinein. Es dauert lange, bis ich wieder hinausgeklettert bin. Ich ärgere mich über die Leute, die es gegraben haben, und über die, die es nicht abgesichert haben.

Am nächsten Tag gehe ich dieselbe Straße entlang. Da ist ein Loch in der Straße. Ich falle erneut hinein. Es dauert nicht lange, bis ich wieder hinausgeklettert bin. Ich ärgere mich über mich selbst, dass ich immer wieder hineinfalle, und treffe die Entscheidung, von nun an nicht mehr hineinzufallen.

Am nächsten Tag gehe ich dieselbe Straße entlang. Da ist ein Loch in der Straße. Ich falle erneut hinein, obwohl ich nicht mehr hineinfallen will.

Am nächsten Tag gehe ich dieselbe Straße entlang. Da ist ein Loch in der Straße. Ich will auf keinen Fall wieder hineinfallen. Ich falle erneut hinein.

Am nächsten Tag gehe ich dieselbe Straße entlang. Da ist ein Loch in der Straße. Ich will auf keinen Fall – plumps, da bin ich erneut hineingefallen.

Und so geht es immer weiter, bis eines Tages …

Ich gehe die Straße entlang. Da ist ein Loch in der Straße. Ich sehe es rechtzeitig und … gehe darum herum!

Nachdem ich drei Tage in Folge darum herumgegangen bin, entdecke ich plötzlich eine andere Straße … ohne Löcher.

Es geht nicht darum, wer in unserer Vergangenheit wofür die Verantwortung trägt, sondern es geht darum, im Hier und Jetzt bewusst und aufmerksam rechtzeitig alte Muster (oder Glaubenssätze) zu erkennen und spontan anders zu handeln als bisher. Wenn wir eingefahrene Gleise verlassen, dann kann sich Neues entfalten. Dabei liegt der Zauber im Mut zur Spontanität, die dem „Wenn und Aber“ keinen Raum bzw. kein Zeitfenster mehr lässt.

Im Hier und Jetzt aus der Gegenwärtigkeit heraus zu handeln und sich nicht vom Morgen oder Gestern fangen zu lassen ist eines der größten Kunststücke des Lebens. Wem es jedoch gelingt, der ist mit der Kraft des Augenblicks in direkter Verbindung.

Gefährlicher als die Zukunft ist die Vergangenheit mit ihren alten Mustern, Glaubenssätzen und Überzeugungen. Sie blockieren unsere Möglichkeiten in dem Maße, wie wir sie immer wieder durchkauen. Das Umsortieren unserer Bedenken und Vorurteile bringt uns jedoch nicht weiter. Die wachgerüttelten Emotionen verstärken auf chemischer Ebene nur die Abhängigkeit von diesen Anhaftungen und lassen uns weiter im Hamsterrad strampeln.

Die Vergangenheit ist veränderbar, da einmal geschaltete Neuronennetze lösbar sind. Ähnlich wie Bill Murray es in dem Film *Und täglich grüßt das Murmeltier* schafft, aus der Zeitfalle, die ihn immer wieder das Gleiche erleben lässt, auszubrechen, können wir unsere Gewohnheiten ändern. Dazu ist es notwendig, „Bewusstsein“ zu trainieren, sich selbst als Beobachter neben sich zu stellen, um emotionsfrei Wahrheit und Täuschung (Muster) voneinander trennen zu können. Dann bedarf es einer Idee, einer Absicht und schließlich einer Entscheidung, die zu einer ganz neuen, „ver-rückten“ Handlung führt, einer praktischen Tat, die alte Strukturen aufbricht und ganz neue Erfahrungen ermöglicht. Das Meistern dieser Herausforderungen macht uns frei von der Umklammerung der Vergangenheit.

Hilfreich ist es, den Fokus auf neue Erfahrungen zu lenken, um die Peptidrezeptoren auf diese Weise zu „entwöhnen“. Denn Synapsen, die sich miteinander verschaltet haben und zusammen feuern, verschalten sich, wenn sie nicht mehr so häufig abgerufen werden, nicht weiter. Wird der Fokus, die Aufmerksamkeit, auf neue Erfahrungen ausgerichtet, lösen sich die feinen Dendriten mit der Zeit und lassen damit die alten Muster los.

Den Weg in unsere Zukunft weisen uns unsere Leidenschaften und die Ausrichtung der Aufmerksamkeit auf das, was funktioniert, was uns nährt, uns ein gutes Gefühl und innere Befriedigung bereitet. Wenn wir die gleiche Absicht ständig und immer wieder hegen, dann verändern wir die Anziehungskräfte (Quantenwahrscheinlichkeiten) und alte Anhaftungen beginnen sich zu lösen. Der Weg ist da, wo die Angst ist – gehen wir ihn, lösen wir die Angst auf.

> „Die Wirklichkeit ist immer freundlicher als die Geschichte,
> die wir über sie glauben.“
>
> Byron Katie

Wenn wir uns ein Bild ausmalen oder eine Vision entwickeln, wie unser Ziel, unsere Zukunft, aussehen soll, dann kann dieses Bild, wenn es in Gefühlen verankert ist, eine Resonanz zu einem zukünftigen Möglichkeitsraum entwickeln. Der Weg zum Ziel verläuft über die fünf Elemente. Die Idee, die Vision des Neuen, wird im Erdelement zwischen den Gedanken und der Intuition (Sonne) geboren. Die Entscheidung zur Umsetzung und das Loslassen des Alten geschehen mithilfe einer starken Metallenergie. Die Kraft des Wassers liefert das nötige Vertrauen. Es nährt den Mut, der wiederum mit einer starken Holzenergie zu den praktischen Handlungen führt, die unabdingbar sind. Die Tatkraft wiederum bricht die alten Strukturen auf und lässt Neues entstehen. Mit der Kraft des Holzes wird das Feuer entfacht. Das Feuer der Freude, der Liebe und der Leidenschaft trägt die Früchte dessen, was wir auf der Erde gesät haben.

Fülle spüren und die Kunst, immer wieder loszulassen

> „Sagen Sie einfach JA! – und lassen Sie zu,
> dass das Leben sich entfaltet."
>
> ASTRID NORA MOELLER

Die Fülle zeigt sich an der Fähigkeit, mit Leichtigkeit loslassen zu können. Wer loslassen kann, der beweist, dass er genug hat. Mit dieser inneren Überzeugung baut sich automatisch eine Resonanz zu noch mehr äußerer Fülle auf. Besonders die Fähigkeit, loszulassen, spiegelt unser wahres Bewusstsein von Fülle wider. Trauen wir uns nicht, etwas loszulassen, ist das Festhalten ein Hinweis auf ein Bewusstsein des Mangels und bindet uns an die Angst, es zu verlieren. Kein schönes Gefühl. Aus einem Bewusstsein der Fülle gelingt es uns, eine individuelle Realität zu kreieren, die der Fülle entspricht, die wir in uns tragen. Diese Erfahrungen scheinen Teil der Ursache zu sein, weshalb wir auf diesen Planeten gekommen sind. Es gibt keinen wirklichen Grund, die Zukunft zu fürchten. Unsere Möglichkeiten sind fantastisch und grenzenlos, wenn wir wirklich bereit sind, sie zu realisieren, und unsere Energie darauf ausrichten. Jedoch herrschen noch immer Angst und Mangel. So kann es uns leicht passieren, dass wir plötzlich alles verlieren, woran wir haften, weil uns das System lehren will, dass wir nichts außer dem wahren Selbst (Sonne) brauchen. Wir müssen also auch das letzte Festhalten an den jetzigen, eventuell krankmachenden Lebenseinstellungen aufgeben, um wirklich in Fülle gehen zu können und heil zu werden. Der Grad, inwieweit wir loslassen und uns dem Inneren in uns zuwenden, wird in der Zukunft darüber bestimmen, wie frei, glücklich und erfüllt wir leben werden. Solange alte Überzeugungen und Sicherheitsstrategien des Verstandes die Führung haben, kann sich wirkliches Leben in seiner bunten Vielfalt und Sinnlichkeit nicht entfalten. Wenn wir dagegen loslassen, können wir zum Meister und Künstler unseres Lebens werden.

Sehen wir es wie ein Abenteuer. Wir hängen mit beiden Händen an einem stabilen roten Seil, das über eine Schlucht gespannt ist. Um auf die andere Seite zu kommen, müssen wir immer wieder eine Hand lösen und neu zugreifen. Was wir mit den Händen greifen, sind unsere Vorstellungen und Verbundenheit, die wir so schwer loslassen können. Jetzt, in diesem Augenblick, dürfen wir loslassen und der anderen Hand, dem nächsten Schritt, vertrauen. Aus der stabilen Situation (allerdings über dem Abgrund) müssen wir eine Hand lösen, um neu zuzugreifen. Das Seil ist der rote Faden, die Leitlinie, das, was uns mit der Sonne, dem Ozean, dem „inneren Meister" verbindet. Das rote Seil ist bei manchen Menschen nur ein dünner roter Faden, bei anderen ein starkes Tau. Manchmal rutscht es uns aus der Hand und wir stürzen ab, doch wenn die Zeit reif ist, rappeln wir uns auf und packen erneut zu. Es ist unser Wegweiser, unsere Stütze und zugleich unser Halt im Leben. Es gibt uns Vertrauen und die Gewissheit, sicher geführt zu werden.

> „Der höchste Lohn für unsere Bemühungen ist nicht das,
> was wir dafür bekommen, sondern das, was wir dadurch werden."
>
> John Ruskin

Wir haben die Möglichkeit, mit einer ernsthaften und regelmäßigen Anstrengung unser Bewusstsein und damit Teile unserer Realität zu verändern. So können wir weit mehr Einfluss auf unser Schicksal nehmen, als wir bisher angenommen haben. Unsere Möglichkeiten dabei sind unbegrenzt. Mystiker überall auf der Welt zeigen uns ebenso wie Spitzensportler, Künstler oder andere Genies, dass in jedem von uns eine Kraft schlummert, die Unmögliches Wirklichkeit werden lassen kann.

KAPITEL 5

Der Dalai Lama als Botschafter und Brückenbauer

„Lebe ein gutes und ehrbares Leben.
Wenn du älter bist und zurückschaust,
wirst du es noch einmal genießen können."

DALAI LAMA

Ein Leben für das Miteinander und Füreinander

Seine Heiligkeit, Tenzin Gyatso, der 14. Dalai Lama (geb. am 6. Juli 1935 im Dorf Takster in der nordosttibetischen Provinz Amdo), kämpft wie kaum ein anderer seit seiner Jugend für die Gleichstellung aller Menschen und für die Durchsetzung der Menschenrechte. Er wirbt unablässig für einen allgemeinen Bewusstseinswandel hin zu einer friedlicheren Welt des Miteinander und Füreinander. Die Vermittlung dieser Botschaft an die Kinder liegt ihm dabei besonders am Herzen.

Seine beiden wichtigsten Lebensziele bestätigte er 2012 in einem Gespräch mit Stéphane Hessel:

1. das Fördern eines interreligiösen Verständnisses durch ein respektvolles und harmonisches Miteinander der unterschiedlichen Religionen
2. das Bewerben einer Rückbesinnung auf innere Werte, allen voran Mitgefühl, Respekt und Achtsamkeit, die nach seiner festen Überzeugung der Schlüssel sind für ein gelungenes und sinnerfülltes Leben

Der Dalai Lama erhielt für seine gewaltlose Haltung im Tibetkonflikt 1989 den Friedensnobelpreis. Zusammen mit anderen Friedensnobelpreisträgern wie Václav Havel, Desmond Tutu oder Nelson Mandela kämpfte er seit jahrzehntelang für einen grundlegenden geistigen Wandel, in dem egoistische, individuelle und nationale Interessen überwunden werden und die Gemeinschaft der Menschen zu einer neuen säkularen Ethik findet. Er setzt sich für Frieden, soziale Gerechtigkeit und Umweltschutz ein.

Für den Dalai Lama kann die Einheit aller Menschen nur durch die Einsicht erreicht werden, dass wir uns unserer gegenseitigen Abhängigkeit bewusst werden und erkennen, dass wir alle in einem Boot sitzen, dass es keine Grenzen gibt zwischen „denen“ und „uns“, sondern dass es nur ein großes „Wir“ gibt.

Als er unserer Einladung in mein Heimatdorf Steinhude folgte und hier vor tausenden begeisterten Kindern und Erwachsenen sprach, machte er uns deutlich, dass keine religiöse Lehre allein ein Erfolgskonzept bieten kann. Die Lösung kann nur in geistiger Übung und Bereitschaft zu geistigem Wachstum liegen und dieses zeigt sich an der Fähigkeit, Respekt und Toleranz dem Andersdenkenden entgegenbringen zu können.

Dieser Erkenntnisweg setzt jedoch Selbsterkenntnis, Respekt und Achtung vor sich selbst voraus. Es ist ein Prozess, der Rückzug und Stille benötigt. In der Ruhe liegt die eigentliche Kraft, so wie das Glück letztlich nicht im Außen, sondern nur im Inneren gefunden werden kann.

> „Auch wenn du äußerlich im größten Reichtum und Überfluss lebst, so hilft dir dies nicht, wenn dein Herz im Innern leer ist.“
>
> DALAI LAMA

Uns alle, so der Dalai Lama, verbindet ein Streben nach Glück. Bei genauem Hinschauen entdecken wir oft, dass das größte Glück dann empfunden wird, wenn wir uns mit anderen in Verbindung fühlen, wenn wir gesehen, gewürdigt, geliebt, geachtet werden. Die meisten Menschen scheitern in ihrem Leben daran, dass es ihnen nicht gelingt, befriedigende und erfüllende zwischenmenschliche Beziehungen aufzubauen. Um Verbindungen aufzubauen, braucht es in erster Linie jedoch eine Atmosphäre der Wertschätzung und des Respekts, noch besser, eine innere Haltung, die von Mitgefühl und Wohlwollen dem anderen gegenüber geprägt ist, ihm das zu geben, was wir uns selbst am meisten wünschen: Was du willst, dass man dir tu, das füg auch allen anderen zu … Was für eine wahrhaft goldene Regel!

Mitgefühl als Schlüssel zum Glück

Mitgefühl, Toleranz und Verständnis für die Gefühle und Bedürfnisse des anderen sind der Nährboden jeglicher Verständigung, die so Vertrauen und tiefere Verbindung gelingen lassen kann: eine Haltung des gegenseitigen Verständnisses, beruhend auf Interesse und Wohlwollen, getragen von dem Bewusstsein, einen Beitrag zu leisten, um das Leben des anderen zu bereichern.

Uns Menschen, so der Dalai Lama, fällt es oft sehr schwer, Erkenntnisse in die Tat umzusetzen. Deshalb ist die geistige Übung der Disziplin und Achtsamkeit so wichtig. Die Einsicht, dass wir alle voneinander abhängig sind, ist dabei sehr hilfreich, denn sie gibt uns die Möglichkeit, Verantwortung für das Wohlergehen anderer mitzutragen und dabei einen Beitrag zu leisten, deren Lebensumstände zu verbessern. Bewusste Kaufentscheidungen (Fair Trade) sind hier nur eines von vielen Beispielen. „Der Gedanke an das Wohl der anderen kann über die Zeit zu einer dem Bewusstsein eingravierten Gewohnheit werden. Glück für sich selbst und innere Stärke erlangt man dadurch, dass man gütige Gedanken für andere hervorbringt und sich zuerst mitfühlend auf die anderen konzentriert“, so der Dalai Lama.

> „Wir sind, was wir denken.
> Alles, was wir sind, entsteht durch unsere Gedanken.
> Mit unseren Gedanken gestalten wir die Welt.“
>
> BUDDHA

Die Weisheit des Buddhismus

Der Buddhismus ist eine mehrere tausend Jahre alte Weisheitslehre, die den Weg aus dem Leid zum Glück beschreibt, ohne dabei zu verheimlichen, dass bereits der Weg das Ziel und damit das Glück zugleich sein darf. Wir können uns von den sanften Worten des Dalai Lama und seinen oder den Schriften anderer Weisheitslehrer immer wieder berühren lassen und sie als Wegweiser für unser Leben benutzen. Deshalb müssen wir uns keinesfalls von unserer Kirche oder Religion abwenden oder gar zum Buddhismus konvertieren.

Sein wertvolles, zum Teil ganz einfaches Gedankengut kann uns aber hilfreich sein und als Werkzeug dienen, um das, was gerade ansteht, besser meistern zu können – Hinweise und Wahrheiten, die unser Denken und Handeln so veredeln, dass wir weniger Leid, dafür mehr Freiheit, Erleichterung, Gelassenheit und Glück erfahren.

Zu seinen Lebzeiten war Buddha als „der große Arzt“ bekannt. Der frühe indische Buddhismus nannte ihn auch „König der Heiler“.

Seine gesamte Lehre dreht sich um die Frage, wie das Leiden zu verhindern beziehungsweise zu überwinden ist. Die Medizin, die Buddha verordnet, damit wir unser Leiden und unsere Verblendung überwinden, ist seine Lehre, der Dharma. Doch geht es im Buddhismus nicht um Glauben im westlichen Sinne, sondern vielmehr um Entwicklung, und zwar um eine eigenverantwortliche Entwicklung hin zu einem „besseren“ Menschen. Ziele sind die Förderung und Entwicklung unseres Potenzials an Freude, Weisheit, Furchtlosigkeit, Vernunft, Liebe und tatkräftigem Mitgefühl.

Kern der Lehre Buddhas ist die Beherrschung oder besser Umwandlung unserer negativen Seiten und Gefühle und die Kultivierung altruistischer Ideale. Das Attraktive ist vielleicht auch, dass Buddha und die nachfolgenden Meister nicht nur ein Ziel anboten, sondern einen praktikablen Weg dorthin. Buddha verabschiedete sich aus diesem Leben mit den Worten: „Seid euch selbst ein Licht, achtet, respektiert und helft euch gegenseitig.“

Buddhismus ist in großen Teilen gesunder Menschenverstand, Erkenntnislehre und darüber hinaus eine ganzheitliche Methode, mit dem eigenen Geist zu arbeiten. Letztlich geht es um die Entfaltung des uns innewohnenden Potenzials an Weisheit, Freude, Furchtlosigkeit und Liebe und um die Auflösung unserer Unwissenheit bzw. Unbewusstheit. Buddha ist Vorbild und Lehrer, kein Gott. Der Geist aller Menschen ist gleich, egal ob sie Tibeter, Inuit, Angehörige der indigenen Bevölkerung Nord- und Südamerikas oder Europäer sind, egal ob sie Buddhisten sind oder nicht. Deswegen wird der Buddhismus auch in (fast) allen Kulturen erfolgreich praktiziert, es sei denn, die lokale Kultur hat etwas gegen die freie Auswahl geistiger Inhalte.

Die Lehre Buddhas, die zum kritischen Ausprobieren ermuntert, kennt keinen Schöpfer, keine Erbsünde, keine Seele, dafür den Kreislauf von Wiedergeburten, den man durch gute Taten und Gedanken zumindest positiv beeinflussen kann, bevor dem Erleuchteten das Verlöschen winkt, das Nirwana.

Edle Wahrheiten auf dem Weg zur Kraft

Alles, was ist, ist unbeständig, einer permanenten Wandlung unterworfen und schließlich vergänglich. Die Erfahrung der Vergänglichkeit ist immer wieder schmerzvoll und führt zu Leid (körperliches und seelisches Leiden = Krankheit). Das Verständnis, die Akzeptanz und Meisterung der oftmals leidvollen Herausforderungen des Lebens ermöglichen Weiterentwicklung und Wachstum. Leben bedeutet, das Wechselspiel zwischen Glück und Leiden auszuhalten, es zu akzeptieren, zu achten und sich nicht gegen den Fluss zu stemmen. Die Hauptursache des Leids ist die Begierde, d. h. die Anhaftung an Dinge, die der Vergänglichkeit unterworfen und damit nicht festzuhalten sind. Das „Habenwollen" bzw. die Nichterfüllung von Wünschen und Bedürfnissen ist schmerzvoll und schafft Leiden. Die Unwissenheit über diese Zusammenhänge der Ursachen des Leids wirkt der Auflösung des Leids entgegen und verhindert gleichzeitig tiefe Einblicke in die Wirkungsweise und Zusammenhänge der Realität. Innere Leere, Disharmonie und Frustrationen sind das Resultat. Das Festhalten an der Vorstellung eines beständigen, von allem anderen getrennt existierenden Ichs ist die grundlegende Verblendung, aus der alle anderen hervorgehen. Nach der buddhistischen Philosophie, Psychologie und Medizin ist dieses Festhalten am Ego der Grund für alles Leiden und alle Krankheiten.

Der buddhistischen Tradition entsprechend strebt der Tibeter nicht nach materiellen Dingen, sondern nach einer Befreiung von materiellen Anhaftungen, da ihm diese die Wahrnehmung der Wirklichkeit verstellen und ein Leben im Hier und Jetzt blockieren. Durch die Identifizierung mit seinen Wünschen und Begierden erleben wir Menschen eine Vernebelung, die uns blind macht. Der vernebelte Mensch (Maya = der Nebel) erkennt nicht mehr, was er wirklich will und braucht. Er sieht seine Talente und Potenziale nicht und erlebt eine innere Leere, die er mit dem Einverleiben irdischer Besitztümer zu füllen versucht. Das führt auf oberflächlicher Ebene zu einer scheinbaren Befriedigung, vergrößert jedoch in Wahrheit die Kluft zwischen der oberflächlichen Scheinwelt und dem wahren Sein. Aber: Das Leid ist durch einen wachen Geist auflösbar.

Der Achtfache Pfad

Um Leid und Kraftverlust entgegenzuwirken, beschreibt der Buddhismus im sogenannten Achtfachen Pfad acht Schlüssel für ein kraftvolles, erfülltes Leben.

Bestandteil	***Bedeutung***
1. Rechte Anschauung	*Buddhas Lehre verinnerlichen, vor allem die Vier Edlen Wahrheiten*
2. Rechtes Denken	*Selbstlosigkeit, Überwindung der Ich-Bezogenheit, emotional nicht an Dingen haften*
3. Rechtes Wort	*Verzicht auf Lügen, Geschwätz, Verleumdung, im Zentrum des Sprechens soll die Lehre Buddhas stehen*
4. Rechtes Handeln	*Ethisches Verhalten im Sinne Buddhas*

5. Rechtes Leben	*Keine Taten begehen, die anderen Lebewesen beziehungsweise der Umwelt schaden (z. B. Intrigen, Korruption, Handel mit Waffen, Giften, Rauschmitteln)*
6. Rechtes Streben	*Tägliche Meditation, Vermeiden von Faulheit, Wachheit, Bewusstheit*
7. Rechte Achtsamkeit	*Auf Körper, Gefühle, Denken achten, im Augenblick leben*
8. Rechte Sammlung	*Sammlung des Geistes, Meditation*

Die drei Gunas – Qualitäten der Urkräfte

Im indischen und tibetischen Verständnis sind drei sogenannte Gunakräfte von besonderer Bedeutung. Gunas nennt man nach dem philosophischen Konzept der indischen Samkhya-Philosophie jene Kräfte, aus denen die Urmaterie zusammengesetzt ist: Tamas (Trägheit, Dunkelheit, Chaos), Rajas (Rastlosigkeit, Bewegung) und Sattva (Klarheit, Güte, Harmonie). So können wir einen Prozess von der Dunkelheit zum Licht als einen Prozess menschlicher Bewusstwerdung verstehen. Die Lebenskraft durchläuft eine Reihenfolge menschlicher Reifung, ausgehend von Tamas über Rajas zu Sattva. Unsere Urenergie oder auch Lebenskraft manifestiert sich wie ein Seil mit drei Fasern. Diese bestimmen den Verlauf eines Tages in unterschiedlicher Weise. Manifestiert sich das tamasische Prinzip der Trägheit und des Schlafens, des Dunklen, so erleben wir Gefühle von Angst, Depression, Dumpfheit und Faulheit. Tamas ist schwer, verwirrend und hemmend und die Ursache dafür, dass die Dinge fallen und sich gegenseitig verdecken. Es bewirkt, dass die Organe schwerfällig werden, erschwert die Erkenntnis. Diese Qualität führt dazu, dass unser Ich eine gewisse Färbung erfährt, die durch subtile Gedankenschwingungen ausgelöst wurde. Gedanken und Gefühle von „Ich bin nichts wert, ich kann nichts, mir fehlt etwas" dominieren den Augenblick. Aus dieser Perspektive schauen wir dann auf die Welt und sehen dort nur das, was unsere innere Haltung wiederum bestätigt. Es kommt zu einer Entfremdung vom Selbst, die viel Leid nach sich zieht.

Die zweite Qualität von Gedanken und Gefühlen entspricht dem Prinzip des Rajas. Rajas ist die Bewegung und stellt das dynamische und kämpferische Element dar. Es verursacht jede Art von Aktivität. Rajas treibt zu Ruhelosigkeit und Tat. Der Mensch ist jetzt nicht mehr im ersten Stadium, wo er sich nach innen richtet, gefangen, sondern nun geht er hinaus in die Polarität, um den Gütern der Welt nachzujagen. Er richtet sich ganz nach außen voller Hoffnung, dort das Fehlende (Glück) zu finden, um den (scheinbaren) Mangel zu überwinden. Das rajasische Ich ist zwar relativ gesünder als das tamasische Ich, aber dennoch genauso gefangen. Der Mensch ist auch hier entfremdet, identifiziert sich jetzt jedoch mit der Bewegungsqualität und hat noch nicht erfahren, dass er auch das sattvisches Erlebenselement in sich hat.

Gewinnt der Mensch nun im Prozess der Reifung mehr Wissen und Bewusstheit über sich selbst, beginnt der sattvische Weg.

Sattva (Sanskrit: „das Wahre“) verkörpert Reinheit, Wissen, Licht, Frieden und Ausgeglichenheit. Es wird als der höchste der drei Gunas betrachtet, da es einem Menschen Wahrhaftigkeit und Weisheit verleiht und einem Ding Reinheit. Mit Sattva ist die Farbe Weiß verbunden. Es ist leicht und erhellend, verursacht das Aufwärtsstreben in den Dingen und die Regsamkeit der Organe. Sattva vertreibt das Dunkel und ermöglicht Erkenntnis und Erlösung. Dabei kann eine Qualität besonders ausgebildet sein, jedoch sind die beiden anderen immer vorhanden. Bei einer seelischen Erkrankung haben wir oft die Situation von 80 % Tamas und je 10 % Rajas und Sattva. Bei seelischer Gesundheit und weit fortgeschrittener Reifung können wir 80 % Sattva und nur je 10 % Rajas und Tamas durchaus erreichen.

Eine wirkliche Beeinflussung der Gunas kann nur durch die Erfahrung der eigenen Positionierung als stiller Beobachter geschehen. Mittels einer speziellen Form ganzheitlicher Psychotherapie können wir die Erkenntnis und das Verstehen der Lebensprozesse weiterentwickeln und es kann uns so gelingen, die Identifikation mit den tamasischen und rajasischen Prinzipien so weit aufzuheben, dass nur der Teil von Tamas (Schlaf) und Rajas (Bewegung) übrig bleibt, den wir für das tägliche Leben brauchen.

Bewusst sein und als Zeuge beobachten, wie die „Wellen“ der Gunas auf- und absteigen, und lernen, die eigene Natur zu verstehen, ist das, was wir tun können. In einem zweiten Schritt wäre es mit zunehmender Bewusstheit ganz von selbst möglich, diese Natur zu beeinflussen.

Miteinander statt gegeneinander

Wir müssen erkennen, dass wir unser Glück und Wohlergehen zu einem mehr oder weniger großen Teil anderen Menschen verdanken, auch wenn uns das nicht bewusst ist. Wenn wir uns die Häuser anschauen, in denen wir leben und arbeiten, die Straßen, die wir befahren, die Kleidung, die wir tragen, oder die Nahrung, die wir zu uns nehmen, so müssen wir einräumen, dass uns all dies von anderen zur Verfügung gestellt wird. Ohne die Güte vieler uns unbekannter Menschen hätten wir alle diese Dinge nicht zur Verfügung, könnten wir sie nicht nutzen.

Würde man die Erde in zwei Hälften teilen, würde man nach kürzester Zeit feststellen, dass keine der beiden Hälften ohne die andere so weiterleben und sich entwickeln kann wie bisher. Wir sind über ein unsichtbares Feld alle miteinander verbunden. Nichts, was wir tun, bleibt ohne Auswirkungen auf alles andere. Jeder Einzelne und mehr noch jede Gruppe von Menschen hat die Möglichkeit, das Bewusstsein anderer zu beeinflussen. Deshalb sind wir alle aufgerufen, an der Veränderung des neuen, sich immer schneller entwickelnden globalen Bewusstseins in positiver, gleich bewusster Weise mitzuwirken. Die globale Telefon- und Internetvernetzung spiegelt auf einer äußeren Ebene wider, wie verbunden alle Menschen miteinander sind. Per E-Mail können wir Kontakt zu Höhlenbewohnern in Tibet, Gurus in Indien oder Schamanen in Sibirien aufnehmen. Das Bewusstsein der unsichtbaren und jetzt auch sichtbaren Vernetzung steigert unsere Bewusstheit und damit auch Wertschätzung für andere. Unser Einfühlungsvermögen nimmt zu, und wir fühlen uns ihnen näher und verbundener, so wie wir auf der entsprechenden Bewusstseinsebene ohnehin alle miteinander eins sind. Würden wir uns unserer Verbindung untereinander und damit unserer Macht bewusst, könnten wir koordinierte, grundlegende Veränderungen der Vorgänge auf diesem Planeten bewirken und damit unser aller Realität zum Besseren wenden. Wenn wir standhaft genug sind, unserem Hang zu einer selbstbezogenen Sicht der

Dinge nicht mehr zu erliegen, könnten wir uns eine Sicht aneignen, in der jedes Lebewesen Berücksichtigung findet. Ein fundiertes Verständnis des Leids und seiner Natur ließe uns letztlich auch erkennen, dass Ruhm und Reichtum vergänglich sind und die Freude, die sie uns bereiten können, naturgemäß irgendwann endet und damit Leid entsteht.

Den Schmerz umarmen

> „Der Schmerz ist ein heiliger Engel und durch ihn sind Menschen größer geworden als durch alle Freuden der Welt."
>
> Adalbert Stifter

Wir alle kennen den Schmerz in irgendeiner seiner vielen Formen. Für viele beginnt das Leben mit Schmerz, ebenso wie es in Schmerz enden kann. Es scheint, als wäre er ein treuer Begleiter unseres Lebensweges. Einmal ergreift er uns als leiblicher Schmerz überraschend, einmal laut warnend und zwickend, einmal leise, dumpf und mahnend, einmal ist er überwältigend und niederreißend. Die Begegnung mit Schuld und Versagen, mit eigenen Fehlern und Versäumnissen, die erschütternde Stimme des Gewissens, die aufwühlende Einsicht in die unausweichliche Notwendigkeit der Selbstveränderung – all dies sind Ausdrucksformen einer Art von Erkenntnisschmerz.

Schmerz ist immer ein tiefes, seelisches Erleben, das unser ganzes Wesen anspricht. Er ergreift und formt unsere Seele in unterschiedlichen Variationen. Eine seiner Eigentümlichkeiten besteht darin, dass er uns physisch an die Gegenwart bindet, während er uns psychisch oft mit der Vergangenheit konfrontiert. Auf geistiger Ebene fordert er uns auf, die Zukunft zu verändern. Durch den Schmerz ist das Bewusstsein plötzlich auf einen Teilbereich ausgerichtet, dem es zuvor keine Aufmerksamkeit geschenkt hat. Schmerz führt demnach zu erhöhter Bewusstheit und ist ein ganz individuelles Wahrnehmen und Selbsterkennen höchsten Grades. Er gibt uns die Möglichkeit, seinen Ursprung zu reflektieren und ihn in einen größeren Lebens- und Sinnzusammenhang zu integrieren, anzunehmen und dadurch zu bewältigen. Auch wenn dies dem Betroffenen unter dem erstickenden Eindruck der Sinnlosigkeit kaum hilft, macht die Einordnung des Geschehens – mithilfe des Arztes – aus dem Leid doch eine Botschaft, die ihm einen übergeordneten Sinn verleiht.

So wird das Bewusstsein unweigerlich zu der Erkenntnis gelangen, dass Leben Sterben bedeutet, Besitzen zugleich Verlieren und dass selbst die Gegenwart bereits den Abschied in sich trägt. Selbst Glück kann nur vor dem Hintergrund von Schmerz und Leid erfahren werden. Das lässt aber auch erkennen, dass wiederum Sterben Leben bedeutet und dass sich im Schmerz die Kraft der Erkenntnis, der Wandlung und des Glücks verbirgt. Daher ist mit jedem Schmerzerleben ein tiefer Sinn verbunden: Lerne und erkenne dich selbst durch Leid. Das Helfende kann für einen Leidenden gerade in diesem Schmerzerlebnis liegen. Der Schmerz wird so zu einem weisen Lehrer. Und er lehrt noch etwas: Nur wer Leid kennt, kann Mitgefühl für andere aufbringen. Das Mitgefühl wiederum ist es, was den Menschen über sich hinaus erhebt. Letztlich kann nur, wer Leid kennt, ein Mitfühlender anderer werden.

Das Bild, das wir von uns haben, wird durch das Urteil geprägt, das wir in jedem Moment über uns selbst fällen. Klopfen wir uns innerlich auf die Schulter und haben wir das Gefühl, am richtigen Platz zu stehen und dort das zu uns Passende zu machen, dann spiegelt sich dies in einer stabilen Mitte wider. Treffen wir gern Verabredungen mit uns selbst und sind wir es uns wert, uns schöne Momente und Dinge zu gönnen, zeigt dies eine innere Fülle und ein gesundes Selbstbild. Ärgern wir uns jedoch oft über uns selbst und nehmen unsere Programmierungen des Mangels überhand, dann reißt uns das weit aus der Mitte heraus.

Wir dürfen voller Vertrauen darauf bauen, dass jeder von uns eine einzigartige Identität besitzt, die sich in all unserem Tun ausdrückt. Die Einzigartigkeit jedes einzelnen Menschen wird noch ausgeprägter, wenn sich die noch verborgenen Fähigkeiten entfalten. Die Erweiterung des Repertoires an Erkenntnis, Gefühlen und Verhaltensweisen, die Vertiefung des Gewahrseins seiner selbst, die Kreativität und der Ausdruck des menschlichen Willens zeugen von unvorstellbaren Möglichkeiten menschlicher Potenz.

Dazu kommen die faszinierenden Formen der Verwirklichung einer Identität jenseits des normalen Selbstbewusstseins, wie sie in allen Kulturen weltweit zu finden sind. Menschen unterschiedlichster Weltanschauungen beschreiben, dass eine solche Identität das Gefühl des Getrenntseins von anderen mindert, zur selben Zeit jedoch eine stärkere Persönlichkeit verleiht. Man ist mächtiger, selbstständiger und unabhängiger. Diese einzigartige Erfahrung bewirkt charakteristischerweise ein Zusammenströmen von Freiheit und Sicherheit. Wir verfügen über ein immenses Wachstumspotenzial, das wir auf der Grundlage von Freiheit und Sicherheit abrufen können. Keine Kultur hat jemals so viel frei verfügbares Wissen über die Transformationsfähigkeit der menschlichen Natur besessen, wie es heute der Fall ist.

Wir sind mehr, als wir glauben, und können uns viel weiter entwickeln, als wir es im Moment vielleicht für möglich halten. Man denke zunächst z. B. an sportliche, musikalische oder künstlerische Höchstleistungen einzelner Individuen, die diese aus eigener Kraft, mit eisernem Willen, intuitiver Kreativität und grenzenloser Selbstdisziplin hervorbringen.

Vieles deutet darauf hin, dass wir Menschen im Westen das uns geschenkte Leben bislang nur zum Teil leben. Der wachsende Kontakt zu anderen Kulturen zeigt uns in zunehmendem Maße, dass fremde soziale Gemeinschaften mit ihrem Leben ganz anders umgehen und teilweise ganz unterschiedliche menschliche Eigenschaften verstärkt entwickelt haben, während sie andere vernachlässigt oder unterdrückt haben. Diese Beobachtung gibt ebenfalls Anlass zu der Hoffnung, dass wir alle noch über ein erhebliches Wachstumspotenzial verfügen.

Das lässt sich noch um ein Vielfaches erweitern, bezieht man sogenannte „übersinnliche“ oder „paranormale“ Fähigkeiten wie Telepathie, Fremdsuggestion, Geistheilung, Hellsichtigkeit und andere außergewöhnliche Formen der Wahrnehmung und der Kommunikation mit anderen Wirklichkeiten mit ein.

Meditation um Mitgefühl

Um Mitgefühl zu entwickeln, können wir täglich eine einfache Meditation praktizieren. Zu Beginn der Meditation rücken wir einen bestimmten Menschen (Familie) in den Mittelpunkt unserer Versenkung, dann weiten wir ihn allmählich auf einen größeren Personenkreis (Freunde) aus, bis wir zuletzt alle empfindenden Wesen vor Augen haben und in unseren Wunsch einbeziehen. Dann dehnen wir die Versenkung auf das Leid der Kinder dieser Erde aus, denken an Waisen, schwerkranke, hungernde, missbrauchte Kinder, an Kinderarbeiter, Kindersoldaten. Unser Mitgefühl wird sie schnell erreichen.

Doch es genügt nicht, wenn wir uns nur in dieser Zeit auf unser Mitgefühl konzentrieren. Während unserer eher formalen Meditationen können wir z. B. daran arbeiten, Einfühlungsvermögen und ein Gefühl der Verbundenheit mit ihnen herzustellen. Wir denken vielleicht darüber nach, wie sehr ihnen ihre im Moment vielleicht unglückselige, von Kummer und Leid geprägte Situation zu schaffen macht. Schnell beginnen wir, echtes Mitgefühl in uns hervorzubringen. Jetzt sollten wir es aufrechterhalten. Wir sollten dieses Mitgefühl einfach erfahren und spüren, um in dieser Erfahrung zu verweilen, ohne Gedanken nachzugehen oder Überlegungen anzustellen.

Mitgefühl verhilft uns dazu, nicht länger selbstbezogen zu denken. So empfinden wir große Freude und verfallen nie in das Extrem, Glück und Befreiung nur für uns allein anstreben zu wollen. Unablässig bemühen wir uns, die Geistesqualitäten und das Weisheitswissen weiterzuentwickeln und zur Vollendung zu bringen.

Mitgefühl darf jedoch nicht mit Mitleid verwechselt werden. Es ist weit mehr, denn es beinhaltet nicht nur ein Gefühl von Nähe, sondern auch Verantwortlichkeit. Wenn wir Mitgefühl entwickeln, verhilft uns das zu innerer Stärke und Selbstbewusstsein, während unsere Angst und Unsicherheit abnehmen.

Trauer darf sein

In jedem Leben gibt es Phasen, in denen wir uns selbst auf die Probe stellen. Wir ringen und kämpfen um unsere vermeintliche Sicherheit. Einerseits sehnen wir uns nach Veränderung und gleichzeitig wollen wir, dass alles immer so bleibt, wie es ist. Doch Leben heißt Veränderung. Widerstand ist zwecklos. Unsere bewusste Entscheidung ist permanent gefordert. Gehe ich mit der Veränderung und schwimme in der Mitte des Flusses mit oder halte ich mich krampfhaft am Ufer fest, bis irgendwann die Kräfte schwinden und ich dann doch loslassen muss?

Viele haben es schon mehr als einmal in ihrem Leben schmerzhaft erfahren, wie es ist, wenn das Herz wehtut, weil man verlassen wurde, wenn es einen innerlich zerreißt, weil ein naher Mensch gestorben ist. Wie kann man mit diesem Schmerz umgehen, ohne ihn zu betäuben oder davor wegzurennen? Trauer ist ein zutiefst schmerzhafter Prozess, der uns in komplexe Erfahrungswelten katapultiert und uns mit den Höhen und Tiefen des Menschseins direkt in Berührung bringt. Wir können dem nicht entfliehen. Es bleibt nur das, was die Natur dafür vorgesehen hat. Stellen Sie sich dem Schmerz, gehen Sie hinein und nehmen Sie ihn ganz zu sich als eine tiefe Erfahrung des Menschseins. Spüren Sie genau, wo der Schmerz sitzt, denn er zeigt Ihnen an, wie lebendig Sie noch sind.

> „Für mich stellen Liebe und Mitgefühl eine allgemeine, eine universelle Religion dar."
>
> Dalai Lama

Mitgefühl beginnt mit der Wahrnehmung und Anerkennung des Leids und der Bedrängnisse des anderen. Unser Blick darf sich weiten, weg vom Kreisen um das eigene Ich hin zum Betrachten und Wahrnehmen der Not, die im anderen lebendig ist. Empathie und Einfühlungsvermögen schaffen Nähe und Verbindung. Es entsteht Verbundenheit, die jenseits von Wertungen wie besser und schlechter, überlegen und unterlegen liegt. Je näher wir uns einem Menschen fühlen, desto unerträglicher finden wir es, wenn der oder die Betreffende leidet. Weil wir uns in seinen/ihren Schmerz einfühlen können, sind wir bereit, Kraft und Unterstützung zu spenden. Aber auch einem Gegenüber, das uns nicht so vertraut ist, können wir mit Empathie begegnen – wir nehmen wahr, was ihn antreibt, warum er wie handelt. Wir haben Verständnis für ihn in seiner Situation und nehmen wertfrei an, was in ihm lebendig ist.

Wenn wir uns selbst nicht wertschätzen, uns selbst unablässig kritisieren oder uns unsere Fehler nicht vergeben können, bemerken wir auch in anderen nur ihre Unzulänglichkeiten. Lernen wir, uns selbst als ein wunderbares Wesen zu würdigen, das Gott so geschaffen hat, wie er es gern haben wollte, so wie wir gerade sind, ist es zum Mitgefühl für andere Menschen nur noch ein kleiner Schritt.

> „Wer das Wohlergehen anderer über sein eigenes stellt, erschließt sich eine unerschöpfliche Quelle von Mut und Entschlossenheit."
>
> Dalai Lama

Das Leben feiern

Wenn uns die Vernetzung von allen und allem deutlich wird, erkennen wir auch die Bedeutung, die unser eigenes Verhalten hat oder haben kann. Das heißt, jeder Einzelne und mehr noch jede Gruppe von Menschen hat die Möglichkeit, das Bewusstsein anderer zu beeinflussen. Deshalb sind wir alle aufgerufen, an der Veränderung des neuen, sich immer schneller entwickelnden globalen Bewusstseins in achtsamer Weise mitzuwirken. Sind wir uns unserer Verbindung untereinander und damit unserer Macht bewusst, könnten wir koordinierte, grundlegende Veränderungen der Vorgänge auf diesem Planeten bewirken und damit unser aller Realität zum Besseren wenden. Wenn wir standhaft genug sind, unserem Hang zu einer selbstbezogenen Sicht der Dinge nicht mehr zu erliegen, könnten wir uns eine Wahrnehmung aneignen, in der jedes Lebewesen Berücksichtigung findet. Mitgefühl führt uns in einen Raum jenseits unserer eigenen Begierden und unseres kleinlichen Verlangens. Mitgefühl nährt sich von einem Bewusstsein, dass das Leben aller wunderbarer machen und es bereichern will. Es bedeutet, das Leben zu feiern und dabei das Lachen gemeinsam zu lachen und die Tränen gemeinsam zu weinen.

Der perfekte Augenblick

> „Je stärker das Bewusstsein verfeinert wird,
> desto größer wird die Übereinstimmung mit der natürlichen Welt."
>
> Dalai Lama

Das Gewahrsein für den Augenblick, die Wahrnehmung der feinen Sinne, ist einer der wichtigsten Schlüssel, um eine stabile Mitte aufrechtzuerhalten. Es ist der Augenblick, in dem die Seifenblase platzt, in dem wir den Atem spüren und mit allen Menschen dieser Erde über den Atem verbunden sind. Wir alle atmen zur gleichen Zeit, jetzt in diesem Augenblick. In diesem Bruchteil einer Sekunde ist die Welt in Ordnung, sind die Dinge perfekt, so wie sie sind. Die Dinge in und um uns herum sind für den Moment im Gleichgewicht, in der Mitte. Alle Gedanken des Sorgens und Müssens sind nicht existent. Wenn wir uns auf den Augenblick konzentrieren, spüren wir eine Gefühlsqualität, die unseren Bewusstseinsgrad widerspiegelt. Sind wir im bewussten Sein, wird alles andere um uns herum bedeutungslos. Während wir vorher in der Bewusstlosigkeit ohnmächtig, also ohne Macht, waren, hilft uns der Zustand des Bewusstseins, das Leben aus uns selbst heraus harmonisch und zu uns und unseren Anlagen passend zu gestalten. Im bewussten Sein können wir ohne Reibung und ohne kämpfen zu müssen in Freiheit handeln. Es genügt bereits, die Aufmerksamkeit auf die Stille, den Atem und das bewusste Sein zu lenken, um den Fluss der Wunder des Lebens wieder in Gang zu setzen. Je mehr, je tiefer und je inniger wir uns mit dem Sein verbunden fühlen, desto stärker sind wir in der Mitte verankert.

Wenn es uns nun gelingt, uns dem Sein nicht nur verbunden zu fühlen, sondern uns ihm auch vertrauensvoll zu überlassen, stellt sich unsere Umwelt viel harmonischer und passender dar (wie innen, so außen). Das Gewahrsein dessen, was unsere Sinne uns mitteilen, hilft uns, die Fülle des Augenblicks zu erfassen und zu erkennen, dass wir bereits alles haben, was wir zu unserem Glück brauchen. Nichts fehlt.

Im Fluss des Lebens

Tief am Grunde des Augenblicks wartet unser wirkliches Sein, wie die Auster am Boden des Meeres. Ist das Wasser ruhig und klar, können wir sie sehen, ist es durch das Geschwätz unserer Gedanken und Nöte unruhig und aufgewühlt, erblicken wir sie nicht, obwohl sie da ist. Tauchen wir hinab an die tiefsten Stellen der Möglichkeit, berühren wir nicht nur die Austernschale, sondern erkennen plötzlich die darin schlummernde, wunderschöne Perle. In diesem Moment kommen wir mit unserer ureigensten Göttlichkeit in Berührung. Dieses bewusste Sein stärkt die Mitte. Aus der Mitte heraus fließt reine Lebenskraft, die Erholung, Regeneration und Heilung gewährt.

Dies alles können wir realisieren, indem wir unsere Aufmerksamkeit nicht nach außen, sondern wie in der Meditation nach innen richten. Das totale Loslassen aller Anhaftungen an Ängste, Sorgen und konditionierende Glaubenssätze befreit zuvor gebundene Energie, die uns nun verstärkt zur Verfügung steht, um unser geistig-spirituelles Potenzial zu nutzen und Schöpfer einer neuen Realität zu werden. Die Versöhnung mit dem Hier und Jetzt, das bedingungslose Annehmen dessen, was ist, schafft Frieden und Freiheit.

Was bleibt zu tun? Wir sollten den Verstand zügeln und ihm häufiger die Rolle des Beobachters zuweisen. Hier soll er als Zeuge lediglich zuschauen, ohne einzugreifen, zu urteilen oder zu werten. Jeder bewusst erlebte Augenblick wird damit zu einem Zaubermittel, zu einer Chance, tiefer wahrzunehmen und völlig neue faszinierende Erfahrungen zu machen. Wir sind aufgefordert, die neue Wahrheit, die wir aus der Mitte heraus erfahren, zu leben. Zweifellos stellt uns das in unserer Gesellschaft und unserer Zeit vor eine immens große Herausforderung. Gelingt es jedoch, nach und nach Aspekte dieser Lebenseinstellung zu übernehmen, dann sind Gesundheit, Lebensintensität und Lebensfreude die reiche Belohnung.

„Das Leben ist eine Kette von Loslösungen –
jede ist notwendig auf dem Weg zum Heil.
Die Geburt verlangt Abnabelung von der Mutter,
das Heranreifen die von den Eltern,
die Lebensmitte vom Getümmel der Welt,
der Tod endgültige Loslösung."

Ruediger Dahlke

Wer je im Leben eine tiefe Existenzkrise durchgemacht hat, erinnert sich vielleicht daran, dass die Wende zum Besseren genau in dem Moment eintrat, als man aufhörte zu kämpfen. Aufhören mit sinnlosen Kämpfen, aufmerksam leben im Augenblick, sich nach dem Fluss des Lebens richten, statt sich gegen ihn zu stemmen, das meint das chinesische *Wu wei*. Wörtlich übersetzt heißt es „nichts tun" oder „nicht handeln", was jedoch nicht bedeuten soll, dass man träge und entschlusslos oder lässig sein soll. Es heißt lediglich, dass man handelt, ohne einzugreifen, um die Dinge einfach geschehen zu lassen. Es ist die Fähigkeit, das Steuer des Lebens jener Macht zu überlassen, die eine Dimension von uns selbst ist und die Lao-tzu einst „Dao" genannt hat.

In der Dialektik des Daoismus ist von Menschen die Rede, die die Qualität des „unbehauenen Klotzes" besitzen. Die Welt dieses Klotzes ist eine Welt voller Natürlichkeit und Absichtslosigkeit, frei von Egozentrik, Motivationen und jeglichem zielbehafteten Streben. Man lebt gelassen, ist natürlich und offen für die Bewegungen des Daseins und empfängt alle Ereignisse mit offenen Armen. Man kämpft nicht mehr oder zerbricht sich den Kopf darüber, wie die Dinge am besten zu lösen wären. Vielmehr handelt man spontan und intuitiv im Sinne des Dao.

Der Mensch des Dao lebt, von Vergangenheitsereignissen und Zukunftssorgen befreit, vollkommen in der Gegenwart und ist bestrebt, jeden Augenblick des Lebens achtsam aufzunehmen und zu genießen. Er genießt das Leben dort, wo es stattfindet: im Hier und Jetzt. Er lebt das Gegenteil dessen, was die meisten von uns leben, lebt in Leichtigkeit und Sorglosigkeit. Er versucht nicht, die Dinge um sich herum zu bewerten, sondern nimmt sie hellwach und voller Aufmerksamkeit so an, wie sie sind. Er lässt Gedanken kommen und gehen, ohne sich mit ihnen zu befassen oder sie festhalten zu wollen. Er gestattet ihnen nicht, sich einzunisten und sich wie früher breitzumachen. Er ist wie der Herbstwind, der die braunen Blätter bewegt: Er berührt sie, nimmt sie aber nicht weit mit.

Der Mensch des Dao trifft seine Entscheidungen intuitiv und spontan, ohne sie gedanklich zu analysieren. Auf diese Weise ist es dem kalkulierenden Verstand unmöglich, sich in Opposition zum Fluss des Dao zu stellen. Er weiß, dass er den Herausforderungen des Lebens nicht mit Kampf und Anstrengung begegnen kann, denn dies würde bedeuteten, den Dingen mit unzulänglichen Mitteln zu begegnen, statt sie jener Macht zu überlassen, die die Dinge viel besser zu lösen weiß – dem Fluss des Dao. Der Mensch des Dao kennt keine Ungeduld. Überall, wo er sich befindet, ist er angekommen, ist er am Ziel, nämlich bei sich selbst. Er wartet auf nichts. Was geschieht, geschieht, und er nimmt es an. Er lebt von einem Tag zum nächsten. Er will nichts Besonderes werden, strebt nicht nach Ruhm oder Anerkennung.

Die Heilkraft der Gegenwärtigkeit

„Der Weg und das Ziel sind eins", heißt es im Zen. Wir brauchen nirgendwo hinzugehen. Das Dao liegt direkt unter unseren Fußsohlen. Doch erst dann, wenn wir mit unserem ganzen Sein, mit Körper, Atem und Geist „hier und jetzt" sind und unseren Atem wahrnehmen, werden wir auch an dem teilhaben, was sich „hier und jetzt" ereignet. Wer wirklich gegenwärtig ist, nimmt das wahr, was „hier und jetzt", in diesem Moment, geschieht. Die Gegenwärtigkeit des Augenblicks verbindet uns mit Kraftquellen kaum vorstellbaren Ausmaßes. Je bewusster wir sie wahrnehmen, desto stärker ist ihre Aufladung.

Wer jedoch im Morgen ist und in die Zukunft schaut – voller Hoffnung oder Furcht –, der ist nicht hier, mit anderen Worten: Er ist nicht anwesend. Er kann nicht das erkennen, was „hier und jetzt" ist. Wenn er in der Vergangenheit ist, in der Erinnerung – sei sie negativ oder positiv –, kann er nicht das wahrnehmen, was sich „hier und jetzt" offenbart. Denn in jedem Augenblick – ständig, ohne Unterbrechung – offenbart sich das, was im Moment „wirklich" ist, betont Meister Eckhart immer wieder.

Der chinesische Zenmeister Nansen (8. Jahrhundert) wurde einmal von einem Schüler gefragt: „Was ist der wahre Weg?" Er antwortete: „Der alltägliche Weg ist der wahre Weg. Iss, wenn du isst, sitze, wenn du sitzt, und gehe, wenn du gehst – sei da, wo du gerade bist." Mitten in der Welt leben und doch frei sein von der Welt, das ist der Zenweg zur Erleuchtung, das wahre, ursprüngliche Zen der alten chinesischen Meister. Es ist das lebendige Zen, das mitten in der Welt bei allen täglichen Verrichtungen gelebt wird. Deshalb sagt der chinesische Zenmeister Foyan (12. Jahrhundert): „Wenn du Farben siehst und Laute hörst, ist dies eine gute Zeit zur Verwirklichung. Wenn du isst und trinkst, ist auch dies eine gute Zeit zur Verwirklichung. All dies sind wunderbare Gelegenheiten zur Verwirklichung bei allen Verrichtungen des alltäglichen Lebens."

Alle Menschen streben nach Glück und wollen Leid vermeiden. In unserem Bemühen, zu den scheinbar von uns getrennten Objekten in Beziehung zu treten, schaffen wir immer wieder jenen Dualismus, aus dem Verwirrung und Leiden entstehen. Wer sich jedoch der Vergänglichkeit alles Irdischen und der aus der Anhaftung an das Vergängliche resultierenden Leidhaftigkeit bewusst geworden ist, der wird das, was die breite Masse der Menschen zum Inhalt ihres Lebens, Denkens und Handelns gemacht hat, nur noch als „sinnlose Zeitverschwendung" betrachten. Er wird kein Verlangen mehr verspüren, sich – wie ein Hamster im Laufrad – in sinnloser Aktivität zu bewegen. Er ist zu jener Klarsicht gelangt, die ihm all das hat bewusst werden lassen, worüber die Aufmerksamkeit der meisten Menschen nur oberflächlich hinweggleitet. Symptome und Krankheiten bringen uns in die Gegenwärtigkeit. Der Schmerz, egal welcher Form, katapultiert uns in den Augenblick. So gewinnt Krankheit einen Sinn. Schon Goethe sprach von der gesunden Depression.

Unsere Welt ist kein ungetrübtes Freudenfest, aber letztendlich bleibt es doch unsere innere, von uns selbst beeinflussbare Haltung, die darüber entscheidet, ob wir sie als Vorhof zum Schlachthof oder als unbehauenen Klotz wahrnehmen, der nur darauf wartet, von uns geformt zu werden. Ob wir kraft unserer Gedanken unseren Alltag als Schlachtfeld oder als Raum unbegrenzter Möglichkeiten betrachten. Die Energie folgt der Aufmerksamkeit. Wir selbst können unser Bewusstsein auf die schönen und freudigen Dinge ausrichten, die das Leben so lebenswert erscheinen lassen, und unsere Lebenskraft auf diese Weise stärken, wenn es uns gleichzeitig gelingt, die Polarität zu akzeptieren und anzunehmen, dass jedes Glück, ja alles, was wir lieben, letztendlich von begrenzter Dauer ist.

Das Lebende lebendiger werden lassen

Liegt nicht die größte Erfüllung eines gelungenen Lebens darin, Gefühle, erfahrenes Wissen, Erkenntnisse über die Wirklichkeit und die potenziellen Möglichkeiten des Menschseins sowie die ihm innewohnenden Kräfte zu erfahren und zum Wohle aller praktisch anzuwenden? Kraftpotenziale zu erschließen, kreativ noch nicht Dagewesenes zu schöpfen, über sich selbst hinauszuwachsen und dabei einen Beitrag für die Weiterentwicklung auf unserem Planeten zu leisten? Kein Geringerer als Professor Carl Friedrich von Weizsäcker, einer der bedeutendsten Brückenbauer zwischen abendländischer Wissenschaft und östlicher Weisheit, war überzeugt davon, dass weite Bereiche des geistigen Potenzials des Menschen noch unerschlossen sind und auf Erweckung warten (vgl. *Yoga und die Evolution des Bewusstseins*). Er ging davon aus, dass in jeder Zelle, in jedem Menschen und auch im Kollektiv ein permanenter Impuls zur Evolution am Werk ist. Ein Drang zu spirituellem Fortschritt und Weiterentwicklung, der bei naturgemäßer Lebens- und Verhaltensweise zu einer Art geistiger Wiedergeburt führen kann. Diese antreibende Kraft wird im Kundalini-Yoga als mächtige Kundalini-Kraft bezeichnet, die in der Lage ist, den Menschen zu seinen Möglichkeiten und Potenzialen bzw. zu seinem Genie zu führen. Ungewöhnliche künstlerische Talente, Heilkräfte, Vorausschau und vielerlei andere wunderbare Gaben können aus dem Verborgenen hervortreten und sich gleichzeitig mit der Genialität entwickeln. Ein Mensch mit der Intention, wachsen zu wollen, mit gesunder Konstitution, einem wachen Geist und edlen Charaktereigenschaften kann sich zu einem geistigen Wunder mit außergewöhnlicher Faszinations- und Anziehungskraft entfalten. Der Impuls zu solch einer Entwicklung ist in jedem Menschen vorhanden, doch nur bei den wenigsten wird er wahr- und ernst genommen und wirklich erweckt, sodass dieser Mensch auf die nächsthöhere Entwicklungsebene gehoben wird, die von der göttlichen Ordnung für ihn bestimmt ist. Der

Impuls aus der Zelle war der Anfang. So konnte sich das entfalten, was von Natur aus angelegt war.

Dieses wunderbare Kraftreservoir der Kundalini als unmissverständliches Symbol des Göttlichen im Menschen öffnet neue Horizonte unbeschreiblicher Möglichkeiten, die alle Vorstellungskraft sprengen. So schließt von Weizsäckers Werk mit den Worten: „Der menschliche Geist ist so angelegt, dass kein Luxus und keine Schätze der Erde seine brennende Sehnsucht nach einer Erklärung der eigenen Existenz beruhigen können. Das ganze schwere Gewicht dieses Mysteriums, alle Fragen, die der Intellekt stellt, alles Leiden, alle Schmerzen, alle Qualen vergehen wie Nebel beim Aufgang der inneren Sonne, wenn das geheime Selbst, jenseits von Denken, Zweifel und Sterblichkeit erkannt wird. Einmal erschaut, erleuchtet es die Finsternis des Geistes, so wie das Aufleuchten eines starken Blitzes die Dunkelheit der Nacht aufbricht, und verwandelt den Menschen …"

Der Ochse und sein Hirte

Kennen Sie die wundervolle Geschichte vom Ochsen mit seinem Hirten? Sie ist sehr berühmt und zeigt die allzu menschlichen Umwege auf der Suche nach Spiritualität, nach Erwachen oder Momenten der Erleuchtung. Wenige, aber doch immerhin einige Menschen, von denen ich annehme, dass sie das Ende der Geschichte in sich verwirklicht haben, durfte ich im Laufe meines Lebens treffen. Letztlich zeichnet sie eine Ausstrahlung des Angekommenseins aus. Wenn ich zurückdenke, was sie alle miteinander verbindet, so ist es ihr herzhaftes, ehrliches und sofort ansteckendes Lachen.

Die Geschichte vom Ochsen und seinem Hirten (nach Kurt Österle: *Wenn der Bogen zerbrochen ist – dann schieß!*) ist in China während der Song-Zeit entstanden und stammt samt dazugehöriger Bilder von dem Zenmeister Kuo-an Shih-yuan. Der Ochse ist die Symbolfigur für das eigentliche und tiefe Selbst, der Hirte für den Menschen. Am Anfang der Geschichte sind beide – Ochse und Hirte – getrennt. Sie wachsen erst allmählich zu einer Einheit zusammen.

1. Die Suche nach dem Ochsen

Verlassen in endloser Wildnis schreitet der Hirte dahin durch wucherndes Gras und sucht seinen Ochsen. Weit fließt der Fluss, fern ragen die Gebirge, und immer tiefer ins Verwachsene läuft der Pfad. Der Leib ist zu Tode erschöpft und verzweifelt das Herz. Doch findet der suchende Hirte keine geleitende Richtung. Im Dämmer des Abends hört er nur Zikaden auf dem Ahorn singen.

Interpretation: Wir haben uns von uns selbst entfremdet, haben das Gefühl für die Einheit verloren. Wir haben zugelassen, dass unsere Gedanken sich verselbstständigt haben und uns nun durchs Leben peitschen. Die Sinne sind verwirrt, verstrickt in Gier, Angst, Unterscheidungen und Bewertungen haben wir uns verlaufen. Zwischen Unruhe und Trägheit sind wir hin- und hergeworfen. Es ist jedoch das tiefste, ureigenste Anliegen des Lebens, das uns umtreibt, Unruhe und Unzufriedenheit aufkommen lässt, so lange, bis wir heimgefunden haben zu uns selbst. In die Verzweiflung dringt ein äußerer Ton, der das Herz berührt.

2. Das Finden der Ochsenspur

Unter den Bäumen am Wassergestade sind hier und dort die Spuren des Ochsen hinterlassen. Hat der Hirte den Weg gefunden inmitten des dicht wuchernden, duftenden Grases? Wie weit der Ochse auch laufen mag bis in den hintersten Ort des tiefen Gebirges, reicht doch seine Nase in den weiten Himmel, dass er sich nicht verbergen kann.

Interpretation: Gestern erschien uns der Fluss hinderlich, das Gras verwirrend, die Berge unüberwindbar. Heute sieht alles anders aus. Die Aufgaben des Tages sind unverändert, und doch ist alles anders. Wir ahnen, dass jenes Wesen, das wir suchen, nicht getrennt ist von dem, was jetzt vor uns liegt. Es ist, als wäre am Brett vor den Augen eine kleine Öffnung entstanden. Nachdem wir überall Spuren entdeckt haben, kann uns nichts mehr aufhalten. Voller Energie folgen wir nun der Fährte.

3. Das Finden des Ochsen

Auf einmal erklingt des Buschsängers helle Stimme oben im Wipfel. Die Sonne strahlt warm, mild weht der Wind, am Ufer grünen die Weiden. Es ist kein Ort mehr, dahinein der Ochse sich entziehen könnte. So schön das herrliche Haupt mit den ragenden Hörnern, dass es kein Maler erreichte.

Interpretation: Durch wenige Augenblicke des Innehaltens vergrößern wir das Loch im Brett, und unsere Perspektive wird weiter. Plötzlich hören wir des Buschsängers helle Stimme im Baum, spüren, wie die Sonne und der Wind die Haut berühren, das satte Grün der Wiesen macht trunken, der Gesang der Bogensehne geht durch Mark und Bein, der Klang der Tastatur am Computer ist wie eine Liebeserklärung, und die Schreckensnachrichten der *Tagesschau* lassen die Tränen fließen: Das Leben hat uns eingeholt, in all den äußeren Erscheinungen, selbst in den kleinsten Nebensächlichkeiten erkennen wir, dass nichts getrennt ist von der alles umfassenden wahren Wesensnatur.

4. Das Fangen des Ochsen

Nach größten Mühen hat der Hirte den Ochsen gefangen. Zu heftig noch dessen Sinn, die Kraft noch zu wütend, um leicht seine Wildheit zu bannen. Bald zieht der Ochse dahin, steigt fern auf die hohen Ebenen. Bald läuft er weit in tiefe Stätten der Nebel und Wolken und will sich verbergen.

Interpretation: Der Ochse ist wild, kraftvoll und zügellos, zu lange war er in der Wildnis, als dass er sich einfach so von seinen alten Gewohnheiten abbringen lassen könnte. Zu festgefahren, hartnäckig und wild sind sie. Damit das soeben neu entdeckte Leben nicht entgleitet, benötigt es viel Energie, Mut und Geduld. Nach der ersten Euphorie folgt jetzt das stetige Üben. Immer wieder läuft der Geist weg, verliert sich in Nebel und Wolken der Müdigkeit, der Resignation, der Ausreden, der Verzagtheit und Zweifel. So ist Wachsamkeit geboten, der Ochse ist noch nicht gebändigt, unvermittelt versucht er auszubrechen.

5. Das Zähmen des Ochsen

Von Peitsche und Zügel darf der Hirte seine Hand keinen Augenblick lassen. Sonst stieße der Ochse mit rasenden Schritten vor in den Staub. Ist aber der Ochse geduldig gezähmt und zur Sanftmut gebracht, folgt er von selbst ohne Fesseln und Ketten dem Hirten.

Interpretation: Das Einfangen des Ochsen war erst der Anfang, jetzt geht es darum, ihn, den ungezähmten Geist, zu zähmen. Dazu muss er genau beobachtet werden. Er hat die Vorliebe, schnell etwas anzufangen, um es genauso eilig wieder fallen zu lassen. Sein Ich giert nach Anerkennung, versucht immer, im Mittelpunkt zu stehen. Er ist empfindlich und schnell gekränkt, zeigt die Neigung, sich zu überfordern, fehlendes Selbstwertgefühl, wenig Fantasie. Er ergibt sich in Tagträume, ist permanent im Gestern und Morgen gefangen. All dies darf bewusst wahrgenommen und verändert werden, denn nur so gelingt die Zähmung des Ochsen. Die Aufgabe, an uns zu arbeiten, bedarf eines großen Vertrauens. Dass der Ochse ohne Fesseln und Kette dem Hirten folgt, bedeutet, dass es auch in uns etwas gibt, das heil und vollkommen ist. Darauf dürfen wir aufbauen und vertrauen.

6. Die Heimkehr auf dem Rücken des Ochsen

Der Hirte kehrt heim auf dem Rücken des Ochsen, gelassen und müßig. In den fern hinziehenden Abendnebel klingt weit der Gesang seiner Flöte. Takt auf Takt und Vers auf Vers tönt die grenzenlose Stimmung des Hirten. Hört einer auf den Gesang, braucht er nicht noch zu sagen, wie es dem Hirten zumute ist.

Interpretation: Der Kampf ist zu Ende. Der gezähmte Ochse trägt uns sicher auf seinem Rücken. Wir brauchen uns nicht um ihn zu kümmern, und wer uns nun sieht, spürt etwas von der neuen Dimension, die LEBEN heißt. Dieser Augenblick ist eine Erfahrung, hinter die niemand mehr zurückgehen kann und will. Verlockungen oder Drohungen werden bedeutungslos angesichts der Fülle und Schönheit des Neugewonnenen: einfach nur leben!

7. Der Ochse ist vergessen, der Hirte bleibt

Schon ist der Hirte heimgekehrt auf dem Rücken des Ochsen. Es gibt keinen Ochsen mehr. Allein sitzt der Hirte, müßig und still. Ruhig schlummert er noch, da doch die rot brennende Sonne schon hoch am Himmel steht. Nutzlose Peitsche und Zügel, weggeworfen unter das stroherne Dach.

Interpretation: Der Hirte sitzt gelassen vor seiner Hütte. Natürlich gibt es noch Arbeit, und sie muss getan werden. Selbstverständlich stehen wichtige Entscheidungen, Auseinandersetzungen an. Aber der schlummernde Hirte bestätigt das Gefühl, dass diese Dinge ihn nicht mehr besetzen, ihre krankmachende Wucht verloren haben. Die Worte, das Tun sind Spiegel der Klarheit des Mondes, und die erarbeitete Stille trägt ganz selbstverständlich durch den Tag. Der Kampf mit dem Ochsen ist vorbei. Der gezähmte Geist ist nicht mehr Gegenstand des Bemühens. Vielmehr ist er automatisch gegenwärtig, selbstverständlich, dienend, so integriert, transzendiert, als gäbe es ihn nicht mehr.

8. Die vollkommene Vergessenheit von Ochse und Hirte

Peitsche und Zügel, Ochse und Hirte sind spurlos zu Nichts geworden. In den weiten blauen Himmel reicht niemals ein Wort, ihn zu ermessen. Wie könnte der Schnee auf der rötlichen Flamme des brennenden Herdes verweilen? Erst wenn ein Mensch an diesen Ort gelangt ist, kann er den alten Meistern entsprechen.

Interpretation: Für einen Moment gibt es keinen Hirten mehr, keinen Ochsen, weder Flöte noch Peitsche. Shunyata – Leere. Alles Gegensätzliche, alle Dualitäten sind abgefallen, sind geschmolzen wie Schneeflocken auf der rötlichen Flamme. Auch Begriffe wie „Erleuchtung“ oder „Nicht-Erleuchtung“ halten der Flamme nicht stand. Nicht Buddha, nicht Jesus, nicht Hölle, nicht Paradies, weder Erkennen noch Erreichen.

9. Zurückgekehrt in den Grund und Ursprung

In den Grund und Ursprung zurückgekehrt, hat der Hirte schon alles vollbracht. Nichts ist besser, als jäh auf der Stelle wie blind zu sein und taub. In seiner Hütte sitzt er und sieht keine Dinge da draußen. Grenzenlos fließt der Fluss, wie er fließt. Rot blüht die Blume, wie sie blüht.

Interpretation: Hast du hingefunden, heimgefunden zum Leben, ist alles vollbracht. Darüber hinaus gibt es nichts. Unser Verstand kann uns nicht helfen, das wirkliche Sein zu erfassen. Am Beispiel des Flusses, der einfach fließt, und der rot blühenden Blume erkennen wir das Gesetz des Lebens. Der Fluss ist in diesem Augenblick einfach Fluss, die Rose blüht, weil sie blüht. Fluss und Blume haben eine Entwicklung hinter sich und bleiben nicht, was sie jetzt sind. Kein Fluss will eine Blume und keine Blume ein Fluss sein. Gerade deshalb sind beide so authentisch, so echt! Nicht immer sind wir einverstanden damit, wie und was wir sind. Oft genug greifen wir bremsend, beschleunigend ein, lassen Blumen nicht Blumen und Fluss nicht Fluss sein.

10. Das Hereinkommen auf den Markt mit offenen Händen

Mit entblößter Brust und nackten Füßen kommt er herein auf den Markt. Das Gesicht mit Erde beschmiert, den Kopf mit Asche über und über bestreut. Seine Wangen überströmt von mächtigem Lachen. Ohne Geheimnis und Wunder zu mühen, lässt er jäh die dürren Bäume erblühen …

Interpretation: Der wache Mensch bejaht seine Vergänglichkeit und lebt in selbstverständlicher Bescheidenheit. Sein Lachen ist ansteckend, seine Gelassenheit und tiefe Heiterkeit machen Mut, seine Demut lässt Raum für eigene Entwicklungen, durch sein Mitgefühl erblühen dürre Bäume. Er zündet ein Licht an, wo die Dunkelheit regiert, setzt ein Zeichen der Hoffnung, wo Verzweiflung quält.

„Glück ist wie ein Schmetterling", sagte der Meister.
„Jag ihm nach, und er entwischt dir.
Setz dich hin, und er lässt sich auf deiner Schulter nieder."
„Was soll ich also tun, um das Glück zu erlangen?"
„Hör auf, ihm hinterherzujagen."
„Aber gibt es nichts, was ich tun kann?"
„Du könntest versuchen, dich ruhig hinzusetzen, wenn du es wagst."

UNBEKANNTER ZENMEISTER

KAPITEL 6

Mit neuen Kräften den Alltag verändern

„Am Anfang eines jeden Lebens erhält der Mensch einen Marmorblock sowie die Werkzeuge, die nötig sind, eine Skulptur aus dem Block herauszumeißeln. Wir können ihn unbehauen hinter uns herschleppen, ihn in tausend Stücke schlagen oder ein Meisterwerk daraus machen."

Richard Bach

Unser Leben unterliegt Rhythmus und Wandel. Mal gibt es Zeiten der Stille, der Ruhe, der Sammlung und des Annehmens dessen, was ist, und mal geht es darum, zu handeln und die Möglichkeiten eines außergewöhnlichen Lebens bewusst und mutiger als bisher anzugehen. Im Außergewöhnlichen, im Verlassen der Normopathie des Alltäglichen schlummert in uns so etwas wie eine evolutionäre Potenz – das Alte, Gewohnte kennen wir ja schon, im Neuen liegt der unentdeckte Kontinent, der nur darauf wartet, erobert zu werden. Außergewöhnliche Momente bieten dabei die Chance für einen Neuanfang. Die Berührung mit dem Außergewöhnlichen lässt das Gefühl der Ganzheit für kurze, aber intensive, heilsame Augenblicke entstehen. Hier findet Evolution ihre treibende Kraft. Doch vor der Handlung steht die Wahrnehmung dessen, was in mir lebendig ist und sich entfalten möchte. Um das zu finden, bedarf es jedoch eines Rückzugs, des Innehaltens, um neuem Inhalt nachzuspüren.

In der Ruhe liegt die Kraft – aus ihr heraus öffnen sich Türen. Die dahinterliegenden Wege entstehen, indem wir sie gehen …

Wenn es uns „gelingt", uns vom Augenblick berühren zu lassen und in die Welt unserer Wahrnehmungen einzusteigen, so kann es passieren, dass wir aus dem Staunen nicht mehr herauskommen. Plötzlich wird jeder Moment zu etwas Außergewöhnlichem und ruft ein „Entzücken“ oder gar ein „Erschauern“ hervor.

> „Sei selbst die Veränderung, die du in der Welt sehen willst.“
>
> Mahatma Gandhi

Je mehr wir mit uns selbst über unsere Sinne verbunden sind, desto gleichmäßiger fließt unser Qi und desto lebendiger sind wir. Jedes In-Verbindung-Gehen lässt uns Kraft tanken. Wenn wir jedoch z. B. durch Erziehungsmuster oder Überbeschäftigung verlernen, unsere Gefühle und die dahinterliegenden Bedürfnisse wahrzunehmen und auszudrücken, entfremden wir uns von uns selbst. Es kommt zu einem Gefühlsstau (= Krankheit) und zu einer inneren Abtrennung. Rationalität und Orientierung an Normen und Verhaltensmustern entwickeln sich zu Überlebensstrategien und werden zu einer Ersatzbefriedigung, da die Anbindung verloren ging. In den Kopf zu gehen, zu urteilen und Forderungen zu stellen ist dann leichter, als Gefühle und dahinterliegende Bedürfnisse zuzulassen bzw. anzuerkennen.

Das Geheimnis, das keines ist

Tibet war seit jeher ein Schmelztiegel der verschiedensten spirituellen Strömungen. Daoisten, Konfuzianer, Tantriker und Yogis unterschiedlichster Richtungen suchten hier über die Jahrhunderte nach Möglichkeiten, das Leben zu erklären und dessen Sinn zu erfassen. Im tiefsten Kern ihrer Lehren stieß ich hinter den kompliziertesten Mäntelchen und unter all den Schichten auf das Geheimnis des Lebens. Ein Geheimnis, das eigentlich gar keines ist, da wir alle es tief in unserem Inneren bereits wissen.

Suchen entpuppt sich zusehends als unnötige Zeitverschwendung, weil es nichts zu finden gibt, was nicht bereits da ist. Wir müssen nicht irgendwohin – wir dürfen uns nur erinnern, dass wir schon da sind.

Wahrheit entsteht in jedem Moment neu, ist etwas Individuelles, das fließt und permanenter Veränderung unterworfen ist. Aus jedem „Hier und Jetzt" erwächst in jedem Augenblick ein neues „Hier und Jetzt", wie ein vor sich hin mäandernder Fluss.

Das wichtigste Instrument, um das Mysterium des Lebens zu erforschen, ist unser Körper mit seinen Sinnen. Die Lebendigkeit des Lebens will mit dem Werkzeug des Körpers erfühlt und erspürt und nicht mit dem Kopf begriffen werden.

Stehen bleiben, um das „Jetzt" wahrhaftig wahrnehmen zu können, ist bereits der Beginn des Ahnens der eigenen Größe und Erhabenheit. Wir können nichts im Leben festhalten, daher müssen wir alles in jedem Moment wieder loslassen. Festhalten bedeutet leiden. Mitgefühl, wie es der Dalai Lama einfordert, wird zum wirklichen Schlüssel des Lebens, wenn dieses Mitgefühl wörtlich genommen wird und wir bei uns selbst anfangen, uns zu fühlen. Unser Körper liefert uns dazu alle nötigen Werkzeuge und damit sind wir dann auch in der Lage, uns in andere wirklich einfühlen zu können. Und genau mit dieser Wertschätzung beginnt Veränderung.

Im Einklang sein mit dem, was ist – Tantra – Lebendigsein tatsächlich spüren

Jeder Widerstand ist zwecklos. Solange ich gegen die Regeln spiele oder mich dem Fluss des Kommens und Gehens verweigere, entsteht Leid.

Das Wort Tantra kommt aus dem Sanskrit und bedeutet „Gewebe", „Zusammenhang". Tantra sieht das Universum als ein Zusammenspiel von Bewusstsein (oft als Shiva bezeichnet) und Energie (Shakti). Beides sind göttliche Prinzipien, die in Wahrheit eins sind. Da alles im Universum ein Zusammenspiel von Bewusstsein und göttlicher Energie ist, ist letztlich alles göttlich.

So ist Tantra wahrhaft monistisch (also von Einheit ausgehend). Vom höchsten Standpunkt aus gibt es nichts Gutes, nichts Schlechtes, da alles göttlich ist. Es gibt auch nicht die Unterscheidung von wirklich und unwirklich. Ziel ist es, zum höchsten Bewusstsein der Einheit zu kommen. Dies wird erreicht, indem man mittels verschiedener Praktiken den eigenen Energielevel so erhöht, dass man die Einheit von Shiva und Shakti wahrnimmt. Da das Bewusstsein als passiv gesehen wird, wird vor allem Shakti, die kosmische Energie, verehrt. So ist Tantra meist mit der Verehrung des Göttlichen in der weiblichen Form, der Göttin, der Urmutter, eben der kosmischen Energie verbunden.

Daniel Odier, einer der großen Tantriker unserer Zeit, weist immer wieder auf die Einfachheit des Lebens hin und warnt vor den Verlockungen der Umwege und Einverständnisse, die gerne von Gurus und Verführern als Heilswege proklamiert werden.

„Wenn man das absolute Bewusstsein als jedem Menschen angeboren annimmt, ist der Weg einfach – sieht man das absolute Bewusstsein als eine Frucht an, die es zu erreichen gilt, wird der Weg absurd."

Daniel Odier lädt uns ein, uns „nur mit dem Raum zu bekleiden". Damit meint er, dass wir, wenn wir die Kleider, die unsere wahre Natur verbergen, einfach eins nach dem anderen fallen lassen, dann in unserem „Sosein" erscheinen als der, der wir wirklich sind. Die „Kleider" (oder Masken, hinter denen wir uns verstecken) sind all das, was die Rückkehr zur Quelle jeglicher Wahrnehmung behindert. Jegliche Wertung, jegliches Unverständnis und alle Gedanken, die uns vom Augenblick trennen, behindern den natürlichen Fluss des Moments und bekleiden damit unser Selbst. Wir haben daher die Erlaubnis, in jedem Moment genau der Mensch zu sein, der wir sind.

Dann sind wir der Mensch, der an sich selbst glaubt, der das Absolute in seinem eigenen Herzen erfasst und ohne Selbstzweifel seine Fähigkeiten nicht verleugnet. Es geht darum, die eigene Verwirrung zu akzeptieren und nichts zu tun, um sie zu verbergen. Aufrichtigkeit, radikale Ehrlichkeit, absolute Authentizität, explosionsartige Spontanität im Hier und Jetzt – nicht mehr und nicht weniger.

> „Sinne sind Geschenke, die man feiern sollte.
> Reales Leben besteht nur da, wo mich mein Atem berührt."
>
> Bernhard Steuernthal

Was wirklich wichtig ist

„Es interessiert mich nicht, womit du dein Geld verdienst. Ich will wissen, wonach du dich sehnst und ob du die Erfüllung deines Herzenswunsches zu träumen wagst. Es interessiert mich nicht, wie alt du bist. Ich will wissen, ob du es riskierst, dich zum Narren zu machen, auf deiner Suche nach Liebe, nach deinem Traum, nach dem Abenteuer deines Lebens.

Es interessiert mich nicht, welche Planeten ein Quadrat zu deinem Mond bilden. Ich will wissen, ob du deinem Leid auf den Grund gegangen bist und ob dich die Ungerechtigkeiten des Lebens geöffnet haben, oder du dich klein machst und verschließt, um dich vor neuen Verletzungen zu schützen. Ich will wissen, ob du Schmerz – meinen oder deinen eigenen – ertragen kannst, ohne ihn zu verstecken, zu bemänteln oder zu lindern.

Ich will wissen, ob du Freude – meine oder deine eigene – aushalten, dich hemmungslos dem Tanz hingeben und jede Faser deines Körpers von Ekstase erbeben lassen kannst, ohne an Vorsicht und Vernunft zu appellieren oder an die Begrenztheit des Menschseins zu denken.

Es interessiert mich nicht, ob das, was du mir erzählst, wahr ist. Ich will wissen, ob du andere enttäuschen kannst, um dir selbst treu zu bleiben; ob du den Vorwurf des Verrats ertragen kannst, um deine eigene Seele nicht zu verraten; ob du treulos sein kannst, um vertrauenswürdig zu bleiben.

Ich will wissen, ob du die Schönheit des Alltäglichen erkennen kannst, selbst wenn sie nicht immer angenehm ist, und ob ihre Allgegenwärtigkeit die Quelle ist, aus der du die Kraft zum Leben schöpfst.

Ich will wissen, ob du mit Unzulänglichkeit leben kannst – meiner und deiner eigenen – und immer noch am Seeufer stehst und der silbrigen Scheibe des Vollmonds ein uneingeschränktes ‚Ja!‘ zurufst.

Es interessiert mich nicht, wo du wohnst oder wie reich du bist. Ich will wissen, ob du nach einer kummervoll durchwachten Nacht zermürbt und müde bis auf die Knochen aufstehen kannst, um das Notwendige zu tun, damit deine Kinder versorgt sind.

Es interessiert mich nicht, wen du kennst oder wie du hierher gekommen bist. Ich will wissen, ob du inmitten des Feuers bei mir ausharren wirst, ohne zurückzuweichen.

Es interessiert mich nicht, wo oder was oder mit wem du studiert hast. Ich will wissen, was dich von innen heraus trägt, wenn alles andere wegbricht.

Ich will wissen, ob du mit dir selbst allein sein kannst und ob du den, der dir in solch einsamen Momenten deines Lebens Gesellschaft leistet, wirklich magst."

Oriah Mountain Dreamer, Die Einladung

Kommunikation, die Verbindung schafft

„Der Respekt für andere entsteht aus der Anerkennung unserer Verbindung zu ihnen. Er erleichtert die zwischenmenschlichen Beziehungen und verbessert die Kommunikation."

Sogyal Rinpoche

Der achtsame Weg in die verbindende Kommunikation und Konfliktlösung baut auf guter Vorbereitung auf: Radikale Selbstannahme und Einfühlung in die Bedürfnisse des anderen sind dabei sehr hilfreich. Es ist ein Prozess der Achtsamkeit, der es uns ermöglicht, authentisch und effektiv für unsere Belange einzutreten. Er entspringt einer Haltung, die anerkennt, dass alle Menschen aus dem Versuch heraus handeln, ihre Bedürfnisse zu befriedigen, und dass ein harmonisches Miteinander nur gelingt, wenn die Bedürfnisse aller Beteiligten berücksichtigt werden.

Worte sind reine Energie in Aktion. Sie haben das Potenzial, dem Leben zu dienen und es zu nähren, sie können es aber auch gewaltig stören. Mit ihnen können wir Türen öffnen, aber auch Mauern errichten. Wenn mich z. B. an dem Verhalten eines anderen etwas nervt, dann ist das Einzige, was ich tun kann, mir selbst oder der anderen Person aufrichtig mitzuteilen, was mich gerade in diesem Augenblick bewegt. Wie fühle ich mich, was ist da lebendig und einzigartig? Ich lade mich selbst ein und gebe mir Zeit und Raum, das Einzigartige meiner inneren Welt zu erkunden … Vielleicht mache ich auch einem anderen auf diese Weise ein Geschenk, indem ich ihn einlade, teilzuhaben. Dabei geht es nicht darum, gut dazustehen, perfekt zu sein, alles im Leben richtig und nichts falsch gemacht zu haben. Es geht darum, sich in den Standpunkt des anderen hineinzufühlen und sich durch ehrlichen Austausch zu verbinden und letztlich gemeinsam das Lachen zu lachen und die Tränen zu weinen.

Es braucht zwar Mut und Vertrauen, sich zu zeigen, aber genau solche Momentaufnahmen sind oft die bewegendsten und zutiefst berührenden Erlebnisse, die als Geschenke unvergessen bleiben. Dieses Vertrauen und Teilhabenlassen ist tiefster Ausdruck von Menschsein und erfüllt gleichzeitig ein Urbedürfnis eines jeden Menschen. Wir werden schnell erkennen, dass das Leben einfacher wird, wenn wir weniger auf die Worte eines anderen hören, sondern vor allem die Sprache seines Herzens und seiner wirklichen Bedürfnisse im Blick haben. Denn oft sind die Strategien, die Menschen anwenden, um ihre Bedürfnisse zu befriedigen, recht anstrengend. Umwege und Unklarheiten führen dann oft zu spannenden Verstrickungen und Irrtümern.

Recht haben oder glücklich sein?

Ist der Kommunikationsfluss in dieser Weise intakt, fließt das Qi. Leben wird genährt. Verbindung und Fülle werden spürbar und treten in Form von Gesundheit und blühender Lebenskraft in die Sichtbarkeit. Das, was fließt, ist reine Lebenskraft. Damit Verbindung fließen kann, ist eine Haltung erforderlich, in der wir uns klar darüber sind, was wir wirklich wollen. „Willst du Recht haben oder glücklich sein?“ ist eine entscheidende Frage. „Willst du dich mit deinem Recht durchsetzen und das letzte Wort haben – oder strebst du nach Verbindung?“ Diese Frage kann jeder nur für sich selbst beantworten.

> „Das Spiel, das mir am meisten Spaß bringt, heißt: ‚Das Leben wunderbar machen.‘ Die meisten Leute spielen ‚Wer hat Recht?‘ und sie wissen nicht, dass es auch noch ein anderes Spiel gibt. ‚Das Leben wunderbar machen‘ können wir auch mit Leuten spielen, die ‚Wer

hat Recht?‘ gewöhnt sind – niemand wird das weiter spielen wollen, wenn er die Wahl hat.“

MARSHALL B. ROSENBERG

Wenn es uns gelingt, eine innere Haltung in Worte zu fassen und wahrhaftig auszudrücken, dann ist alles getan. So kann ein Fluss entstehen. Je mehr wir uns diesem Fluss anvertrauen und mit seinen Wellen fließen, umso mehr werden wir selbst zu einer Welle, die mit den anderen Wellen tanzt, sicher und aufgehoben im Fluss, getragen von einer Kraft, die weit über unseren Verstand hinausgeht. So lernen wir durch den Prozess der verbindenden Kommunikation, uns achtsam und effektiv für unsere Anliegen einzusetzen und die Beweggründe anderer tiefer zu verstehen. Die vier Aspekte, auf die wir dabei unsere Aufmerksamkeit richten – Beobachtung, Gefühle, Bedürfnisse und Bitten –, bilden die Basis für eine Haltung der Empathie: eine Empathie für meine Gefühle und Bedürfnisse und für die des anderen. So wird Kommunikation zu einer Wissenschaft und Kunst zugleich, die das Leben aller bereichern kann. Hier zeigt sich wie nirgendwo anders, wie weit Achtsamkeit und Bewusstheit im realen Leben praktiziert werden. Spiritualität findet hier ihre höchste Form der praktischen Anwendung.

Wir alle haben die gleichen Bedürfnisse, nur bei den Strategien unterscheiden wir uns. So ist es hilfreich, auf die eigenen Bedürfnisse und auf die des anderen zu schauen.

Sehr hilfreich ist es, diese Form der Kommunikation mit bewährten vier Schritten zu üben. Dabei bleibe ich zunächst ganz bei mir:

1. Was beobachte ich? (Was sehe und höre ich – ohne Wertung?)
2. Was für ein Gefühl nehme ich in mir wahr?
3. Was brauche ich gerade – wirklich? Welches Bedürfnis ist in mir gerade jetzt lebendig?
4. Ich spreche aus, was mir gerade jetzt „ganz wichtig“ ist!

Aus dem, was wir für uns jetzt als ganz wichtig empfinden, formulieren wir nun eine klare Bitte. Diese könnte als Einladung ausgesprochen werden, sodass der andere sich auch gesehen fühlt. Nun können wir uns gemeinsam darüber austauschen, wie wir eine Lösung finden, die unser beider Leben bereichert.

Wünsche in Worte kleiden

Wenn ich ein Bedürfnis habe und etwas bekommen möchte, ist es hilfreich, eine Forderung (Kannst du mal …!) tunlichst zu vermeiden. Bei einer Bitte werden die Bedürfnisse meines Gegenübers nach Selbstbestimmung und Wertschätzung gewürdigt. Eine Bitte ist eine Einladung, die dem anderen die Möglichkeit offen lässt, dazu Ja oder Nein zu sagen und das Gewünschte wirklich freiwillig zu tun. Es ist eine Einladung, einen Beitrag zu leisten und daran mitzuwirken, das Leben eines anderen leichter zu machen. Eine Haltung dieser Art drückt Sicherheit, Vertrauen und Kraft aus. Bitten bauen Brücken. Mit einer Bitte drücke ich in doppelter Hinsicht Wertschätzung aus. Ich traue dem anderen zu, meine Bitte tragen und erfüllen zu können. Ich baue auf sein Urbedürfnis, im tiefsten Inneren einen Beitrag leisten zu wollen, um mein Leben zu bereichern. Ich drücke mir selbst gegenüber Wertschätzung aus, indem ich es mir wert bin, um etwas zu bitten und einen Wunsch erfüllt zu bekommen. Eine beiderseitige Win-Win-Situation, die eine Brücke baut und Verbindung schafft.

Die Bitte sollte so klar formuliert sein, dass die angesprochene Person sie versteht und im „Jetzt" darauf reagieren kann. Eine Bitte ist nur dann eine Bitte, wenn sie einer Einladung gleichkommt, auf die der andere mit Ja oder Nein antworten kann. Wenn hinter ihr ausgesprochen oder unausgesprochen der Satz steht: Bist du damit einverstanden? Ist das so in Ordnung für dich?

Folgende Merkmale machen eine echte Bitte aus:

- Sie ist konkret und klar umrissen.
- Sie ist positiv formuliert.
- Sie ist „jetzt" umsetzbar.
- Sie ist ohne Druck oder Strafandrohung.
- Sie lässt dem anderen die Freiheit, Ja oder auch Nein zu sagen.

„Normalerweise können zwei Menschen einfach durch ihre Gegenwart miteinander kommunizieren. Wenn das fehlschlägt, sind Worte ein letztes Mittel. Setze deiner Liebe und deiner Kommunikation keine Grenzen."

Yogi Bhajan

Verborgene Kraftpotenziale mobilisieren

> „Wer etwas haben möchte, das er noch niemals hatte,
> muss wohl etwas tun, das er noch niemals tat."
>
> UNBEKANNT

Mit den folgenden Fragen möchte ich Sie ermutigen und inspirieren, sich bewusster mit Ihren Energiequellen zu beschäftigen. Finden Sie Antworten und treffen Sie mutig Entscheidungen, die Ihren Alltag verändern.

Wenn Sie spüren, dass Leben mehr sein könnte, dann haben Sie alle Werkzeuge in der Hand, um Veränderungen herbeizuführen. Vorher sind Sie jedoch aufgefordert, eine eindeutige Entscheidung zu treffen:

- Sind Sie bereit, innezuhalten?
- Sind Sie bereit, hinzuschauen?
- Sind Sie bereit, das, was Sie sehen, anzunehmen und zu akzeptieren?
- Sind Sie bereit für Heilung und Weiterentwicklung?
- Sind Sie jetzt wirklich bereit, eine Entscheidung zu treffen, die Ihr Leben verändert?
- Sind Sie bereit, Ihre Einsichten in Ihr Leben zu integrieren und in praktische Handlung umzusetzen?

Selbstakzeptanz und Vergebung

Ärger ist fast immer Ausdruck einer Unzufriedenheit mit sich selbst. Es kommt jedoch nur der der Einheit näher, der sich mit all seinen Stärken wie Schwächen, so wie er ist, annehmen kann. Akzeptanz schafft die Möglichkeit, sich selbst zu verändern und einen guten Umgang mit sich selbst zu finden. Wenn andere Sie ärgern oder Ihnen Vorwürfe machen, dann nehmen Sie auch dies nicht persönlich, sondern bedanken sich freundlich für diese wertvollen Hinweise, ohne sich auf destruktive Gespräche einzulassen oder sich weiter zu erklären. Üben Sie Gleichmut und verschwenden Sie keine weitere Zeit mit Menschen, die auf Sie projizieren. Was uns im Leben voranbringt, ist unsere Bereitschaft, uns selbst zu verändern. Jammern, klagen oder andere beschuldigen bringt da gar nichts. Im Gegenteil, der Widerstand, sich zu verändern, schlägt meist erst recht in Selbstmitleid, Opfermentalität und Schuldprojektion um.

Also begegnen Sie Ihren Schwächen mit Wohlwollen und erlauben Sie sich, so zu sein, wie Sie sind.

Stehen Sie offen zu Ihren Schwächen – wer Sie so, wie Sie sind, nicht annehmen kann, ist mit sich selbst nicht im Reinen. Spüren Sie die Wut auf sich selbst, halten Sie sie aus und zeigen Sie sich selbst, dass Sie damit umgehen können, indem Sie sie annehmen. Annehmen und Einverstandensein mit dem, was ist, ist eine große Herausforderung, besonders in schweren leidvollen Zeiten – doch sobald es gelingt, kehrt die Kraft zurück.

- Was ärgert mich an mir am meisten?
- Welche Menschen oder Situationen lassen mich genervt reagieren?
- Wie fühlt sich Ärger an und wo in meinem Körper spüre ich ihn?
- Wie reagiere ich auf Menschen, die mich ablehnen?
- Welche Kritik üben andere an mir?
- Wem kann ich nicht vergeben?
- Bin ich bereit zur Versöhnung?
- Gelingt es mir, das, was war und ist, so anzunehmen?
- Kann ich den Menschen verzeihen, die mir Schlechtes angetan haben?
- Kann ich mir selbst für Dinge verzeihen, die ich damals nicht besser wusste?
- Kann ich den Platz annehmen und akzeptieren, auf dem ich stehe, liebe, lebe, esse, arbeite?
- Kann ich meine Eltern, meine Vergangenheit, mein Schicksal annehmen und Ja dazu sagen?
- Worauf kann und konnte ich mich schon immer verlassen?
- Was hat immer gut in meinem Leben funktioniert?
- Kann ich die Stimme meines inneren Meisters wahrnehmen?
- Wann hatte ich das letzte Mal den Mut, spontan zu sein und etwas Neues und Unerwartetes zu tun?
- Wo würde ich gerne einmal spontan etwas Verrücktes machen und Dinge einfach mal ganz anders machen als sonst?

Die Kraft der Selbstliebe

In wunderbarer Weise brachte es die amerikanische Schriftstellerin Kim McMillen auf den Punkt, als sie kurz vor ihrem Tod zum Thema Selbstliebe das folgende (fälschlich oft Charlie Chaplin zugeschriebene) Gedicht verfasste:

> „Als ich mich selbst zu lieben begann, konnte ich erkennen, dass emotionaler Schmerz und Leid nur Warnung für mich sind, nicht gegen meine eigene Wahrheit zu leben. Heute weiß ich, das nennt man AUTHENTISCH SEIN.
>
> Als ich mich selbst zu lieben begann, habe ich verstanden, wie sehr es jemanden beschämt, ihm meine Wünsche aufzuzwingen, obwohl ich wusste, dass weder die Zeit reif noch der Mensch dazu bereit war, und auch wenn ich selbst dieser Mensch war. Heute weiß ich, das nennt man RESPEKT.
>
> Als ich mich selbst zu lieben begann, habe ich aufgehört, mich nach einem anderen Leben zu sehnen, und konnte sehen, dass alles um mich herum eine Einladung zum Wachsen war. Heute weiß ich, das nennt man REIFE.
>
> „Als ich mich selbst zu lieben begann, habe ich verstanden, dass ich immer und bei jeder Gelegenheit zur richtigen Zeit am richtigen Ort bin und dass alles, was geschieht, richtig ist – von da an konnte ich ruhig sein. Heute weiß ich, das nennt man SELBSTVERTRAUEN.
>
> Als ich mich selbst zu lieben begann, habe ich aufgehört, mich meiner freien Zeit zu berauben, und ich habe aufgehört, grandiose Projekte für die Zukunft zu entwerfen. Heute tue ich nur das, was mir Freude und Glück bringt, Dinge, die ich liebe und die mein Herz zum Lachen bringen, und ich tue sie auf meine eigene Art und Weise und in meinem eigenen Rhythmus. Heute weiß ich, das nennt man EINFACHHEIT.
>
> Als ich mich selbst zu lieben begann, habe ich mich von allem befreit, was nicht gesund für mich war – von Speisen, Menschen, Dingen, Situationen und von allem, das mich herunterzog und mich von

mir selbst entfernte. Anfangs nannte ich das gesunden Egoismus. Heute weiß ich, das ist SELBSTLIEBE.

Als ich mich selbst zu lieben begann, habe ich aufgehört, immer recht haben zu wollen, und seit dieser Zeit bin ich seltener im Irrtum. Heute habe ich erkannt, das ist BESCHEIDENHEIT.

Als ich mich selbst zu lieben begann, habe ich mich geweigert, weiter in der Vergangenheit zu leben und mich um die Zukunft zu sorgen. Jetzt lebe ich nur für den Moment, in dem alles geschieht. Heute lebe ich jeden Tag, Tag für Tag, und ich nenne es ERFÜLLUNG.

Als ich mich selbst zu lieben begann, erkannte ich, dass mein Verstand mich behindern und krankmachen kann. Als ich ihn jedoch mit meinem Herzen verband, wurde mein Verstand zu einem wertvollen Verbündeten. Diese Verbindung nenne ich heute HERZENSWEISHEIT.

Wir brauchen uns nicht länger vor Auseinandersetzungen, Konflikten und Problemen mit uns selbst oder anderen zu fürchten. Sogar Sterne kollidieren und aus ihrem Zusammenprall entstehen neue Welten. Heute weiß ich, DAS IST DAS LEBEN!"

KIM MCMILLEN

Authentizität und Wahrhaftigkeit

„Eigentlich bin ich ganz anders, ich komm nur so selten dazu."

SEBASTIAN BRETTSCHNEIDER

Mangelnde Authentizität ist eine der häufigsten Krankheitsursachen. Indem das, was lebendig ist, keinen Ausdruck findet, kommt es zu Blockaden, die sich über Symptome und langfristig über Krankheit entladen. Authentisch zu sein bedeutet, das, was lebendig ist, ohne Manipulation oder Zurückhaltung auszudrücken. Meine Wahrheit zu spüren und sie in Worte zu kleiden, gibt mir die Möglichkeit, mich in meinem Sosein zu zeigen. Dazu braucht es Mut und die Gewissheit, dass nichts an mir falsch ist. Ich bin umso authentischer, je klarer ich meine Gefühle und Bedürfnisse für mich selbst wahrnehmen kann und dann auch danach rede und handle.

- Traue ich mich, mich in Gefühle hineinzubegeben, sie auszuhalten und dann auch über Worte mutig auszudrücken?
- Was ist mir in meinem Leben wirklich wichtig, worauf kommt es mir an?
- Wo schlucke ich aus vielerlei Ängsten immer wieder die Dinge hinunter, die mich bewegen?
- Wo laufe ich vor klarer Kommunikation davon?
- Wer oder was blockiert mich in meinem Ausdruck oder engt meinen Raum wirklich ein?

Dankbarkeit und Demut

Wir alle sind Teil eines alles umfassenden Seins. Jedes Gefühl von Trennung ist letztlich geboren aus einer Illusion des Verstandes. Ich bin der, der du bist. Nicht aus dem Wissen heraus, dass wir alle miteinander verbunden sind, sondern aus der Bewusstheit und dem Gespür, dass dies so ist, kann es uns leichtfallen, unseren ökologischen Fußabdruck genauso gering zu halten wie z. B. unseren allgemeinen Konsum. Danke zu sagen und in jedem Moment Dankbarkeit zu spüren beweist, dass Sie bewusst sind und in einem Bewusstsein der Fülle unterwegs sind.

Indem ich Dankbarkeit und Demut fühle und ausdrücke, beweise ich damit, dass ich nicht im Mangel bin, sondern in der Fülle. Dankbarkeit ist einer der Schlüssel zu einem Leben in Fülle. Nur wenn ich sie wertschätzen kann, werde ich in Resonanz mit dem wirklichen Wert gehen. Dankbarkeit kann ich für das Geschenk jedes Augenblicks spüren, wenn ich nur meine Aufmerksamkeit darauf lege.

Wir Menschen schauen meist auf die fünf Dinge, die im Leben nicht funktionieren, und beachten unfairerweise nicht die tausend Dinge, die perfekt funktionieren. Eine Ignoranz, die uns möglicherweise einmal teuer zu stehen kommt: Finger, die sich bewegen, Beine, die uns tragen, Essen, Fahrzeug, Dach über dem Kopf. Eigentlich dürften wir nur noch lachend und voller überschießender Dankbarkeit durch die Tage tanzen. Vielleicht sollten wir uns öfter einmal diese Fragen stellen:

- Worüber bin ich froh und wofür bin ich dankbar?

- Woran kann ich mich erfreuen?
- Was habe ich im Leben alles geschafft und was kann ich alles?
- Wem in meinem Umfeld könnte ich häufiger einmal Danke sagen?
- Gibt es bei all dem Glück und all der Fülle eine Instanz, vor der ich mich in Demut verneigen würde?

Glaubenssätze und Überzeugungen

Unmerklich erschaffen unsere inneren Überzeugungen eine Realität mit einer Präzision, die erstaunlich ist. Es wird geliefert, was bestellt wurde. Überprüfen Sie doch einmal, welche dieser Überzeugungen bei Ihnen wirksam sind:

- Welche Glaubenssätze und festgefahrenen Überzeugungen begleiten mich Jahr für Jahr?
- Welches ist der häufigste Satz, den ich bei mir beobachte?
- Entspricht er wirklich der Wahrheit?
- Was macht es körperlich mit mir, wenn ich diesen Satz denke?
- Was wäre ich, wenn es diesen Satz nicht gäbe?
- Wo könnte ich stehen, wenn der umgekehrte positive Satz meinen Alltag bestimmen würde?

Visionen und Möglichkeitsräume

Träume und Visionen wollen aufrechterhalten und gelebt werden.

Verschiedene Möglichkeitsräume liegen jungfräulich vor uns und warten darauf, mutig gelebt zu werden.

Übung:

Hängen Sie eine 2 x 1 m große weiße Tapete an die Wand und malen Sie sie voller großer Kreise. Dann füllen Sie über einen Zeitraum von zwei Wochen die Kreise mit einem Stichwort über eine mögliche und von Ihnen gewünschte Zukunft aus, jeweils ein Stichwort zu einem „Möglichkeitsraum“. Gehen Sie der Frage nach, wie Ihr Leben aussehen könnte. Welche Möglichkeitsräume liegen vor Ihnen?

- Welche Visionen, welche Träume warten in mir darauf, gelebt zu werden?
- Wie lebensbejahend bin ich eigentlich – drückt sich dies in Mut aus? Habe ich Träume und Leidenschaften, für die es sich zu „sterben“ lohnt, für die ich jetzt aber noch leben will?
- Was will ich mit dem Rest meines Lebens anfangen?
- Welche Abenteuer, Ideen, Sehnsüchte, Fantasien will ich noch verwirklichen?
- Was hindert mich wirklich daran, es zu tun?
- Was bin ich auf diesen Reisen ins Unbekannte zu riskieren bereit?
- Bin ich bereit, von nun an mehr Aufmerksamkeit auf die vielen „Zufälle“ (Synchronizitäten) meines Lebens zu lenken und sie als Impulsgeber und Wendemarken auf meinem Weg anzuerkennen?

Denken Sie an Lieblingsfilme, an Menschen, die Sie bewundern, an Kindheitsträume usw. Lassen Sie sich 14 Tage Zeit, um die Kreise mit Möglichkeiten zu füllen, wie Ihr Leben weitergehen könnte. Gehen Sie mit diesen Gedanken ins Bett und stehen Sie mit diesen Gedanken wieder auf. Lassen Sie einen Kreis leer für die Möglichkeit, auf die Sie bisher nicht gekommen sind. Ein Kreis bekommt die Beschriftung „Alles weiter wie bisher“.

Nach 14 Tagen betrachten Sie die Kreise.

Nun schneiden Sie weiße, gleich große Kreise von ca. 30 cm Durchmesser aus und beschriften sie mit jeweils einem Stichwort von der Tapete. Dann legen Sie die Kreise auf den Boden mit der Schrift nach unten. Abermals lassen Sie sich nun 14 Tage Zeit, um sich barfuß auf die einzelnen Kreise zu stellen und in sich hineinzufühlen. Fühlen Sie intensiv und gehen Sie nach dem Ausschlussprinzip vor. Dort, wo Sie nicht gut und standfest stehen, oder dort, wo Sie gar nicht stehen wollen, sortieren Sie die Kreise aus, bis nur noch ein oder zwei Kreise übrig bleiben. Davon drehen Sie dann letztlich einen um.

Nun lassen Sie sich abermals 14 Tage Zeit, um sich in diese mögliche Zukunft hineinzufühlen. Passt das, ist dies das Leben, das Sie führen möchten? Sagt Ihr Herz zutiefst „Ja!!!“ zu diesem Leben? Versuchen Sie eine Bestätigung zu erfühlen. Kommt hier ein eindeutiges Ja, dann dürfen Sie loslassen, d. h. einfach alles wegwerfen und am besten jeden Anteil der Übung vergessen. Ab jetzt tun Sie nichts mehr. Denn jetzt wirkt die innerste Herzenskraft von ganz allein und Sie sind eingeladen, auf Synchronizitäten zu achten, die Sie wie bei einer Schnitzeljagd hin zu dieser Zukunft führen werden.

Partnerschaft

Die Ehe ist die höchste Form des Yoga, so sagte einmal Yogi Bhajan. Hier beweist sich, ob man die Lebensgesetze verstanden hat und anwenden kann. Es gibt kaum einen Menschen, auf den wir so viel projizieren wie auf unseren eigenen Partner.

„Wie man in den Wald hineinruft, so schallt es heraus." „Was ich säe, das werde ich ernten." Die Qualität der Partnerschaft hängt davon ab, was ich in sie an Achtsamkeit und Energie investiere.

- Wo ist mein Partner mein Spiegel, der mir meine eigenen Stärken, aber auch meine Unzulänglichkeiten zeigt?
- Wo ist er mir ein Lehrer, der mir Dinge voraus hat und mir etwas beibringen kann?
- Wo projiziere ich Dinge von mir auf den anderen? Was hat das, was täglich passiert, mit mir zu tun?
- Bin ich bereit, mir einmal in der Woche eine Stunde „Herzzeit" mit meinem Partner zu nehmen (jeder erzählt dreißig Minuten von sich selbst und seinen Gefühlen und der andere hört ausschließlich zu, ohne zu kommentieren oder zu bewerten)?

Lieben und Lachen

Freude, Entzücken, Leidenschaft, Faszination und Begeisterung sind die stärksten Energiequellen, die wir als Menschen haben. Nichts stärkt mehr und macht schneller gesund als ein leichtes und frohes Herz. Nicht umsonst ist Lachen die beste Medizin. Begeisterung ist Gehirndünger, da sogenannte neuroplastische Transmitter freigesetzt werden. Diese lösen

Selbstheilungsprozesse aus und sorgen dafür, dass Informationen tiefer verankert werden. Mit Begeisterung sind außergewöhnliche Lernerfolge und Heilerfolge möglich.

- Wann habe ich zuletzt laut gelacht – wann hat mein Herz zuletzt gelacht und laut Juchu gerufen?
- Wann habe ich zuletzt mit offenem Herzen gefühlt, gedacht und gesprochen?
- Was versetzt mich immer wieder in Erstaunen und Verzückung?
- Wann durfte ich das letzte Mal Liebe spüren?

Lust an Lebendigkeit

In der präsenten Wahrnehmung zu sein, was in uns vorgeht, ohne direkt einzusteigen und zu werten oder gar zu denken, ist erstaunlich spannend. Wer sich auf dieses Abenteuer einlässt, steht mitten im JETZT und wird mit einem lebendigen Prickeln (fast so, wie frisch verliebt sein) belohnt.

- Wie fühlt es sich an, Beobachter meiner eigenen Lebendigkeit zu sein?
- Was teilen meine Sinne mir mit?
- Was löst dies gerade jetzt in mir aus?
- Was spüre ich, wenn ich mich jetzt beobachte?
- Spüre ich eine Lust, mehr von dieser Lebendigkeit zu erfahren?

Die Angst, Nein zu sagen

Die Angst ist eine der stärksten Gegenspielerinnen des Vertrauens – aber auch eine grundlegende Emotion des Menschseins. Früher sicherte die Angst unser Überleben, sorgte dafür, dass wir im richtigen Moment in der Höhle blieben und so nicht von Wölfen oder Säbelzahntigern gefressen wurden. Unsere heutigen Ängste sind unbestimmter geworden. Engere Lebensräume und die Gefahren modernster Technik konfrontieren uns zunehmend mit unüberschaubaren Herausforderungen verschiedenster Art. Dadurch geraten wir in immer erdrückendere Lebensumstände, Unruhe, Phobien und Panikattacken nehmen erheblich zu. Wir reagieren meist mit Rückzug und einem Sichzusammenziehen, um äußeren Bedrohungen möglichst wenig Angriffsfläche zu bieten. Doch wer sich aufgrund übermäßiger Angst verkriecht oder auf Flucht setzt, verstärkt sie erfahrungsgemäß und macht sie zum ständigen Begleiter. Wir sind eingeladen, die Angst anzunehmen als Teil von uns, in sie hineinzugehen und sie auszuhalten. Die Lösung liegt im Anzünden eines Lichts, nicht darin, der Finsternis Widerstand zu leisten. Keine Angst vor einem „Nein!"

Oft passiert es, dass wir keinen Mut finden, um ein klares „Nein" oder „Halt! Stopp!" auszusprechen, wenn uns etwas nicht passt. Schnell machen wir gute Miene zum besonderen Spiel und sagen „Ja", obwohl wir eigentlich „Nein" sagen wollen. Das kostet Kraft.

Woran liegt das und wovor fürchten wir uns, wenn wir nicht dem Ausdruck verleihen, was wir in uns spüren? Haben wir Angst vor der Reaktion des anderen? Könnte er wütend werden und damit unser Bedürfnis nach Harmonie stören? Fürchten wir, abgelehnt zu werden oder gar einen Freund zu verlieren? Oder haben wir Angst vor unseren Schuldgefühlen, weil wir glauben, dass wir für die Gefühle und Bedürfnisse des anderen die Verantwortung mittragen?

Ein „Nein" ist immer ein „Ja" zu etwas anderem und dies kann auch formuliert werden, indem ich meine Bedürfnisse mitteile und so zum Ausdruck bringe, dass das, was mir im Moment wichtig ist, den anderen nicht verletzt. Genauso verhält es sich umgekehrt. Bekomme ich ein „Nein", so hat das oft gar nichts mit mir zu tun. Wenn es mir gelingt, authentisch zu bleiben, dann bleibt auch die Kraft bei mir.

- Wann hatte ich das letzte Mal eine Situation, wo ich Angst hatte, „Nein" zu sagen?
- Was hat mich daran gehindert, „Stopp" zu sagen?
- Wovor habe ich Angst und was könnte schlimmstenfalls passieren?
- Wo in meinem Leben tauchen immer wieder Zweifel und Ängste auf?
- Was bedeutet für mich Zweifel?
- Wie fühle ich mich, wenn ich zweifle oder Angst habe?
- Wo und woran zweifle ich in meinem Leben nicht, wovor habe ich keine Angst?
- Worauf kann und konnte ich mich schon immer verlassen?
- Was hat immer gut in meinem Leben funktioniert?

- Kann ich die Stimme meines inneren Meisters wahrnehmen?
- Wann hatte ich das letzte Mal den Mut, spontan zu sein und etwas Neues und Unerwartetes zu tun?
- Wo würde ich gerne einmal spontan etwas Verrücktes machen und Dinge einfach einmal ganz anders machen als sonst?

Vertrauen

Vertrauen in die Realität und dass alles so richtig ist, wie es ist, erleichtert unser Leben. Wir sind eingeladen, der Kraft in uns Vertrauen zu schenken und in jedem Moment aus ihr zu schöpfen. Diese Kraft habe ich oben Lächeln, Sonne, höhere Instanz, Gott oder auch inneren Meister genannt. Diese göttliche Kraft in mir wirkt, wenn ich ihr vertraue und es zulasse. Die Ergebnisse:

- Leichtigkeit und eine große Portion Humor
- Mut und Spontaneität
- das sichere Gefühl für den richtigen Zeitpunkt
- die Kraft, meinen Weg zu finden, zu gehen und auf ihm zu bleiben
- der Mut, wahrhaftig und authentisch zu sein
- Kreativität und schöpferische Entfaltung
- Demut, Hingabe und Mitgefühl
- Respekt und Dankbarkeit
- das Vertrauen, Neues auszuprobieren
- Wissen, Erkenntnis und Weisheit
- das Vertrauen, dass das Beste noch kommt

Respekt und Toleranz

Die goldene Regel des Weltethos lautet: „Was du nicht willst, dass man dir tu, das füg auch keinem anderen zu.“ Oder: „Was du willst, dass man dir tu, das tu auch für die anderen.“ Die Wertschätzung und Toleranz, die wir uns am meisten von anderen wünschen, sollten wir bewusst anderen geben – das erleichtert das Leben, bringt Freude und fördert die Kraft.

- Welche Beispiele fallen mir aus meinem Leben ein, die die goldene Regel bestätigen?
- Wem könnte ich für sein „Sein“ mehr Respekt zollen?
- Wo könnte ich Toleranz üben?

KAPITEL 7

Das Leben in seiner Gesamtheit berühren

„Der Geist, der an nichts haftet,
wird weit wie der Himmel, in welchem die Wolken vorbeiziehen.
Eine große, innere Freiheit verwirklicht sich."

LAO-TZU

Wege in die Kraft

Meditationstechniken, Atem- und Körperübungen lehren uns in erstaunlich leicht nachzuvollziehender Weise, mit dem Augenblick in Verbindung zu gehen und die Kraft der Stille zu spüren. Wir halten inne, um uns selbst zu spüren und unsere Sinne zu schärfen – nach innen wie nach außen. Auf diese Weise verfeinern wir unsere Schwingungsfrequenz und erhöhen unsere Achtsamkeit und Präsenz. Dies wiederum lässt uns tiefer eintauchen in das, was ist. So lassen wir uns ein auf ein Üben der leidenschaftlichen, staunenden Hingabe an das Leben. Eine Hingabe, in der wir „sein lassen". Körper, Gefühle und Gedanken entspannen sich in der pulsierenden Präsenz des Augenblicks. Es ist ein Weg zur Erfahrung der höchsten Wahrheit, der unser gesamtes sinnliches, emotionales und intellektuelles Potenzial mit einbezieht und uns immer deutlicher spüren lässt, was und wer wir wirklich sind.

Um uns selbst besser wahrzunehmen, hat unser System vielerlei Werkzeuge entwickelt. Da ist der Verstand, da sind die Sinne, da ist eine Instanz, mit der wir uns selbst beobachten und immer wieder staunend Zeuge von all dem, was da in uns lebendig ist, sein können.

Die äußere Welt des Rajas und Tamas, d. h. das „Hin-und-Hergeworfensein" zwischen Überaktivität und Trägheit, lenkt uns vom Wesentlichen ab, ebenso wie all die Informationskanäle, die uns zur Verfügung stehen und uns ständig überfluten und überfordern.

Unser System ist auf diese unglaubliche Menge an Überforderung in der Welt des „Zu-viel-von-allem" nicht ausgelegt. Daher brauchen wir ein Innehalten, um uns zu spüren. Damit das Leben uns berühren kann, brauchen wir das Eintauchen in den Augenblick, den Moment, in dem das Leben stattfindet.

Doch dies ist inzwischen gar nicht mehr so einfach. Der Verstand ist zu einem hämmernden Uhrwerk geworden, das kaum noch abzustellen ist. So ist es hilfreich, auf Techniken zurückzugreifen, die uns helfen können, Inhalt und Gegenwärtigkeit wieder zu spüren. Hier haben die asiatischen Traditionen sehr viel Wertvolles hervorgebracht. Beruhend auf der Grundüberzeugung der drei östlichen Religionssysteme (Buddhismus, Hinduismus und chinesische Weisheitsreligionen) ist das Ungreifbare, das unser Verstand nicht fassen kann und das von vielen Gott genannt wird, nicht außerhalb von uns, sondern in uns. „Gott ist nicht außerhalb von dir, sondern er ist wie alles andere auch in dir. Finde und spüre Gott in dir", so heißt es in den Schriften. Über die Jahrtausende haben daher die Religionsstifter ebenso wie ihre Anhänger Wege gesucht, um in das Selbst einzutauchen und dort in Verbindung zu gehen mit dem Absoluten und Unteilbaren. Die Techniken sind in allen östlichen Ländern und Kulturen unterschiedlich, aber sie führen letztlich wie Bäche und Flüsse alle in das gleiche Meer. „Je tiefer wir in uns eintauchen, desto lauter hören wir eine wahrhaft göttliche Musik", so Douglas Harding, einer der großen Religionsforscher. Er beschreibt jede der großen Weltreligionen als ein Organ eines riesigen lebendigen Organismus, der als solcher unteilbar ist. Die im ersten Klang scheinbar nicht übereinstimmenden Töne ergeben im Laufe der Zeit eine Symphonie, die immer mehr zu einer göttlichen Komposition verschmilzt, je tiefer man in das Herz der einzelnen Religion eintaucht. So ist es nicht wichtig, aus welcher Kultur die nun beschriebenen Techniken stammen. Wichtig ist nur, dass sie uns helfen, den Alltag loszulassen, und uns den Weg bereiten in ein verzückendes Abenteuer. Alle diese Techniken sind Teil der Praxis der Meditation. Es sind Meditationsübungen, die unterschiedliche Intentionen und Ausrichtungen haben. Probieren Sie, was zu Ihnen passt und für Sie persönlich funktioniert.

In der Ruhe liegt die Kraft

Die Qualität unseres täglichen Befindens in einem schnelllebigen, häufig stressigen Umfeld hängt in erheblichem Maß von unserer Fähigkeit ab, gelegentlich, oder besser regelmäßig, Zeit für uns selbst, für Ruhe und Besinnung zu finden. Die heilende und zugleich aufbauende Kraft der Stille, die wir in solchen Momenten erfahren, war zu allen Zeiten in allen Kulturen bekannt. Ausgerechnet heute, wo wir diese Zeit des Aufladens nötiger denn je brauchen, scheinen solche Entspannungsrituale weitgehend vergessen zu sein. Erst seit wir in letzter Zeit mit der Erforschung von Entspannungsmethoden begonnen haben und sich ihre vielfältigen positiven, gesundheitlichen Auswirkungen wissenschaftlich belegen lassen, greifen immer mehr Menschen auf dieses uralte Wissen um die Kraft der Ruhe und Stille zurück. Durch eine Vielzahl unterschiedlicher Körper- und Atemtechniken vor allem aus dem tibetischen und indischen Raum lassen sich innere Kraftquellen anzapfen, unbekannte Bewusstseinsebenen kennenlernen und neue Dimensionen der Wahrnehmung dessen erschließen, was verborgen in uns schlummert. Diese Techniken sind je nach Zielsetzung recht unterschiedlich, doch ist die Intention immer gleich: die Meditation, d. h. die temporäre gedankliche Ablösung von der Umgebung, das Loslassen des Alltags und das Sichversenken im eigenen Sein (der eigenen Sonne mit ihren unterschiedlichen Schichten).

In der Meditation beruhigt sich der unaufhörlich arbeitende Verstand und wir werden für die angenehmen Schwingungen der Stille empfänglich, der wir zuvor – weil abgelenkt – keine Aufmerksamkeit schenken konnten. Hier tanken wir Kraft, hier harmonieren die Energieprinzipien, hier findet Ausgleich auf höchster Ebene statt. So kann bereits eine zwanzigminütige Meditation im Körper den gleichen Regenerationseffekt auslösen wie vier bis sechs Stunden Schlaf.

Je tiefer wir in uns selbst vorstoßen, um dort neue Bereiche unseres Ichs zu entdecken, umso stärker fühlen wir unsere Verbundenheit und Einheit mit der Natur, mit dem „Alles-was-ist" (Gott). Wir nähern uns in der Meditation unserem tiefsten Ich, dem Zentrum aller Kraft und allen Glücks. Nutzen wir unser „Selbst" und die in uns vorhandene Kraftquelle, dann können wir uns jederzeit mit neuer Energie aufladen. Gleichzeitig erfahren wir Momente höchster Fülle, gelangen zu tiefer Ruhe, Entspannung und innerem Frieden. Begreifen wir diese tief verborgene, innere, ordnende Kraft, wächst daraus Erkenntnis über uns und unsere Stellung im Universum. Indem wir uns selbst einordnen können und dadurch einen Überblick gewinnen, werden unbedeutende Dinge bedeutungslos, und ein Gefühl von Gelassenheit und grenzenlosem Vertrauen in die Kräfte der Natur erwächst.

Rückzug – Die Verabredung mit mir selbst

Indem wir über die Meditation unser Selbst neu entdecken und ein erweitertes Bewusstsein für unsere körperlichen und emotionalen Funktionen entwickeln, stärken wir auch die Kraft unserer Intuition. Die Intuition ist die eigentliche Quelle des Fortschritts und der Weiterentwicklung. Es ist die Stimme der Natur, der Schöpfung, aus ihr sprudelt unser natürliches Wissen, sie ist die eigentliche Kraft, die uns zum Guten lenkt.

Für diesen Weg nach innen muss der Kontakt zu unserer Quelle aufrechterhalten und geschult werden. So wie sich der Geist morgens bereits mit dem Klingeln des Weckers nach außen richtet, muss ihm mehrmals täglich die Möglichkeit geboten werden, sich nach innen zu richten, die äußerlichen Sinne abzudunkeln und Kontakt mit der Quelle aufzunehmen und so lange wie möglich zu halten. Dann gelingt es uns, Entscheidungen tugendhafter, vernünftiger und im göttlichen Sinne „richtiger" zu treffen. So wird es uns möglich, besonders in Extremsituationen ungeahnte innere Kräfte zu wecken und diese psychisch wie physisch umzusetzen.

Werden diese Zusammenhänge erkannt, finden wir zu einer Ausstrahlung, die von innerem Frieden und Glück geprägt ist, das heißt von Harmonie mit der Natur. Diese Harmonie wird sich schnell auch um uns herum ausbreiten. Damit werden sich automatisch die Beziehungen zu anderen Menschen positiv verändern, und neue Menschen, die sich in ähnlicher Weise weiterentwickeln, werden sich von uns angezogen fühlen.

Kraft und Zauber der Atmung

Die Menschheit atmet seit Anbeginn der Zeit, doch erst in jüngster Zeit haben wir begonnen, die tiefgreifende Bedeutung dieses grundlegenden Aktes für unsere Gesundheit zu verstehen.

Die Nase ist mehr als nur ein Geruchssinn. Sie dient auch als Tor zur optimalen Atmung.

In der tibetischen Medizin ist das richtige Atmen entscheidend für geistige und körperliche Gesundheit. Alle alten Lehren, die von tibetischen Mönchen bewahrt und praktiziert werden, führen uns auf eine faszinierende Reise der Selbstentdeckung über die Kunst des beobachtenden Atmens. Die Mönche nutzen die achtsame und authentische Atmung, um uns in die tiefen Geheimnisse des bewussten und beobachtenden Atmens einzuführen. Dieses Wissen, das sowohl erfrischend als auch verzaubernd ist, zeigt uns, wie wir spezielle Atemtechniken nutzen können, um gerade in stressigen Zeiten zu tiefer Selbstwahrnehmung und innerer Ruhe zu finden.

Ein Kernbestandteil dieser Praktiken sind die speziellen Vagusflow-Übungen, eine von tibetischen Lehrern entwickelte Technik, die unsere emotionale Resilienz stärkt und unsere psychische sowie physische Gesundheit verbessert. Diese Übungen, tief verwurzelt in der tibetischen Tradition, helfen uns, Stress zu reduzieren, und fördern eine achtsame Verbindung zwischen Herz und Verstand. Durch diese Verbindung erreichen wir eine tiefere Selbsterkenntnis und entwickeln eine nachhaltige Selbstliebe.

Die Lehre der tibetischen Mönche bietet uns nicht nur eine Methode zur Stressbewältigung, sondern auch einen Weg, unsere Lebensqualität grundlegend zu verbessern. Sie lehrt uns, wie wir durch die gezielte und bewusste Kontrolle unserer Atmung das volle Potenzial unseres Körpers und Geistes ausschöpfen können. Diese Techniken sind besonders wirksam, da sie uns ermöglichen, in jedem Moment präsent zu sein und auf diese Weise ein ausgeglichenes und harmonisches Leben zu führen. Durch die Verbindung von Atem und Bewusstsein öffnen wir die Türen zu einem tiefen Verständnis unseres inneren Selbst und legen den Grundstein für eine dauerhafte innere Ruhe und Lebensfreude.

Neueste Forschungsergebnisse zeigen, dass die Nasenatmung eine Vielzahl von gesundheitlichen Vorteilen bietet, die weit über das hinausgehen, was wir uns bisher vorstellen konnten. Einige Schlüsselaspekte sollen nachfolgend kurz erläutert werden:

1. **Luftfilterung und Befeuchtung:** Die Nase fungiert als natürlicher Luftfilter, der Schadstoffe, Staub und Krankheitserreger abfängt. Gleichzeitig befeuchtet sie die eingeatmete Luft, was besonders wichtig ist, um die empfindlichen Gewebe der Atemwege zu schützen.
2. **Stickoxidproduktion:** Die Nasennebenhöhlen produzieren Stickoxid, eine Verbindung, die nachweislich die Durchblutung fördert, Entzündungen reduziert und die Sauerstoffaufnahme in den Zellen verbessert. Durch die Nasenatmung gelangt dieses lebenswichtige Molekül in unsere Atemwege und unterstützt so zahlreiche physiologische Prozesse.
3. **Regulierung des Kohlendioxids:** Die Arbeit des Atemforschers James Nestor zeigt, dass die Nasenatmung dazu beiträgt, das optimale Gleichgewicht von Sauerstoff und Kohlendioxid im Körper aufrechtzuerhalten. Ein angemessener CO_2-Spiegel ist entscheidend für die Regulation des pH-Wertes im Blut und spielt eine Schlüsselrolle bei der Aufrechterhaltung des chemischen Gleichgewichts im Körper.
4. **Stressreduktion und Entspannung:** Durch die Aktivierung des parasympathischen Nervensystems trägt die Nasenatmung dazu bei, Stress abzubauen und Entspannung zu fördern. Nestors Forschung legt nahe, dass bestimmte Atemtechniken, die auf der Nasenatmung basieren, eine direkte Auswirkung auf unsere psychische Gesundheit haben können, indem sie Angstzustände verringern und das Wohlbefinden steigern.

Die Erkenntnisse der neuesten Forschung verdeutlichen, dass die Nasenatmung nicht nur ein automatischer Vorgang ist, sondern ein komplexer Mechanismus, der tiefgreifende Auswirkungen auf unsere Gesundheit und unser Wohlbefinden hat. Indem wir uns der Bedeutung einer bewussten Nasenatmung bewusst werden und entsprechende Atemtechniken in unseren Alltag integrieren, können wir ein tieferes Verständnis für unseren Körper entwickeln und unsere Gesundheit auf vielfältige Weise fördern.

Die richtige Atmung, insbesondere durch die Nase, spielt eine zentrale Rolle für die körperliche und geistige Gesundheit. Die Nasenatmung ist nicht nur eine grundlegende biologische Funktion, sondern auch ein wesentliches Element für das allgemeine Wohlbefinden. Die richtige Nasenatmung hat vielfältige positive Wirkungen:

- **Optimierung der Sauerstoffaufnahme:** Die Atmung durch die Nase ermöglicht eine effizientere Sauerstoffaufnahme im Vergleich zur Mundatmung.
- **Filterung der Luft:** Die Nase filtert, befeuchtet und erwärmt die eingeatmete Luft, was das Atmen erleichtert und gesünder macht.
- **Produktion von Stickoxid:** In den Nasenwegen wird Stickoxid produziert, das eine Erweiterung der Blutgefäße bewirkt und die Sauerstoffversorgung im Körper verbessert.
- **Verbesserung der Lungenfunktion:** Regelmäßige Nasenatmung trägt zur Steigerung der Lungenfunktion und Atmungseffizienz bei.
- **Reduzierung von Schnarchen und Schlafapnoe:** Nasenatmung kann das Risiko von Schnarchen und Schlafapnoe signifikant verringern.
- **Steigerung der sportlichen Leistung:** Sportler profitieren von der Nasenatmung durch verbesserte Leistungsfähigkeit und Ausdauer.
- **Regulierung des Blutdrucks:** Das durch die Nasenatmung freigesetzte Stickoxid trägt zur Regulierung des Blutdrucks bei.
- **Stärkung des Immunsystems:** Immunsubstanzen in der Nase können helfen, Krankheitserreger abzuwehren und das Immunsystem zu stärken.
- **Verbesserung der Gehirnfunktion:** Eine verbesserte Sauerstoffversorgung des Gehirns unterstützt kognitive Funktionen und die geistige Klarheit.
- **Reduzierung von Stress:** Langsames und tiefes Atmen durch die Nase kann helfen, den Stresspegel zu senken.
- **Erhaltung der Zahngesundheit:** Die Nasenatmung schützt vor Mundtrockenheit und damit verbundenen Zahnproblemen.
- **Vermeidung von Atemwegserkrankungen:** Regelmäßige Nasenatmung kann das Risiko für Erkrankungen der oberen Atemwege reduzieren.
- **Verbesserung der Verdauung:** Eine entspannte Körperhaltung durch Nasenatmung kann die Verdauung fördern.
- **Gleichgewicht des Nervensystems:** Die Nasenatmung unterstützt die Balance zwischen Sympathikus und Parasympathikus.
- **Unterstützung der Sprachentwicklung:** Eine gesunde Atmung ist wichtig für die Sprachentwicklung, besonders bei Kindern.

- **Verbesserung der Konzentration:** Die Nasenatmung kann die Konzentrationsfähigkeit steigern.
- **Reduzierung von Allergien und Asthma:** Symptome von Allergien und Asthma können durch regelmäßige Nasenatmung gelindert werden.
- **Harmonisierung des Schlafs**: Eine verbesserte Atmung während des Schlafs trägt zu einem erholsameren Schlaf bei.
- **Verbesserung der Gesichtsstruktur:** Langfristige Nasenatmung fördert eine positive Entwicklung der Gesichtsstruktur, besonders bei Kindern.
- **Förderung der allgemeinen Gesundheit und des Wohlbefindens:** Insgesamt trägt die Nasenatmung zu einer Verbesserung der Lebensqualität und des gesundheitlichen Wohlbefindens bei.

Durch die umfassende Betrachtung der zahlreichen Vorteile der Nasenatmung wird deutlich, wie wesentlich diese natürliche Atmungsform für die Erhaltung und Förderung der Gesundheit ist.

In der tibetischen Medizin und im tibetischen Buddhismus gibt es verschiedene Atemtechniken, die darauf abzielen, den Geist zu beruhigen, den Körper zu heilen und spirituelles Wachstum zu fördern. Zwei wichtige Atemtechniken sind die neunfache Reinigungsatmung (Lung gom) und die Tummo-Atemtechnik.

Neunfache Reinigungsatmung (Lung gom)

Diese Technik wird häufig praktiziert, um den Geist zu klären und die energetischen Kanäle (Lung oder Prana) zu reinigen. Sie beinhaltet drei Phasen des Atems, wobei jede Phase dreimal durchgeführt wird:

- **Erste Phase:** Man atmet durch das rechte Nasenloch ein, indem man das linke Nasenloch zuhält, und atmet dann durch das linke Nasenloch aus, indem man das rechte Nasenloch zuhält. Dies wird dreimal wiederholt und soll negative Energie aus dem linken Kanal entfernen.
- **Zweite Phase:** Das Ein- und Ausatmen erfolgt umgekehrt: Einatmen durch das linke Nasenloch (das rechte Nasenloch zuhalten) und Ausatmen durch das rechte Nasenloch (das linke Nasenloch zuhalten). Auch dies wird dreimal durchgeführt und reinigt den rechten Kanal.

- **Dritte Phase:** Man atmet durch beide Nasenlöcher ein und aus, was dazu dient, den zentralen Kanal zu reinigen und das allgemeine Energiegleichgewicht wiederherzustellen.

Tummo-Atemtechnik (inneres Feuer)

Tummo, was wörtlich „inneres Feuer“ bedeutet, ist eine fortgeschrittene Technik, die darauf abzielt, körperliche und geistige Energie zu erzeugen und zu kontrollieren. Die Praxis kombiniert Atemtechniken mit visueller Meditation und kann intensive Wärme im Körper erzeugen:

- Man beginnt mit einer tiefen Einatmung und hält dann den Atem an der Basis des Bauches, um die innere Energie oder Hitze zu konzentrieren.
- Während des Atemanhaltens visualisiert der Praktizierende, wie ein Feuer im unteren Bauchraum entfacht wird, das sich langsam ausbreitet und Wärme im ganzen Körper erzeugt.
- Die ausgeatmete Luft wird langsam und kontrolliert freigegeben, um die innere Hitze und Energie zu erhalten und zu verstärken.

Diese Techniken sind tief in den spirituellen Praktiken des tibetischen Buddhismus verwurzelt und sollen nicht nur die körperliche Gesundheit, sondern auch die spirituelle Entwicklung fördern. Sie werden traditionell unter Anleitung eines erfahrenen Lehrers praktiziert, da sie fortgeschrittene Konzentration und Kontrolle erfordern.

Worte und Klänge als Türöffner und Feldbereiter

Alles in der Natur ist letztlich reine Schwingung. Jede Schwingung hat einen Klang, auch wenn er für unser Ohr zunächst nicht hörbar ist. Dieser innere Klang, der fein und überall präsent ist, ist der direkte Ausdruck des Absoluten. Auf diesen Klang zu meditieren führt zu einem Strom, der das Bewusstsein zur Ausdehnung zieht. Mantras sind Klänge und Worte, die den Geist einstellen und lenken. „Man“ bedeutet Geist und „tra(-ng)“ ist die Welle bzw. die Bewegung des Geistes. Im Sanskrit bedeutet es wörtlich „den Geist aus Leiden und Krankheit erretten". Wenn wir ein Mantra laut rezitieren, spüren wir sofort eine Wirkung auf mehreren Ebenen: durch die Stimulation der Meridianpunkte im Mund, durch den Rhythmus und durch die Kraft der Bedeutung der Worte. Wird ein Mantra korrekt rezitiert, aktiviert es bestimmte Areale des Nervensystems und des Gehirns und verändert das Schwingungsniveau des Körpers. Die Art der Wahrnehmung und die eigenen energetischen Fähigkeiten verlagern sich. Mantras sind reine essenzielle Energie des Klangs. Deshalb ist das Rezitieren eines Mantras eine Art, sich mit spezifischen subtilen Energien in Verbindung zu setzen und diese zu verändern. Viele Religionen, vor allem Hinduismus und Buddhismus, benutzen die Energie von Mantras, um Körper und Geist zu harmonisieren und ggf. auf ein spirituelles Ziel auszurichten. Es kann aber auch in der Stille in Gedanken wiederholt werden.

Mantras gehen auf eine uralte Wissenstradition zurück, die aus Indien stammt. Die alten Inder wussten um die Wirkung bestimmter Klänge auf Körper und Geist und haben dieses Wissen über Jahrtausende hinweg lebendig erhalten. Die Tiefenmeditation macht sich dieses Wissen zunutze. So wie in der kleinen Eichel bereits die gesamte Information zur Entstehung einer großen Eiche enthalten ist, so ist in der menschlichen Eizelle ein Universum voller Möglichkeiten angelegt, die sich nach und nach auf allen Ebenen entfalten. In dem Bewusstseinsbereich, der uns zugänglich ist, erfahren wir Abstufungen. Je tiefer wir uns versenken, desto mehr nähern wir uns der Sonne, der Mitte, dem Zentrum des Seins.

Das eigentliche „Kunststück" besteht darin, die Meditation absichtslos zu gestalten, denn nur so kann sich der Raum tieferer Schichten öffnen. Der Bogenweg des Zen beschreibt es in der Kunst des Bogenschießens am treffendsten: „Die Zielscheibe steht dem Ziel im Weg." Wenn wir den Bogen spannen, ist das Loslassen der Sehne das Ritual, auf das es ankommt, nicht das Ziel. Im Bereich darunter liegt das Unterbewusstsein. Dort sind all die Schichten, die uns nicht bewusst zugänglich sind. Mit jeder Absicht schaffen wir neuen Stress und verursachen eine Verkrampfung in unserem Nervensystem. Mithilfe der tiefen Mantrameditation rufen wir dort eine tiefe Ruhe hervor und geben dem Nervensystem so die Möglichkeit, diese Verkrampfungen aufzulösen.

Bei der Mantrameditation arbeiten wir mit der natürlichen Tendenz des Geistes, sich immer angenehmeren Bereichen zuzuwenden. Wir wissen, dass es sich angenehmer anfühlt, wenn wir tief konzentriert sind, als wenn wir uns oberflächlich verhalten. Je tiefer wir in die Konzentration gehen, desto besser fühlt es sich an und desto mehr Ruhe fühlen wir. Nun wissen wir aber, dass unser Unterbewusstsein eine Barriere darstellt, die nicht so leicht zu überwinden ist. Wir können uns nicht tiefer als tief konzentrieren. Um diese Schwelle zu überwinden, brauchen wir eine Art „Fahrzeug" – das Mantra.

Ein Mantra ist wie ein Gebet, Energie in Aktion. Es beeinflusst das Innere wie das Äußere. Die hingebungsvolle, monotone Wiederholung bestimmter Klangworte schafft die Form, die das Selbst annehmen wird. Sie ist wie ein Weg, den man geht, vertrauend darauf, dass er an ein Ziel führt, zugleich aber ohne die Absicht, es erreichen zu müssen.

Heilende Mantras im tibetischen Buddhismus

Om Mani Padme Hum

Om Mani Padme Hum ist das universelle Mantra der Liebe und des Mitgefühls und wird Avalokiteshvara, dem buddhistischen Bodhisattva des Mitgefühls und Schutzpatrons Tibets, zugeordnet. Es steht für die Zusammenfassung der 84.000 Lehrreden des Buddha. Bereits im 5. Jahrhundert soll es nach Tibet gelangt sein. Es ist das meistrezitierte Mantra des Buddhismus und die Quelle allen Wissens und aller Errungenschaft.

Om Mani Padme Hum heißt wörtlich: „O du Juwel in der Lotusblüte." Die Worte tragen eine tiefe Bedeutung in sich, die im Singen oder Rezitieren des Mantras spürbar wird. Das Mantra reinigt und öffnet den Geist für die Liebe und das Mitgefühl, lüftet und befreit uns von dem Schleier, der unseren Geist verhüllt, führt zur Erkenntnis und Erleuchtung und zur Befreiung aller Lebewesen aus dem Kreislauf von Leben und Wiedergeburt.

Avalokiteshvara bedeutet so viel wie „der gütig herabschauende Herr des Dharma". Avalokiteshvara gehört zur Lotosfamilie und versprach Buddha Shakyamuni, im Daseinskreislauf zu bleiben und zu helfen, bis alle Wesen im Universum erleuchtet sind.

- **Aussprache:** Aum Mani Peme Hung
- **Wirkung:** Das Mantra unterstützt die Wunscherfüllung und die spirituelle Verwirklichung, löst Negativität auf, stärkt unser Mitgefühl für uns und andere, lässt uns aus dem Herzen heraus handeln, schenkt Gelassenheit und geistigen Frieden sowie Schutz bei Gefahr, Krankheit, Sterben und Tod.
- **Visualisierung:** Sehen Sie den Buddha des Mitgefühls im Raum vor sich. Sein Segen strömt über Sie und in Sie hinein und reinigt Ihr Karma. Ihr Herz nimmt seine Energie auf, wird zu einer kleinen, strahlenden Sonne. Geben Sie Ihre Herzenswärme an andere fühlende Wesen, die leiden, weiter.
- **Energie:** liebevoll, kraftvoll, heilsam, herzöffnend
- **Tradition:** Mahayana- und Vajrayana-Buddhismus

Da es viele Interpretationen des Mantras gibt, möchte ich an dieser Stelle auf die Interpretation des Dalai Lama verweisen, die ich hier wortgetreu in der Übersetzung wiedergebe (Auszug aus einer Rede in einem buddhistischen Zentrum in New Jersey, USA):

„Es ist sehr gut, das Mantra *Om mani padme hum* zu rezitieren. Während Sie das tun, sollten Sie aber über seine Bedeutung nachdenken, denn der Sinn dieser sechs Silben ist groß und unausschöpflich. Die erste, *Om*, ist aus drei Buchstaben zusammengesetzt, nämlich A, U und M. Sie symbolisieren den unreinen Körper, die unreine Rede und das unreine Bewusstsein des Übenden. Gleichzeitig symbolisieren sie aber auch den reinen erhöhten Körper, die reine Rede und das reine Bewusstsein eines Buddha.

Können unreiner Körper, Rede und Bewusstsein in reinen Körper, Rede und Bewusstsein verwandelt werden, oder sind beide völlig voneinander getrennt? Alle Buddhas sind Beispiele, in denen Wesen wie wir selbst auf dem Weg schließlich zur Erleuchtung gelangt sind. Der Buddhismus behauptet nicht, dass es irgendjemand gäbe, der von Anfang an frei von Fehlern wäre und alle guten Qualitäten besäße. Die Entwicklung eines reinen Körpers, reiner Rede und reinen Bewusstseins geschieht dadurch, dass Schritt für Schritt die unreinen Zustände überwunden und in die reinen transformiert werden.

Wie ist das zu tun? Der Weg dorthin wird in den nächsten vier Silben angedeutet. *Mani* – das heißt Juwel – symbolisiert die Faktoren der Methode: die uneigennützige Intention, nach Erleuchtung zu streben, heilende Hinwendung und Liebe. Geradeso wie ein Juwel in der Lage ist, die Armut zu vertreiben, kann der uneigennützige Erleuchtungsgeist die Armut oder Schwierigkeiten des Kreislaufs der Wiedergeburten und des nur in Einsamkeit erzielten Friedens beseitigen. Ebenso wie ein Juwel die Wünsche der Lebewesen erfüllen kann, erfüllt der uneigennützige Erleuchtungsgeist die Wünsche der Lebewesen.

Die zwei Silben *padme* – das heißt Lotus – symbolisieren Weisheit. Gerade wie der Lotus aus dem Schlamm emporwächst, ohne dass seine Schönheit von dem Schmutz getrübt würde, so kann uns Weisheit in einen widerspruchsfreien Seinszustand versetzen, während wir in tiefe Widersprüche verstrickt blieben, wenn wir diese Weisheit nicht hätten. Es gibt Weisheit, welche die Vergänglichkeit aller Dinge erkennt, Weisheit, die erkennt, dass Personen leer sind in Bezug auf Selbstgenügen oder substantielle Existenz, Weisheit, die Leere in Bezug auf Dualität erkennt, d. h. Leere in Bezug auf den ontischen Unterschied zwischen Subjekt und Objekt, und Weisheit, die Leere in Bezug auf inhärente Existenz erfährt. Obwohl es also verschiedene Arten von Weisheit gibt, ist unter diesen Weisheit, die Leere erfährt, die wesentliche.

Vollkommene Reinheit muss durch die unteilbare Einheit von Methode und Weisheit erzielt werden, die in der letzten Silbe *hum* – sie bedeutet Unteilbarkeit – symbolisiert wird. Im Sutra-System bezieht sich die Unteilbarkeit von Methode und Weisheit auf Weisheit, die durch Methode, und Methode, die durch Weisheit beeinflusst ist. Im Mantra- oder Tantra-Fahrzeug bezieht sie sich auf ein Bewusstsein, in welchem die volle Form von Weisheit und Methode als einer unteilbaren Wesenheit gegeben ist. Im System der Wurzelsilben für die fünf Sieger-Buddhas ist *hum* die Wurzelsilbe des Aksobhya – des Unbeweglichen, Unveränderlichen, der durch nichts gestört werden kann.

So bedeuten die sechs Silben *om mani padme hum*, dass man in Abhängigkeit von der Praxis des Weges, der eine unteilbare Einheit von Methode und Weisheit ist, den eigenen unreinen Körper, unreine Rede und unreines Bewusstsein in den reinen erhöhten Körper, reine Rede und reines Bewusstsein eines Buddha verwandeln kann. Es heißt, dass man nach Buddhaschaft nicht außerhalb seiner selbst suchen solle, denn die Grundbedingungen für die Erlangung der Buddhaschaft liegen in uns. Wie Maitreya in seiner Höheren Wissenschaft des Großen Fahrzeugs (Uttaratantra) sagt, haben alle Wesen die Buddha-Natur in ihrem eigenen Bewusstseinskontinuum. Wir tragen den Samen der Reinheit, des Wesens des So-Gegangenen (*Tathagatagarbha*), das verwandelt und zu voller Buddhaschaft entwickelt werden muss, in uns."

Dr. phil. Geshe Gendun Yonten sagt über *Om Mani Padme Hum*: „Als junger Mönch habe ich im indischen Ganden-Kloster das Mantra *Om Mani Padme Hum* während einer zweiwöchigen Meditation 111.111-mal im Geist wiederholt. Es öffnet unser Herz und erzeugt tiefes Mitgefühl für alle Lebewesen. Die Einweihung in dieses kraftvolle Mantra habe ich von seiner Heiligkeit, dem Dalai Lama, empfangen und gebe sie von Herzen gerne weiter.

Dieses kraftvolle Mantra begleitet meine Klienten und mich seit über 30 Jahren. Die tägliche Mantra-Arbeit führt uns zur Erkenntnis und setzt körperliche, mentale und spirituelle Energien frei. Schmerzen werden gelindert, unsere Lebenskraft kommt wieder ins Fließen, wir werden gereinigt und finden Vertrauen in unsere Selbstheilung und somit in unser Leben. Es beruhigt den Geist und bringt den Körper in eine gesunde Balance."

Teyata Om Bekanze

Dieses tibetische buddhistische Mantra lädt uns ein, uns voller Vertrauen unserem inneren Heiler zuzuwenden, der unsere Schmerzen lindern und unsere Lebenskraft stärken kann.

> Teyata Om Bekanze
> Bekanze Maha Bekanze
> Radza Samudgate Soha

Teyata: dir gebe ich mein Ja
Bekanze: Name des Medizin-Buddhas, bedeutet auch „Heiler"
Radza (von Raja): König
Gate: gehen

Samudgate: gründliches (Weg)Gehen
Soha: so sei es

Eine Übersetzung des Mantras lautet: „Ich verneige mich vor dem heilenden Buddha, der alle fühlenden Wesen schnell und vollständig von Krankheiten und deren Ursachen befreit und den Weg aus dem Leidenskreislauf zeigt. Ich bitte um deinen Segen."

Der Medizin-Buddha ist lapislazuliblau. Er sitzt im Lotossitz, hält in der Linken eine Schale mit Nektar, die Rechte formt das Mudra der Wunscherfüllung und hält einen Myrobalanezweig, ein Symbol für Heilung (tibetische Tradition). Er ist einer von acht heilenden Buddhas, zu denen auch Buddha Shakyamuni gehört. Er gelobte die Heilung aller fühlenden Wesen von Krankheit sowie die Beseitigung der Ursachen: Gier, Hass und Unwissenheit. Er hütet die Medizintantras in Tibet, ist die geistige Quelle der Medizin und gilt als König aller Heiler. Sein Mitgefühl beruht auf der Erkenntnis, dass es kein getrenntes Ich gibt. Er soll schon vor diesem Kalpa (Weltzeitalter) gewirkt haben. Am Ende seines Weges steht die Buddhaschaft.

- **Wirkung:** Das Mantra lindert Schmerzen, stärkt die Lebenskraft und das Vertrauen auf den inneren Heiler, fördert den Energiefluss, schafft günstige Umstände für Therapien, steigert die Heilkraft von Medizin und Behandlungen. Es hilft, die Ursachen von Krankheiten zu erkennen und aufzulösen.
- **Visualisierung:** Sehen Sie den Medizin-Buddha über sich. Aus seinem Herzchakra, in dem sein Mantra im Uhrzeigersinn kreist, strahlt ein Licht – so hell wie hundert aufgehende Sonnen. Es zerstreut alle Krankheiten, Leiden und deren Ursachen. Sein Licht berührt Sie. Schicken Sie es dorthin, wo Sie es heute brauchen.
- **Energie:** heilend, nährend, sanft, beruhigend, entspannend, weitend
- **Tradition:** Mahayana- und Vajrayana-Buddhismus, verschiedene Formen und Mantras, große Verbreitung in ganz Asien

Wenn wir dieses Mantra chanten, können wir seine nährende, heilende, beruhigende Energie fühlen und uns mit dem Medizin-Buddha verbinden. Als König aller Heiler basiert sein Mitgefühl auf der Erkenntnis, dass es kein getrenntes Ich gibt und dass die Ursache allen Leids und Schmerzes ist, dass wir uns getrennt vom großen Ganzen fühlen, in Form von Krankheiten in Unwissenheit, Gier und Hass liegt.

Om Benza Satto Hung

Dieses Mantra hilft, negatives Karma aufzulösen, das über viele Lebenszeiten hinweg geschaffen wurde: „Buddha der Reinigung in mir, der alle Buddhas verkörpert, bitte stärke meine Entschlossenheit, mein Karma zu reinigen und zu transformieren. Gib mir die Fähigkeit, meinen Geist mit der unzerstörbaren Kraft eines Diamanten gut, tugendhaft, gütig und unermesslich liebend zu machen."

Auch wenn unser Potenzial in der Dunkelheit der Negativität dunkel bleibt, muss dies nicht dauerhaft der Fall sein. Negatives Karma kann transformiert werden.

Meditation auf die Sonne

Die Meditation auf die Sonne wird Sie direkt mit Ihrem höheren Selbst verbinden. Sie wird Ihr Herz öffnen, die Schöpferkraft in Ihnen wecken und Ihnen Glück und Erfüllung bringen. Sie wird Ihre körperliche Lebenskraft stärken und Sie unterstützen, Ihren Lebensweg zu finden und ihm zu folgen. Dementsprechend werden sich Gesundheit und Wohlbefinden auf allen Ebenen verbessern.

Erheben Sie Ihr Bewusstsein nun über Ihren Körper hinaus und gehen Sie in Ihrer Vorstellung zur Sonne. Sie sind ein Kind der Sonne, sie ist Ihr rechtmäßiges Zuhause. Spüren Sie, wie Sie in ihre strahlende Aura eintreten. Erlauben Sie den Strahlen der Sonne, Ihr ganzes Sein zu durchfluten, jede kleinste Zelle zu erfrischen und zu stärken. Sehen Sie sich selbst umhüllt von diesem warmen und hellen Licht. Sie sind die Sonne, die Wärme und das Licht.

Lassen Sie sich erheben von dem Licht, dem Frieden und der Liebe, die Sie in diesem Augenblicke spüren:

Licht – vor mir, hinter mir, neben mir, über und unter mir, in mir und für alle um mich herum und überall

Frieden – vor mir, hinter mir, neben mir, über und unter mir, in mir und für alle um mich herum und überall

Liebe – vor mir, hinter mir, neben mir, über und unter mir, in mir und für alle um mich herum und überall

Meditation mit dem Adi-Mantra (Kundalini-Meditation)

Wann immer Sie Ihre Mitte verloren haben, hilft Ihnen dieses Mantra, Ihr inneres Gleichgewicht und mehr wieder zu binden. Das Mantra öffnet einen schützenden Kanal und stimmt das Energieniveau auf das Shen-Bewusstsein ein.

Ong Namo, Guru Dev Namo: „Ich rufe das unendliche kreative Bewusstsein. Ich rufe das Göttliche *in mir*."

Wenn Sie dieses Mantra in Gedanken oder besser laut singen, stellt es die Verbindung zu Ihrem höheren Selbst her. Bitten Sie um Schutz und Führung. Je tiefer Sie in Ihr höheres Selbst dabei eindringen, umso näher kommen Sie dem Göttlichen in Ihnen. Es ist natürlich, dass dies manchmal besser und manchmal schlechter und dann einmal wieder überraschend gut funktioniert. Die Kunst liegt im Loslassen der Absicht, das Göttliche erfahren zu wollen.

Sitzen Sie für diese Übung mit aufrechter Wirbelsäule auf einem Meditationskissen (oder einer Meditationsbank). Bringen Sie die flachen Hände vor Ihrem Brustbein in Gebetsposition und meditieren Sie in dieser Haltung 11 Minuten.

Heilmeditation mit dem Shushumna-Mantra

Mit diesem Mantra bringen Sie kraftvolle und heilende Schwingungen in Ihren Geist. So kann sich das Bewusstsein für Heilung weiterentwickeln. Alles Handeln und Ihr gesamtes Sein werden dann diesem Impuls folgen. Die heilenden Schwingungen des Mantras helfen, Gedankenmuster, die sich körperlich in Krankheit ausdrücken, zu verändern. Das Mantra enthält acht Klänge, die das Fließen der Kundalini im zentralen Kanal des Rückgrats und in den spirituellen Zentren anregen. Der Energiefluss wird angeregt und die Selbstheilungskräfte werden aktiviert.

Der erste Teil des Mantras, **Ra Ma Da Sa**, steigt zum Himmel herauf (einatmen) und der zweite Teil, **Sa Se So Hong**, bringt die Heilkräfte der höheren Welt auf die Erde herab.

Dieses Mantra verwandelt kranke Zellen Stück für Stück in ein harmonisches und gesundes Zellgewebe. Es erstickt Krankheiten im Keim und erhöht die Lebensschwingung, sodass die Mitte gestärkt wird und Gesundheit und Lebenskraft Einkehr halten.

Eine sensationelle Bewegungs- und Atemmeditation, in welcher unser gesamtes uns innewohnendes Potenzial ungehemmt und spürbar zutage tritt und unter gezieltem Einsatz von Atmung und Bewegung zu neuem Leben erweckt wird.

Lebendigkeit – Die Kraft des bewussten Fühlens

Mit diesen wunderbaren Übungen können Sie trainieren, diesen jetzigen einzigartigen Moment ganz bewusst wahrzunehmen. Alles, was Sie dazu brauchen, ist die Bereitschaft, nur ein paar Sekunden innezuhalten und genau zu beobachten, was Sie gerade durch Ihr „Körperinstrument" spüren.

Übung 1

Lassen Sie sich einmal beim Mittagessen eine Minute Zeit, die Gabel zum Mund zu führen. Spüren Sie mit allen Sinnen diesen Augenblick – beobachten Sie Ihre Lebendigkeit hinter der Ungeduld und bemerken Sie auch, wie schnell Ihr System wegrutschen möchte von diesem Moment, wie schnell Gedanken auftauchen, die diesen jetzigen Moment mit allen möglichen Kommentaren geradezu „sabotieren". Lassen Sie sich nicht beirren und kehren Sie immer wieder zur Gabel und zu Ihrem Mund zurück. Üben Sie jeden Tag ein bisschen länger.

Übung 2

Schließen Sie Ihre Augen oder schauen Sie entspannt auf einen Punkt gegenüber, ohne zu fokussieren. Sitzen Sie aufrecht, sodass Sie gut atmen können. Nehmen Sie wahr, wie Ihr Körper sich anfühlt. Nehmen Sie wahr, wie Sie atmen. Beobachten Sie jetzt, wo Ihre Aufmerksamkeit Sie hinziehen möchte. Bemerken Sie es, ohne diesen Vorgang zu bewerten. Atmen Sie langsam tief in Ihren Körper hinein und lassen Sie beim Ausatmen alle Anspannung los. Wiederholen Sie dieses Atmen noch zweimal. Nehmen Sie wahr, wie es Ihnen jetzt geht, wie Sie sich fühlen, auf der körperlichen Ebene, auf der Herzensebene und mit Blick auf Ihr ganzes Leben. Lassen Sie alle Gefühle zu und atmen Sie dreimal tief ein und aus.

Verbinden Sie Ihre Gefühle mit Ihren Bedürfnissen – welche sind erfüllt, welche nicht? Wofür sind Sie dankbar und was fehlt Ihnen? Wonach sehnen Sie sich?

Legen Sie alle erfüllten Bedürfnisse dieser drei Ebenen in die eine Hand und spüren Sie Ihre Dankbarkeit, lassen Sie zu, dass sie sich in Ihrem Körper ausbreitet. Atmen Sie wieder dreimal tief ein und aus.

Legen Sie alle unerfüllten Bedürfnisse dieser drei Ebenen in die andere Hand und sichern Sie ihnen zu, dass Sie sie ernst nehmen, dass Sie sie im Blick behalten und sich um sie kümmern werden. Atmen Sie wieder tief dreimal ein und aus.

Dann laden Sie das Leben ein, Ihnen diese Bedürfnisse zu erfüllen oder Wege zu zeigen, wie sie erfüllt werden können. Schenken Sie jedem einzelnen unerfüllten Bedürfnis Ihre Aufmerksamkeit und wiederholen Sie in Gedanken: „Ich lade das Leben ein, mir mein Bedürfnis nach … zu erfüllen."

Atmen Sie wieder dreimal tief ein und aus.

Zum Schluss legen Sie Ihre Hände übereinander auf die Brustmitte, lassen das eben Erlebte, Gefühlte, Wahrgenommene noch ein bisschen nachklingen und kommen erst dann langsam wieder zurück in die Außenwelt. Öffnen Sie die Augen.

Übung 3

Wenn Sie das nächste Mal ein Gefühl von Wut, Angst oder Trauer in sich spüren, halten Sie einen Moment inne. Gehen Sie bewusst in die Rolle des Beobachters und werden so staunender Zeuge von dem, was in diesem Moment gerade in Ihnen lebendig ist. Lassen Sie das Gefühl zu, bis es vorbei ist, und beobachten Sie nur, was mit Ihnen und Ihrem Körper dabei passiert.

Übung 4

Nehmen Sie sich ausreichend Zeit, um sich in das folgende tibetische Gebet einzufühlen:

> Möge heute Frieden in Deinem Inneren sein.
> Mögest Du darauf vertrauen, dass Du genau so bist,
> wie Du gemeint bist.
> Mögest Du nie die unendlichen Möglichkeiten vergessen,
> die aus dem Glauben an dich selbst und an andere geboren werden.
> Mögest du die Gabe und die Liebe, die Du empfangen hast, nutzen.
> Mögest Du mit Dir selbst zufrieden sein, so wie Du bist.
> Möge sich dieses Wissen in Deine Knochen setzen
> und Deine Seele die Freiheit singen, tanzen, loben und lieben.

Lu Jong

> „Mögen die Übungen des Lu Jong die Leiden der Menschen lindern."
> TULKU LOBSANG

Die tibetischen Lu Jong-Übungen werden seit Jahrtausenden in den Hochtälern des Himalaja von Mönchen praktiziert und sind Teil des Erbgutes alten tibetischen Heilwissens und ein wahrhaft kostbarer Schatz, wenn es darum geht, mit eigener Kraft Gesundheit und Lebenskraft zu erhalten oder wiederzuerlangen. Diese Übungen tragen eine Essenz des alten Wissens der Meister um die unsichtbaren Wirkkräfte der Natur und die Verflechtungen ihrer Bewohner miteinander in sich. Die alten Mönche erkannten durch Beobachtung der Tiere die heilenden Kräfte der Natur und entwickelten daraus eine Bewegungslehre, die uns mit der allumfassenden Natur in Einklang bringt und uns hilft, unseren Geist zu heilen, indem wir uns von negativen Gefühlen und Anhaftungen befreien. Sie unterstützt uns dabei, ein ausgewogenes inneres Energiegleichgewicht aufrechtzuerhalten und die Energieprinzipien im Wechselspiel mit den fünf Elementen im Einklang zu halten.

Durch die Lu Jong-Übungen kann der Energiefluss in Bewegung gebracht werden, Blockaden lösen sich auf. Auch energetische Ungleichgewichte in den Organkreisläufen können harmonisiert werden, außerdem bei körperlichen Beschwerden und Krankheiten Impulse für einen Heilungsprozess gesetzt werden. Aus eigener Erfahrung weiß ich außerdem, dass der Körper gelenkiger und geschmeidiger wird. Haut und Haare bekommen ebenso wie der Blick einen neuen Glanz. Auch das Immunsystem scheint deutlich gestärkt zu werden, da meine Patienten, die regelmäßig Lu Jong praktizieren, seltener an Erkältungskrankheiten leiden. Wohlgefühl, Leichtigkeit und Gelassenheit nehmen mit fortdauernder Übung zu, die Sinne werden geschärft, die geistige Präsenz verstärkt.

Man sollte jede Übung mindestens siebenmal machen, im Idealfall zwölfmal. Dabei führt man die Übungen so langsam wie möglich aus, doch bewusst und kraftvoll unter Anspannung aller benötigten Muskeln. Nach jeder Übung wird dreimal tief durch die Nase eingeatmet und dreimal tief ausgeatmet. So soll noch einmal bewusst viel frische Luft bis zum Nabelzentrum in den Körper hineinkommen, damit sie sich von dort durch alle Kanäle über die Energiezentren des Körpers verteilt. Krankheiten, negative Anhaftungen und gestaute Energien sollen beim Ausatmen wieder hinausfließen. Insgesamt gibt es 28 Lu Jong-Übungen. Beispiele von fünf Grundübungen für die Öffnung der fünf Elemente finden Sie zusammen mit präzisen Übungsanleitungen im Buch *Lu Jong* von Tulku Lobsang, in dem die tibetischen Übungen wie „Die Wildgans, die Wasser trinkt" oder „Der Yak, der seinen Kopf schwingt" zum ersten Mal in deutscher Sprache dargestellt werden.

Kum Nye

Das tibetische Heilyoga Kum Nye ist ein aus Tibet stammendes Übungssystem zur Entspannung, Anregung und Stärkung sowie zur Lösung von Blockaden im Energiesystem. Es hat seine Wurzeln zum einen im tibetischen

Yogasystem des *Nying-thig tsa-lung* (Yoga der feinstofflichen Energien), zum anderen in der medizinischen Tradition Tibets.

Kum Nye wurde von dem seit 1969 in den USA lebenden tibetischen Lama Tarthang Tulku Rinpoche im Westen eingeführt. Es verbindet auf einzigartige Weise ein in Jahrtausenden gewachsenes traditionelles buddhistisches Wissen um den Weg der Meditation und Geistesentwicklung mit wesentlichen Erkenntnissen, die in den modernen westlichen humanistischen und transpersonalen Methoden der Körpertherapien und Energiearbeit erst in den letzten Jahrzehnten entdeckt wurden.

Stilles Sitzen mit weicher Konzentration auf den natürlich fließenden Atem, sehr langsam und bewusst ausgeführte Bewegungen, Selbstmassage mit Druckpunkten sowie die Rezitation von Mantras regen die subtilen Energien von Körper und Geist an, lösen sanft Blockaden im Energiefluss und führen zu einer gelassenen, in sich ruhenden Wachheit und Achtsamkeit. Das so geschärfte Bewusstsein wird zur Grundlage für umfassende Erkenntnis der eigenen Situation. Dadurch ergeben sich neue Perspektiven, sodass das eigene Leben authentischer gestaltet werden kann. Übungsanleitungen finden Sie im Buch *Kum Nye* von Matthias Steurich.

Die fünf „Tibeter“

Eine besonders effektive und einfach zu erlernende Methode zur Reinigung der Chakras sind die fünf „Tibeter“. Dabei handelt es sich um fünf Yogaübungen, die aus dem Hatha-Yoga abgeleitet und – wie Peter Kelder in seinem Buch *Die fünf „Tibeter“* schreibt – vor langer Zeit in den Klöstern des Himalaja praktiziert wurden. Die regelmäßige tägliche Übung verspricht nach Kelder inneren Frieden, Ausgeglichenheit, heitere Gelassenheit, entspanntes, jugendliches Aussehen sowie strahlende Gesundheit. Diese Wirkung wird durch eine Lösung von Energieblockaden und die Entstehung eines gleichmäßigen Energieflusses zwischen den sieben Chakras erzielt.

Es empfiehlt sich, jede dieser Übungen im Durchschnitt 12-mal, maximal jedoch 21-mal zu machen. Die einzelnen Bewegungen sollten langsam, harmonisch und im gleichmäßigen Fluss der Atmung vollzogen werden. Die fünf „Tibeter“ können als eine Art „Reinigungsritus“ nach einigen lockeren

Gymnastik- und Dehnübungen durchgeführt werden. Anschließend sind Körper, Geist und Seele so weit harmonisch aufeinander abgestimmt und „im Fluss", dass die optimalen Voraussetzungen für eine Meditation bestehen. Die regelmäßige Durchführung der fünf „Tibeter" ist für jedermann wegen der Einfachheit der Übungen und der hohen Effizienz grundsätzlich sehr zu empfehlen.

Tsa Lung

Tenzin Wangyal Rinpoche gehört zu den großen Botschaftern tibetischer Kultur im Westen. Er entstammt der Bön-Tradition, die buddhistische mit schamanischen Elementen verbindet. Diese Tradition besitzt ein tiefes Wissen um die subtilen Energieströme des Körpers und deren Lenkung für Reinigung und Revitalisierung. Einfache Atemübungen, Visualisierungen und Körperübungen dienen dazu, die feinstofflichen Kanäle des Körpers zu reinigen. Auf diese Weise lassen sich negative Gefühlszustände wie Ärger und andere energetische Blockaden transformieren. Mithilfe der Bön-Techniken lernen wir, hinderliche Verhaltensmuster aufzulösen, Verwirrung in Weisheit zu verwandeln und letztendlich in das frische, unbelastete Erleben zu kommen, das in jedem Augenblick liegt. Wir erfahren unser ursprüngliches Bewusstsein, das nichts als offene Weite ist. Tsa Lung-Übungen gehören zu den fortgeschrittenen tantrischen Praktiken des Anuttara-Yoga, dem Yoga der feinstofflichen Energien, und arbeiten mit dem Atem, fokussierter Achtsamkeit und präzisen dynamischen Körperbewegungen.

Tsa ist der tibetische Begriff für die inneren Kanäle.

Lung ist die innewohnende Lebensenergie.

Das Außergewöhnliche an den Tsa Lung-Übungen ist ihr hohes therapeutisches wie transformatives Potenzial, da sie die psychischen Energien in den Hauptkanal lenken und damit den Bewusstseinsstrom allmählich in das ursprüngliche oder reine Gewahrsein (tibetisch: Rig-pa) führen, den Urgrund des Seins. Als innere Reinigungsübungen fördern sie Klarheit, Wachheit und Aufmerksamkeit, lösen kognitive und emotionale Blockaden und aktivieren auf effektive Weise die inneren Energiezentren. Sie üben damit einen direkten positiven Einfluss auf das vegetative Nervensystem aus, das die Produktion bestimmter Neurotransmitter befördert, die mit der Erfahrung von Glück und Wohlbefinden in Verbindung stehen. Depressive Stimmungen schwinden, Wohlgefühl, Selbstakzeptanz, positive Emotionen und Gedanken nehmen zu.

Tandava oder Tanz des Shiva

Tandava, wie Daniel Odier (Chan-Meister) ihn lehrt, ist eine Praxis aus der Tradition des kaschmirischen Tantrismus. Ein mystischer Tanz, der sehr langsam, ohne Muskelanspannung und ohne direktes Tun frei ausgeführt wird. Er hilft dem Körper, den Raum absichtslos zu erforschen, sich in Kontakt mit dem Raum in seiner Gesamtheit zu spüren. Unser Körper ist einem sensiblen Saiteninstrument ähnlich. Ein gut eingestimmtes Saiteninstrument schwingt mit in der Resonanz seiner Umgebung. Bei zu viel Spannung drohen die Saiten zu reißen, was für den Körper unter anderem mit Schmerzen, Leistungsdruck, den Kopf nicht freihaben können oder Muskelanspannungen vergleichbar ist. Sind sie zu locker, klingen die Saiten nicht, was zum Beispiel mit fehlenden Motivationen, Leistungsschwäche, Unzufriedenheit oder dem Versuch, sich zu konzentrieren im Körper, vergleichbar wäre. Die Praxis des Tandava verdeutlicht das Bewusstsein für den Alltag (in das, was ist). Es entsteht ein leichter selbstständiger Fluss, der Harmonie in die Art und Weise bringt, wie wir uns bewegen. Nach dem Tanzen bleibt geistige Wachheit ohne körperliche Erschöpfung, es öffnet sich ein Raum von Gelassenheit, innerer Stille, Ruhe und Frieden. Der Sage nach ist dieser Tanz der Ursprung aller uns heute bekannten Yogaformen. Diese sehr alte Tradition, die eng mit dem Shivaismus des Industals verknüpft ist, lehrt eine Form des Yoga, die heute beinahe völlig verschwunden ist. Vor einigen tausend Jahren haben die Yogis, die diesen Tanz praktizierten, damit die Grundlage für die späteren Yogaformen vom Hatha-Yoga bis zum Kundalini-Yoga geschaffen. Die Einfachheit und die Leichtigkeit dieses Yoga verblüffen mich immer wieder in ihrer tiefgreifenden Wirkung. Lassen Sie sich mitnehmen, in dieser Erfahrung im Fluss mit der Räumlichkeit, von jeglichem Willensakt befreit, den Körper in seiner vollen Wahrnehmung neu kennenzulernen. Es handelt sich um eine

Übung in drei Phasen mit Musik. Hier eignen sich bekannte asiatische, insbesondere indische Klänge genauso wie klassische Musik.

1. Während der ersten Phase sitzen wir auf einem Kissen und richten nach und nach unser Bewusstsein darauf aus, wie der Körper mit einer freien und absichtslosen Bewegung den Raum ausfüllt. Der Rumpf beginnt sich wie von selbst leise zu wiegen. Gleichzeitig atmen wir tief in den Bauch in Form des Unendlichkeitszeichens.
2. Während der zweiten Phase erlauben wir unseren Armen, den umgebenden weiten Raum zu entdecken, während der geschmeidige Körper voll und ganz an dieser Entdeckungsreise teilnimmt.
3. In der dritten Phase erheben wir uns und beginnen mit dem heiligen Shiva-Tanz, der unter dem Namen Tandava bekannt ist. Es ist ein freier, extrem langsamer Tanz, bei dem sich die Bewegung nach und nach von allen Muskelanspannungen und Willensäußerungen befreit. Auf diese Weise entdecken wir unsere ursprüngliche räumliche Freiheit wieder, auf der der gesamte tantrische Zugang aufbaut. Es ist eine Disziplin, die ein Gespür für Leichtigkeit ohne Absicht und Zwang ermöglicht. Mir persönlich gefällt diese Form des Ur-Yogas am besten, da sie ohne „Muss“ und Regeln auskommt. Es ist die Freiheit und Leichtigkeit, die es gilt, in der Gegenwart, einfach im Sein zu erfahren. Alles geschieht von innen heraus ohne Intention und Absicht. Was für ein einfaches und wundervolles Geschenk!

KAPITEL 8
Tibets sanfte Medizin

„Wer das Wohlergehen anderer über sein eigenes stellt, erschließt sich eine unerschöpfliche Quelle von Mut und Entschlossenheit."

Dalai Lama

Men-Tsee-Khang – Wiege des tibetischen Heilwissens

Im Jahr 1916 gründete Seine Heiligkeit, der 13. Dalai Lama, in Lhasa die Schule für Medizin und Astrologie, das Men-Tsee-Khang. Diese Institution stand sowohl Mönchen wie auch Laien offen. 1961 gründete der 14. Dalai Lama das Institut für tibetische Medizin und Astrologie, Men-Tsee-Khang, in Dharamsala, das nach der bekannten medizinischen Fakultät in Lhasa benannt wurde. Der Dalai Lama berief den tibetischen Arzt Dr. Yeshi Dhonden zum ersten Direktor des Instituts. Der 2019 verstorbene Mediziner behandelte noch im hohen Alter von 84 Jahren täglich 60 Patienten. Viele reisten von weit her an, um sich von ihm behandeln zu lassen.

Das Men-Tsee-Khang wurde mit dem Ziel gegründet, die tibetische Medizintradition zu erhalten und weiterzuentwickeln sowie die Flüchtlinge aus Tibet medizinisch zu versorgen. Es umfasst eine Medizinschule, eine Forschungsabteilung, ein Labor, Diagnose- und Behandlungsräume, eine Apotheke, ein Spital, ein Museum und einen Verlag. Pro Jahr werden rund 30 Tonnen Medikamente hergestellt. Dazu werden rund 500 Rohstoffe zu 150 verschiedenen Arzneiformeln verarbeitet. Heute sind 90 % der Patienten Nicht-Tibeter. Damit ist die tibetische Medizin zu einem der wichtigsten Wirtschaftsfaktoren der Exilgemeinschaft geworden. In der pharmakologisch-pharmazeutischen Abteilung zeigt sich am besten, wie stark das Men-Tsee-Khang im Spannungsfeld zwischen Tradition und Moderne steht. Früher bestimmte die ethische Gesinnung eines Arztes die Qualität und vor allem die Wirksamkeit seiner Arzneimittel – je fachmännischer und gewissenhafter er die Rohstoffe verarbeitete und je höher sein spirituelles Bewusstsein, desto hochwertiger die Arzneimittel. In Zeiten der Globalisierung und Massenproduktion reichen natürlich traditionelle Qualitätsstandards nicht mehr aus. So haben inzwischen moderne Analysegeräte im Labor Einzug gehalten und die herkömmlichen Methoden ergänzt. Ziel ist es, mittels moderner Geräte Qualitätsparameter wie botanische Spezies, Verunreinigungen (z. B. Schimmelpilze) oder Feuchtigkeitsgehalte zu bestimmen, um die Qualität der Arzneimittel immer gleichbleibend gewährleisten zu können.

Diagnostik und Medizin, die unser Leben bereichern

Von Früherkennung zu echter Vorbeugung: Mit die wertvollsten Bereicherungen des heutigen ganzheitlich geprägten Medizinverständnisses kommen ohne Zweifel aus den traditionellen fernöstlichen Heilsystemen. Die Essenz der unterschiedlichen philosophischen Grundlagenwerke der alten Gesundheitslehren aus China, Tibet und Indien hat sehr effektive Diagnose- und Heilverfahren hervorgebracht, die immer mehr Beachtung finden. Sie alle verbindet die Auffassung, dass ohne eine Anerkennung spiritueller und energetisch-feinstofflicher Zusammenhänge keine wirkliche Heilung möglich ist. Der Zustand der vorherrschenden Kräfte Qi, des Shen und der fünf Elemente kann über das Pulslesen definiert werden. Eine Kernkompetenz der tibetischen Heilkunde ist die frühzeitige Erkennung und Behandlung von Blockaden und energetischen Funktionsstörungen, lange bevor eine Krankheit ausbricht und schulmedizinisch messbar wird. Dies geschieht mit den Sinnen des Therapeuten, seiner Erfahrung, seinem Wissen und seiner Intuition und ist eine wertvolle Ergänzung zur westlichen Medizin. Im Mittelpunkt steht dabei die tibetische Puls- und Zungendiagnose, mit der sich äußere (z. B. klimatische Einflüsse) und innere

(z. B. emotionale Blockaden) Krankheitsauslöser bereits im Frühstadium diagnostizieren lassen, sodass durch gezieltes Gegensteuern und rechtzeitige Behandlung ein Krankheitsausbruch verhindert werden kann. Dieses Wissen rund um Diagnostik und Verständnis von Heilung versetzt uns in die Lage, Gesundheit und Lebenskraft in kaum vorstellbarem Ausmaß zu fördern.

Tibetan Pulse Reading – Die Kunst des Pulslesens

Die Pulsdiagnose ist der Kern aller asiatischen Diagnosesysteme. Nicht selten wird sie von erfahrenen Ärzten als einzige Diagnosemethode verwendet, da sie die energetische Situation des Patienten in seiner Ganzheit erfasst. Zungendiagnose, Urinbetrachtung und Befragung dienen dann nur noch der Bestätigung dessen, was bereits in den Pulsen diagnostiziert wurde. Sie ist daher das Erste, was den fernöstlich denkenden Arzt interessiert, und steht noch vor der Befragung. Mit ihr können die unterschiedlich aktiven Kräfte des Inneren gemessen werden. Es ist, als würde man den Ladezustand von fünf unterschiedlichen Batterien messen. Diese können voll oder leer sein oder auf Reserve laufen. Es handelt sich bei dieser Methode um ein Diagnoseverfahren mit erstaunlicher Präzision, das neben langjähriger Erfahrung ein hohes Maß an Intuition und sehr viel Fingerspitzengefühl, Tastsinn und Einfühlungsvermögen erfordert, besonders dann, wenn man hinter das schauen will, was zunächst zu sehen ist.

Die Pulsdiagnose ist eine der schwierigsten Disziplinen traditioneller ärztlicher Kunst. Im alten Reich der Mitte wurde der Arzt bekanntlich nur so lange bezahlt, wie seine Patienten gesund waren. Dies war nur über die Pulsdiagnose möglich. Nur so konnte ein sich aufbauender Druck oder eine sich anbahnende Energieleere frühzeitig festgestellt werden, sodass rechtzeitig Gegenmaßnahmen getroffen werden konnten. Mit ihrer Hilfe kann der Arzt Störungen unterschiedlichster Art erkennen. Der energetische Zustand der wichtigsten Organsysteme kann ebenso beurteilt werden wie das Gleichgewicht und die Konstitution eines Patienten. Auch der gesunde Patient profitiert von der Pulsdiagnose, weil eine Aussage über seinen Energiezustand und seine wirkliche emotionale Grundstimmung möglich ist. So unterstützt sie den Prozess der Selbstwahrnehmung. Die asiatische Medizin hat mit der Pulsdiagnose ein greifbares Werkzeug, um frühzeitig Blockaden im Energiefluss aufzudecken und Gegenmaßnahmen zu ergreifen, bevor sie sich auf der körperlichen Ebene ausdrücken. Besonders die frühzeitige Erkennung und Behandlung von Blockaden und energetischen Funktionsstörungen, lange bevor eine Krankheit ausbricht und schulmedizinisch messbar wird, ist eine wertvolle Ergänzung zur westlichen Medizin. Die Pulsdiagnose spielt an dieser Stelle neben der Augen-, Zungen- und Urindiagnose eine entscheidende Rolle. Mit ihrer Hilfe können „ausgebrannte", „leere" Energiesysteme aufgedeckt werden. Die Pulsqualitäten zeigen, wo ein Mensch „aus seinem Element" bzw. aus seiner „Mitte" geraten ist. Die Pulsdiagnose gibt gezielte Hinweise darauf, welche der vorherrschenden Kräfte (fünf Elemente) gestört sind. So zeigt sich nicht nur, welche „Batterie" möglicherweise leer ist, sondern auch welche Emotion und welches dahinterliegende Bedürfnis in Mangel geraten ist. So können Maßnahmen eingeleitet werden, diese wieder zu revitalisieren oder „aufzufüllen". Ein breites Konzept aus Heilritualen, Ernährungsumstellung, Heilkräutern, psychosomatischer Akupunktur oder Moxatherapie über Meditation (auch mit Heilmantras) steht hier dem erfahrenen Arzt zur Verfügung.

Die Pulsdiagnose muss von einem ausgeruhten, nicht unter Stress stehenden Therapeuten in ruhiger Atmosphäre durchgeführt werden. Nur wenn Therapeut und Patient gleichermaßen ausgeruht sind, können die Energien „sauber" wahrgenommen, „ungefärbt" erfasst und interpretiert werden. Der Therapeut ist mit seiner ganzen Konzentration bei seinem Patienten und stellt sich bei jedem Puls gefühlsmäßig neu auf ihn ein, um dann intuitiv zu erfassen, welche Energiesituation der Puls widerspiegelt. In speziellen Fällen stellt er eine Frage, deren Antwort er dann im Puls „liest". Dabei sind beide Beteiligten vollkommen entspannt, sie atmen ruhig und bewusst gleichmäßig. Bei schweren Krankheiten kann es sinnvoll sein, dass der Patient in dessen gewohnter Umgebung zu Hause aufgesucht wird.

Beide Personen sitzen sich bequem gegenüber. Der zu untersuchende Arm ist im Ellenbogengelenk um 45 Grad nach oben gebeugt und liegt in den Händen des Therapeuten. Dieser untersucht bzw. liest bei einem männlichen Patienten zuerst mit der rechten Hand den Puls des linken Arms. Als Faustregel gilt, dass an jedem Pulssitus 60 Schläge gelesen werden. Dies dauert bei einem geübten Therapeuten etwa sechs Minuten. Gerade am Anfang sollte man sich jedoch zehn bis fünfzehn Minuten Zeit nehmen. Dann folgt die Pulslesung am rechten Arm des Patienten mit der linken Hand. Abschließend werden beide Arme gleichzeitig vergleichend „gelesen". Die Pulse werden an der Radialisarterie des Unterarms geprüft. Hier spiegelt sich das Bild der energetischen Situation des Menschen am klarsten wider.

Die am weitesten distal gelegene Pulstaststelle zeigt die energetische Situation oberhalb des Zwerchfells an. Die Beurteilung von Herz/Dünndarm (Mann: linker Arm, Frau: rechter Arm) und Lunge/Dickdarm (Mann: rechter Arm, Frau: linker Arm) ist von diesem Puls aus möglich. Der proximal daneben gelegene Puls (in der Mitte) reflektiert den mittleren Bereich zwischen Zwerchfell und Nabel entsprechend Leber/Gallenblase (Mann und Frau: rechter Arm) und Milz/Magen (Mann und Frau: linker Arm). Der am weitesten proximal gelegene Punkt gibt die Situation unterhalb des Nabels wieder. Nieren/Blase, Darmampulle und Eierstöcke werden hier beurteilt. Beim Mann findet man am rechten Arm Blase und rechte Niere und am linken Arm Ampulle und linke Niere. Bei der Frau findet man am rechten Arm Blase und rechte Niere und am linken Arm Eierstöcke und linke Niere. Die Pulsdiagnose unterscheidet etwa fünfzehn verschiedene Pulsqualitäten.

An jeder der erwähnten Pulsstellen wird die Pulswelle ertastet. Diese kann sich in Länge, Breite, Tiefe, aber auch in Kraft, Fülle und Form verändern. Man muss sich zunächst darauf einstellen, bei Männern und Frauen unterschiedliche Pulse zu lesen. Der männliche Puls ist dick und stark und kann leicht fälschlicherweise eine Wind- oder Hitzekrankheit vermuten lassen. Der weibliche Puls ist grundsätzlich fein, subtil und etwas schneller und kann daher fälschlicherweise in Richtung einer Gallekrankheit interpretiert werden.

Der Arzt „liest" mit Zeige-, Mittel- und Ringfinger, die direkt nebeneinander auf die Haut aufgelegt werden, um dann wie beim Klavierspielen mit einem Finger nach dem anderen die Haut einzudrücken. Dabei berührt der Zeigefinger die Haut nur ganz leicht, der Mittelfinger übt deutlich festeren Druck auf das Fleisch aus, und der Ringfinger muss mit deutlichem Druck bis auf den Knochen hinuntergedrückt werden.

Auf diese Weise kann der energetische Zustand eines Patienten bestimmt werden, sodass gezielte Maßnahmen ergriffen werden können, um das System wieder ins Gleichgewicht zu bringen.

Zungendiagnose

Form, Farbe und Beschaffenheit der Zunge spielen in der tibetischen Diagnostik eine wichtige Rolle. Sie erlauben Aussagen zur Differenzierung von Wind, Galle oder Schleim, außerdem darüber, ob eine Erkrankung oberflächlicher akuter Natur oder bereits tiefer eingedrungen ist. Bei der Zungendiagnose ist die Betrachtung und Beurteilung des Zungenkörpers von der des Zungenbelags zu unterscheiden. Der Zungenkörper sagt etwas über das Körpersubstrat und somit über die Konstitution aus, der Belag zeigt dagegen recht zuverlässig an, ob eine Störung des Säftehaushalts, der von Magen und Darm reguliert wird, vorliegt.

Bezüglich der Zungenfarbe gilt: Je blasser und heller die Zunge, desto mehr ist dies ein Zeichen von innerer Kälte und energetischer Schwäche. Geht die Farbe der Zunge ins Blass-Bläuliche (Zyanose) hinein, weist dies auf eine Stauung oder tiefe Kälte hin. Nimmt die Rötung der Zunge über das normale Hellrot hinaus zu, spricht das für eine innere Hitze. Ist die Zunge dunkelrot und trocken, zeigt das einen Säfteverlust an.

Kommen tiefe Risse und Furchen hinzu oder ist die Zunge verhärtet, hat die Hitze bereits den Säftehaushalt ausgetrocknet und damit die Struktivkraft bzw. Konstitution geschwächt.

Verfärbt sich der Zungenbelag, weist das auf Feuchtigkeit und damit eine mangelnde Reinigungs- und Klärungsfunktion der „mittleren“ Organe hin.

Handelt es sich um eine chronische Blockade, kann eine an Zahneindrücken leicht erkennbare Zungenschwellung hinzukommen. Diese ist oft auf Schleim zurückzuführen und zeigt eine energetische Schwäche an.

Dicker weißer Zungenbelag deutet auf kalte Feuchtigkeit hin. Je stärker die Verfärbung in Richtung Gelb ist, desto stärker ist die säftezehrende Hitze.

Eine Störung der drei körperlichen Energien kann klar erkannt werden durch die Farbe, die Farbverteilung, den Belag und die Oberflächenbeschaffenheit der Zunge.

Beispiele weiterer diagnostischer Befunde, die durch Riechen, Schmecken, Betrachten, Betasten und Befragen Aussagen über den Kräftezustand eines Patienten machen können, sind z. B. Haut- und Gewebespannung, Urin, Stuhlgang, Zähne, Gangbild, Händedruck, Augen usw.

Das Geheimnis der Heilpflanzen vom Dach der Welt

Die Regionen des tibetischen Kulturkreises rund um den Himalaja mit seinen Ländern Tibet, Nepal, Indien, Bhutan, der Mongolei und China sind seit jeher Schatztruhen voller hochinteressanter, teilweise wissenschaftlich sehr gründlich erforschter Heilpflanzen. Wendet man sie nach den Grundregeln der tibetischen, chinesischen oder ayurvedischen Medizin an, bieten sie nicht nur ein breites, sehr effektives Wirkspektrum zur Heilung aller wesentlichen Erkrankungen, sondern führen auch zu einer Stärkung von Körper, Geist und Seele.

Die erfahrenen tibetischen Ärzte haben über die Jahrtausende ein erstaunliches Wissen über die Kombination verschiedenster Heilpflanzen zusammengetragen und daraus äußerst wirksame Rezepturen entwickelt. Die überlieferten Schriften und die darin enthaltene Weisheit machen die tibetische Medizin zu einem herausragenden Beispiel einer echten „Weltmedizin". Denn es ist nach tibetischer Anschauung prinzipiell möglich, Heilkräuter der verschiedensten Gegenden zu wirksamen Rezepturen so zusammenzufügen, dass sie sich gegenseitig um ein Vielfaches verstärken. Die Potenz einer Heilpflanze kann zusätzlich verstärkt werden durch die Art und vor allem den Zeitpunkt ihrer Ernte. Durch jahrhundertelange Erfahrung spielt hier die Beobachtung der Natur, der Sterne und Planeten eine besondere Rolle. Dabei sind der Zyklus des Mondes, die Tages- bzw. Nachtzeit und die Stellung der Sterne von ausschlaggebender Bedeutung, weil nur zu bestimmten Zeiten die Pflanze ihre volle Wirkkraft hat und eben genau dann geerntet werden muss.

Vom richtigen Zeitpunkt – In Verbindung mit dem Rhythmus der Natur

Das Ergebnis und die Ernte unseres Tuns hängen im Wesentlichen davon ab, wie weit und fein unser Bewusstsein ausgerichtet ist. Je feiner, desto größer die Übereinstimmung mit der natürlichen Welt. In der feinen Wahrnehmung dessen, was um uns und in uns passiert, offenbaren sich Zeitqualitäten, die bestimmte Dinge fördern und andere einschränken.

Als die Menschen in ihrer Beobachtung noch frei und zeitlich ungebunden waren, erwarben sie sich umfangreiche Kenntnis über den besten Zeitpunkt für ihr Tun. Sie entdeckten, dass Wirkung und Erfolg zahlloser alltäglicher und weniger alltäglicher Aktivitäten in hohem Maße vom jeweiligen Stand des Mondes bestimmt werden. Auch erkannten sie die Bedeutung und Qualitäten der wichtigsten anderen Planeten. Die Beobachtungen der natürlichen Vorgänge führten zu Erkenntnissen, die das Leben damals bereicherten. Das Wissen um die Zusammenhänge und ihre Umsetzung machte das Leben leichter.

Viele dieser Heilpflanzen wende ich seit Jahren mit gutem Erfolg in meiner Praxis an. Sie direkt zu beziehen ist jedoch nicht einfach, denn verschiedene Heilpflanzenmischungen werden von tibetischen Ärzten mitgebracht, andere müssen in Nordindien bestellt werden, wieder andere kommen aus der Schweiz oder werden von Apotheken vertrieben, die sich vorwiegend auf chinesische Heilkräuter spezialisiert haben:

- Kräuter-/Juwelenpillen und Kräutertees vom Men-Tsee-Khang (Tibetan Medical and Astrological Institute [TMAI])
- Heilkräuter, die als Teeaufguss selbst angesetzt werden
- tibetische Rezepturen von Kräutermischungen in Tablettenform

Die wichtigsten tibetischen Heilmittel bestehen aus einer Mischung von speziellen Heilpflanzenbestandteilen. Hier wird auf ca. 200 Heilpflanzen aus der Himalaja-Region zurückgegriffen. In ihrer traditionellen Form werden sie nach alten Rezepten als kugelrunde Kräuterpillen, die bis zu einhundert Einzelsubstanzen enthalten, hergestellt.

Tibetische Toprezepturen – Das Geheimnis der Juwelenpillen

Die Herstellung der Kräuterpillen ist – wovon ich mich in Dharamsala selbst überzeugen konnte – eine hohe Kunst in unzähligen Schritten. Tatsächlich sieht man täglich mit großen Kräuterkörben beladene Sammler aus den Bergen kommen und die Pflanzen im Men-Tsee-Khang abgeben. Dort werden sie aufwendigen Reinigungs- und Trocknungsprozessen unterworfen, bevor sie zerschnitten, gemischt und zermahlen werden. An vielen Orten geschieht dies noch immer mit einem großen, runden Stein unter erheblichen Mühen. Das Pflanzenpulver wird dann vorsichtig mit etwas Wasser verdünnt, sodass ein Brei entsteht. Dann werden sie zu Würsten und schließlich zu Kugeln geformt. Damit sie kugelrund werden, kommen sie in große, flache Schalen bzw. im Men-Tsee-Khang in größere, maschinenbetriebene Mischtrommeln und werden durch Zugabe von Wasser, Honig oder Medizinalbutter geglättet und gehärtet. Erst dann folgt ein längerer Trocknungsprozess an der frischen Luft, der die Pillen sehr hart werden lässt. Tibetische Ärzte in den spärlich besiedelten ländlichen Regionen Tibets und Ladakhs stellen die Pillen dagegen „zu Hause" und per Hand in mühsamer Kleinarbeit her.

Juwelenpillen sind besonders kostbare Kräuterpillen. Sie werden bei Kerzenlicht in Seidenpapier eingewickelt und versiegelt, da sie das Sonnenlicht nicht erblicken sollen. Der hohe Gehalt an wertvollen Substanzen sowie eine sehr kostspielige und äußerst komplizierte Herstellungsweise, die an bestimmte alchemistische und astrologische Bedingungen gebunden ist, macht sie zu einem außergewöhnlich potenten Heilmittel. Die genaue Zusammensetzung, d. h. die exakte Menge jedes einzelnen Bestandteils der Pillen, wird teilweise noch geheim gehalten. Ihr besonderer Ruf lässt jedes Jahr viele Aids- und Krebskranke aus aller Welt nach Dharamsala pilgern, um dort Ärzte zu konsultieren, die mit Juwelenpillen immer wieder aufs Neue „Wunderheilungen" vollbringen. Dank eines berühmten Leibarztes des Dalai Lama, des inzwischen verstorbenen tibetischen Arztes Tenzin Choedrak, gibt es mittlerweile acht verschiedene Juwelenpillen, die im Men-Tsee-Khang nach der alten Geheimlehre des Kalachakra-Tantra hergestellt werden.

Tibetische Rezepturen als Teemischung

Tee gegen Windkrankheiten
enthält: Rhododendron Sp., Rosa Sp., Sesamum indicum, Carum carvi, Myristica fragrans, Illicumm verum, Piper longum linn, Zingiber officinale

Tee gegen Gallekrankheiten
enthält: Rubus hoffmeisterianus, Symplocos paniculata Ronb, Cuminum cyminum, Onosma Sp., Camellia theifera, Rosa Sp., Carthamus tinctorius linn, Mentha sylvestris, Glycyrrhica glabra, Citrus aurantium

Tee gegen Schleimkrankheiten
enthält: Rhododendron Sp., Punica granatum Linn, Trachyspermum copticum, Nigella sativa linn, Onosma Sp., Zingiber officinale, Elettaria cardamomum, Cinnamomum zeylancium, Camellia theifera

Tee zur Stärkung der Vitalität
enthält: Glycirrhiza glabra, Elettaria cadamomum, Sesamum indicum, Emblica officinalis, Cinnamomum zeylanicum, Cuminum cyminum, Syzygium aromaticum, Calcite pulv, geröstetes Reispulver

Tee gegen Verdauungsstörungen und Kälte
Rhododendron Sp., Rosa Sp., Eugenia Caryophyllata, Symplocos paniculata Ronb, Carthamus tinctorius Linn, Rubus hoffmeisterianus

Nahrung als Medizin

Eine weitere Stärke der tibetischen Medizin ist ihre ausgeklügelte Ernährungslehre, die auf jahrtausendelanger Erfahrung beruht und in den Grundzügen der Ernährungslehre der chinesischen Medizin ähnelt. Das, was wir täglich zu uns nehmen, kann in einer ausgesprochen sinnvollen und wohlschmeckenden Weise dazu genutzt werden, das körpereigene Gleichgewicht der Energieprinzipien und der Elemente aufrechtzuerhalten. Durch eine spezielle Ernährungsabstimmung kann das körperliche Gleichgewicht so stabil gehalten werden, dass der Körper den Herausforderungen des täglichen Lebens besser standhält. Stehen die Energien in einem stabilen Gleichgewicht, kann eine Vielzahl äußerer und innerer Krankheitsfaktoren besser abgewehrt werden. Gleichzeitig wird in der Regel auch das allgemeine Wohlbefinden in Belastungssituationen deutlich verbessert. Doch nicht nur die Verbesserung der Lebensqualität und die Prävention stehen im Mittelpunkt der tibetischen Ernährungslehre, sondern vor allem die Therapie von Krankheiten mittels ausgesuchter Nahrungsmittel und Gewürze.

Geschmack ist Medizin

Die Geschmacksrichtungen werden durch ihre chemische Zusammensetzung und ihre Geschmacksqualitäten (süß, sauer, salzig, bitter, scharf und herb/zusammenziehend) qualifiziert. Die Qualitäten wiederum werden den fünf Elementen sowie den drei Energieprinzipien Wind, Galle und Schleim zugeordnet. Das bedeutet, dass man bestimmte Lebensmittel oder Gewürze mit entsprechenden Geschmacksqualitäten zu sich nehmen und damit Wind-, Galle- oder Schleimkrankheiten therapieren oder dagegen vorbeugen kann. So wie jeder Konstitutionstyp sein Verhalten gemäß seiner Konstitution ausleben darf, um das Gleichgewicht zu erhalten, so ist auch eine konstitutionsbedingte Ernährung äußerst wichtig, um im Gleichgewicht und in seinem Element zu bleiben.

Die sechs Geschmacksrichtungen besitzen wirkungsvolle Qualitäten und Potenzen, die den menschlichen Organismus stärken und auch schwächen können. Man stellt nicht den quantitativen chemischen Aspekt in den Vordergrund, sondern die Potenz, die ein Nahrungsmittel hat, um das energetische Gleichgewicht zu beeinflussen. Diese Eigenschaften sind z. B. erhitzend oder kühlend, leicht oder schwer.

Der Geschmack wird wahrgenommen, sobald die Nahrungsmittel im Mund sind und die Zähne beginnen, sie zu zermahlen. Da der Geschmack eine Sinneswahrnehmung ist, die dem Wasser zugeordnet wird, besitzen die Geschmacksrichtungen Wasserqualität. Deshalb muss die Zunge feucht sein, damit man die Geschmacksrichtungen erkennt. Eine trockene Zunge verliert den Geschmacksinn und erkennt die Richtung nur schlecht. Wenn der Geschmack im Mund wahrgenommen wird, werden die Energien der Nahrungsmittel freigesetzt und entfalten ihre Wirkung im Körper – sie gleichen Störungen aus oder verstärken sie, wenn man etwas Falsches oder zu viel isst. Der Geschmack ist die Essenz, die feinstoffliche Manifestation eines Nahrungsmittels, mit der es seine Potenz ausdrückt.

Süß:

Der süße Geschmack (süß wie Zucker) wird vorwiegend von der Zungenspitze wahrgenommen.
Zugeordnete Elemente: Erde und Wasser
Wirkungen: Die Geschmacksrichtung süß lindert Beschwerden, bei denen Wind und Galle gemeinsam gestört sind. Zu viel Süßes jedoch stärkt den Schleim und sorgt für einen Fettüberschuss. Es senkt die Verdauungshitze, weil es eher kühlend wirkt, was die Verdauung verlangsamt. Außerdem verursacht es Fleischwucherungen, Urinstörungen, einen Kropf, verschiedene Entzündungen sowie Drüsenstörungen (Bauchspeicheldrüse, Schilddrüse usw.). Auf der seelischen Ebene sorgt der maßvolle Genuss von Süßem für ein Gefühl des Wohlbefindens und geistige Regsamkeit.

Sauer:

Der saure Geschmack (sauer wie eine Zitrone) führt zu einer kurzen Reaktion in den der Leber zugeordneten Muskelstrukturen. Hier löst er in einem kurzen, abrupten Schütteln oder in einem „Verziehen" des Gesichts eine Anspannung aus. Zudem kommt es zu einer Erzeugung von Speichel.
Zugeordnete Elemente: Erde und Feuer
Wirkungen: Die Geschmacksrichtung sauer erhöht die Verdauungshitze und ganz allgemein die Wärme des Körpers für längere Zeit. Sie regt den Appetit an, bringt Störungen in Ordnung, die auf zu viel Schleim zurückgehen, und erleichtert die Verdauung. Der maßvolle Verzehr von Saurem zu Beginn einer Mahlzeit bringt eine schwierige Verdauung auf Trab, denn er regt die Gallensekretion an. Die Anwendung von Saurem auf der Haut

führt zum Empfindungsverlust, wirkt also leicht schmerzstillend und beseitigt Windblockaden. Zu viel Saures kann nervös, mürrisch, zornig, neidisch und eifersüchtig machen oder im Gegenteil lethargisch und träge.

Salzig:

Der salzige Geschmack (salzig wie Meerwasser) wirkt erhitzend und fördert zunächst die Speichelbildung.
Zugeordnete Elemente: Feuer und Wasser
Wirkungen: Die Geschmacksrichtung salzig macht den Körper robust. Sie besänftigt die Unruhe, die durch zu viel Wind entsteht, und beseitigt Blockaden der feinstofflichen Kanäle, in denen die Energie zirkuliert. Sie wirkt also abführend und, in starker Dosierung, als Brechmittel.

Bitter:

Der bittere Geschmack (bitter wie eine Kaffeebohne) reguliert die Verdauung und kann sie anregen. Zahlreiche Kräuter und Gemüse sind bitter, vor allem Salat und hier besonders Endivien und Chicorée. Bitter sind auch Aloe, Löwenzahn, Bittergrube, Stachelbeere, Meerrettich, Enzian, Schafgarbe, Kolanuss, Eisenhut, Moschus, Tiergalle, Teufelskralle, Bockshornklee usw.
Zugeordnete Elemente: Wasser und Wind
Wirkungen: Die Geschmacksrichtung bitter kann bei Heiserkeit und Appetitlosigkeit helfen, außerdem bei Verdauungsproblemen und Vergiftungen. Die geistige Wachheit wird gefördert. Zu viel Bitteres sorgt für die Bildung von Wind und Schleim und kann Müdigkeit und Schwindelgefühle auslösen.

Scharf:

Der scharfe Geschmack (scharf wie Chili) wirkt stark erhitzend, sorgt für Tränenfluss und kann an Zunge und Gaumen brennen. Viele Kräuter und Gewürze sind scharf und heiß: Alle Pfeffer- und Paprikaarten, frisch und getrocknet, ganz und zerstoßen, Gewürznelken, Senf, Zwiebeln, Knob-

lauch, Rettich, Thymian, Bohnenkraut, Rosmarin, Pfefferminze, Wacholderbeeren usw.
Zugeordnete Elemente: Feuer und Wind
Wirkungen: Die Geschmacksrichtung scharf steigert die Verdauungshitze und fördert damit die Verdauung (wirkt abführend). Sie kann den Appetit anregen, die Blutbahnen öffnen und Rachenkrankheiten heilen, außerdem Wind- und Schleimkrankheiten. Nimmt man zu viel Scharfes zu sich, kann das zu Schmerzen in den Gelenken und den Nieren führen und man friert eher. Scharfes im Übermaß macht außerdem Haut und Schleimhäute trocken und löst im seelischen Bereich Begierden und Aggressionen aus.

Herb:

Der herbe Geschmack (herb wie Walnussschale) bleibt am Gaumen kleben, indem er ihn zusammenzieht und eine „raue" Empfindung auslöst. Am charakteristischsten für den selteneren herben Geschmack sind die orangefarbenen Khakifrüchte. Aber auch Baumrinde, manche Blätter (Himbeere, schwarze Johannisbeere, Wiesenstorchschnabel), Lotussamen und Zaubernuss (Hamamelis) sind herb. Von den Obstsorten sind außer Khakifrüchten Bananen, Quitten, wilde Äpfel und Granatäpfel herb, zudem Datteln und Oliven. Heilmittel sind Sturmhut, Myrobalane, Muskatnuss, weißes Sandelholz, zerstoßene Kiefernwurzel, Eicheln und ungekochte Esskastanien. Sie alle werden zur Herstellung tibetischer Heilmittel sehr häufig verwendet.
Zugeordnete Elemente: Erde und Wind
Wirkungen: Die Geschmacksrichtung herb hat allgemein eine austrocknende Wirkung und macht die Körperfunktionen langsamer. Deshalb kann sie bei Durchfall und Gallekrankheiten helfen. Nimmt man Herbes im Übermaß zu sich, fördert das dagegen die Schleimansammlung in den Bronchien und die Verdauung verschlechtert sich. Es wirkt auf Flüssigkeiten austrocknend und auf die Blutbahnen verengend. So können durch zu viel Herbes auch Herzkrankheiten entstehen. Im richtigen Maß genossen, unterstützt die herbe Geschmacksrichtung auf geistig-seelischer Ebene eine klare Ausstrahlung.

Geschmacksrichtungen und Energieprinzipien

Die Zuordnung der Geschmacksrichtungen zu Energieprinzipien ist nicht so einfach, wie es scheint, weil der Geschmack vieler Nahrungsmittel sich aus mehreren Richtungen zusammengesetzt. Bei manchen Nahrungsmitteln herrscht zunächst ein Geschmack stark vor, später werden dann andere Geschmacksrichtungen wahrnehmbar, z. B. bei Kampfer, der zuerst sehr bitter ist, sich dann aber als Kombination von bitter, süß und herb erweist. Wilder Rhabarber ist ebenfalls bitter, süß und herb, während Gartenrhabarber eher sauer, bitter und herb ist.

Allgemein lässt sich sagen:

- Süßes heilt Wind-, Galle- und Schleimstörungen. Fisch, Hammelfleisch und Honig vermehren Schleim.
- Saures heilt Schleimstörungen und vermehrt Galle.
- Salziges heilt Wind- und Schleimstörungen und vermehrt Galle.
- Bitteres heilt Gallestörungen, verschlimmert jedoch Windkrankheiten.
- Scharfes heilt Wind- und Schleimstörungen und vermehrt, mit Ausnahme von Knoblauch und Chilischoten, Galle.
- Herbes heilt Galle und vermehrt Wind und Schleim.

Psychosomatische Akupunktur

Bei meinen Behandlungen spielt die alte tibetische Akupunktur, die ich auch gerne als „psychosomatische Akupunktur" bezeichne, eine entscheidende Rolle. Mit dieser alten Akupunkturtechnik kann Verbindung zu tiefen Ebenen des menschlichen Bewusstseins (Shen) hergestellt werden. Es kommt zu einer Stärkung des Shen, was sich in Klarheit, Achtsamkeit und Erdung äußert. So kann ein Nährboden für Transformation und neue Inspirationen geschaffen werden.

Neben Kräutern, Nahrung und Akupunktur gibt es weitere spezielle Heilverfahren, auf die an dieser Stelle nicht weiter eingegangen werden soll.

- Akupressur, Klopftherapie und Reflexpunktmassage
- Akupunktur, Moxatherapie
- Kauterisation, Schröpfen und Aderlass

- Kräuterbäder, Umschläge und Waschungen
- Aromatherapie
- Atemtherapie
- Entspannungstherapie, Meditation, Mantrarezitation
- Tibetische Körpermassage und Klangschalentherapie
- Astrologische Beratungen um den besten Zeitpunkt

Weitere Heilverfahren finden Sie in meinem Buch *Die Praxis der traditionellen tibetischen Medizin.*

Ganzheitliche Psychosomatik und integrale Medizin

> „Viele menschliche Probleme haben ihre Ursache weniger in den äußeren Lebensbedingungen als in der Unruhe des eigenen Geistes und fehlendem seelischen Gleichgewicht."
>
> Dalai Lama

Ganzheitsmedizin ist in den alten tibetischen Heilsystemen eine Selbstverständlichkeit. Sie betrachten den Menschen nicht nur als eine Summe von Organen, sondern sehen ihn eingebunden in ein buntes Geflecht aus ökologischen, ökonomischen, sozialen und psychoemotionalen Faktoren. Die ganzheitliche Psychosomatik erweitert dies, indem sie auch feinstofflich-energetische Vorgänge im sozialen und spirituellen Kontext einbezieht. Dabei basiert ihr Verständnis auf einer Reihe von Naturgesetzen, wie sie in der hermetischen Philosophie erstmals beschrieben wurden. Allen voran stehen die Gesetze der Resonanz und Polarität. Ob äußeres Glück und Erfolg oder innere Einsicht, Erkenntnis und spirituelles Wachstum – wir allein formen aus unserer inneren Haltung, unserem Bewusstsein heraus die dazu in Resonanz gehende Realität – ob wir es wollen oder nicht – mit unseren lichtvollen Seiten genauso wie mit unseren Schattenseiten. Nur allzu oft passiert es, dass wir uns in Gedanken verwickeln, die uns aus unserer Mitte herausreißen. Einer unsichtbaren Regenerationskraft haben wir es zu verdanken, dass unser System in solchen Fällen mit Signalen und

Symptomen reagiert, so als wollte es uns rechtzeitig auffordern hinzuschauen, um zu erkennen, was uns wirklich fehlt.

Der Arzt der Zukunft

Inspiriert von dem tibetischen Heilwissen, aber auch motiviert von den indischen, chinesischen und arabischen Heilungskonzepten haben mein Freund Ruediger Dahlke und ich eine neue Form der Ärzteausbildung ins Leben gerufen: „Integrale Medizin". Diese Medizin speist sich aus den unterschiedlichsten Medizintraditionen unseres Planeten. Sie vertritt ein den veränderten Bedingungen angepasstes, ganzheitliches Verständnis von Heilung und den Umständen, die Heilung möglich werden lassen. Sie reicht von den körperlichen über seelische bis in spirituelle Dimensionen im Sinne der Sinnfindung hinein. Sie legt ihren Schwerpunkt statt auf die Analyse der Vergangenheit auf Gegenwart und Zukunft.

Im Mittelpunkt steht also nicht nur die Aufarbeitung der Vergangenheit („Woher und Warum?"), um einen analytischen Verstand zu befriedigen, sondern es geht unter anderem um die Erkenntnis und Einsicht in das, was „jetzt" an Licht und Schatten lebendig ist und wo die Reise hingehen könnte. „Es interessiert nicht, wer Sie waren, sondern nur, wer Sie sein könnten … und was jetzt gerade dem im Wege steht."

Ihre Anwendung reicht von naturheilkundlichen Rezepturen über traditionelle Heilverfahren bis zu psychotherapeutischen Methoden. Durch die Integration der Ordnungsprinzipien, Lebensgesetze und Archetypen ist sie nicht nur auf Heilung, sondern vor allem auch auf Vorbeugung und Nachhaltigkeit zugeschnitten. Mit ihrem Ansatz, den Patienten zur Selbsthilfe in Eigenregie zu animieren, ist sie ressourcenorientiert und zielt sowohl auf physiologischer als auch psychologischer Ebene auf Stärkung und Optimierung der Selbstregulation. Das integrale Konzept umfasst die breite Palette bewährter naturheilkundlicher Behandlungsstrategien mit einer Darstellung der Grundlagen der Ernährungsmedizin und Fastentherapie, der Bewegungs-, Atem- und Entspannungslehre mit praktischer Anwendung – abgestellt auf die Bedürfnisse der Teilnehmer. Hinzu kommen die Medizin der subtilen Schwingungen von Störfeldern bis zu Gegenmaßnahmen, physikalische Maßnahmen von Kneipp bis zu Elektrotherapien, praktische Erfahrungen von der Wasserarbeit über Phytotherapie mit Kräuterwanderungen bis zu Massage, Reflex- und Neuraltherapie.

Der Ansatz der integralen Medizin ist ein Schritt hin zu einer Medizin, die in ein ganzheitliches Weltbild eingebettet ist, das Mut macht, neue Schritte zu wagen. Es inspiriert und weckt Kreativität in der individuellen Wahrnehmung, sodass Räume für Entwicklung und Wachstum entstehen, in denen Heilung gelingen kann.

Das eigene Eintauchen in Seelenbilderwelten, die Schulung der Selbstwahrnehmung und Selbstreflexion führt zu Inspirationen, die bislang unentdeckte Potenziale erschließen können. Diese nachhaltig ressourcenorientierte Medizin hilft, alternative Lebenskonzepte und individuelle Behandlungsstile zu entwickeln. So können Arzt und Patient gemeinsam wachsen … mit Schmunzeln und Lebensfreude. Im Mittelpunkt steht die Selbsterfahrung. Es geht nicht mehr darum, wie in der „alten Medizin" dem Patienten aufzudrücken, was er tun muss und wie er leben soll. Es geht um einen ganz neuen Ansatz, in dessen Mittelpunkt die Fragen stehen: „Wie willst du leben? Was brauchst du, um für dich gut zu leben? Was fehlt dir, damit es für dich richtig ist und passt?" Der Patient wird dabei unterstützt, sich diesen existenziellen Antworten zu nähern. Er bekommt Hilfestellung, in sich hineinzuspüren und dort seine eigenen Wahrheiten für sich zu entdecken. Denn nur über die Selbstwahrnehmung und das Gewahrsein der eigenen Gefühle und Bedürfnisse kann sich eine Haltung entwickeln, die eine klare Ausrichtung des Lebenskonzepts hervorbringt. In der Wahrnehmung und im wahrhaftigen Ausdruck dessen, was lebendig ist, liegt das größte Geheimnis der Heilung.

> „Die Zeit wird kommen, wo die Tätigkeit des Arztes nicht darin bestehen wird, den Körper zu behandeln, sondern den Geist zu heilen, der dann seinerseits den Körper heilen wird. Mit anderen Worten, der rechte Arzt wird ein Philosoph und Lehrer sein, und seine Sorge wird es sein, den Menschen gesund zu erhalten, und nicht erst, wenn er krank geworden ist, seine Heilung zu versuchen.
>
> Der wahre Arzt wird nicht nur den Körper mit Medizin, sondern vielmehr den Geist mit Grundsätzen behandeln. Er wird die Menschen

lehren, dass Frohsinn, Wohlwollen, edle Taten, Liebe und Güte auf den Körper ebenso wohltätig wirken wie auf den Geist und dass ein frohes Herz die beste Arznei ist. Positive reine Gedanken sind die Grundvoraussetzung für die Reinheit des Körpers, für innere Harmonie und ausgeglichene heitere Gelassenheit.

… und noch später wird eine Zeit kommen, wo jeder sein eigener Arzt ist, je mehr er mit den höheren Gesetzen des Lebens Übereinstimmung findet und die Kräfte seines Geistes nutzt."

Ralph Waldo Trine (amerikanischer Philosoph, 1899)

KAPITEL 9
Mutmacher – Schlüssel in die Kraft

„Das Leben feiern heißt, die Liebe und Fülle, die wir in uns spüren, nach außen zu tragen."

Marshall B. Rosenberg

Ausgehend von der Überzeugung, dass wir tief in uns fantastische, uns völlig unbekannte Fähigkeiten tragen, die nur darauf warten, wie Geschenke des Universums ausgepackt zu werden, sind wir in einer Art Poleposition. Das Leben liegt in seiner Fülle vor uns und wir sind eingeladen, verschiedene Möglichkeitsräume auszuprobieren. Dabei haben wir die Freiheit, unser Leben einfach so abzuleben oder unser Bewusstsein und unsere Reflexions- und Visionskraft einzusetzen, um Stück für Stück all das abzulegen, was nicht zu uns gehört, damit das übrig bleibt, was uns wirklich ausmacht.

Leben ist das, was wir Tag für Tag an Energie zu investieren bereit sind. Dabei stehen uns Talente und Potenziale ungeahnten Ausmaßes zur Verfügung. Es sind erstaunliche Fähigkeiten,

- die uns immense Kraft geben, all das zu erreichen, wonach wir uns wirklich sehnen,
- die uns uneingeschränkt ermächtigen, unser Schicksal selbst zu bestimmen,
- die gänzlich neue Dimensionen an Freiheit, Stärke, Liebe, Glück, Souveränität, Wahrnehmung und Faszination eröffnen
- und die uns einen untrüglichen Kompass geben, der anzeigt, wo wir sind und wohin wir gehen.

Mit den folgenden Ausführungen möchte ich Sie einladen, inspirieren und ermutigen, weiterzugehen und neue Schritte zu wagen. Es ist ein einfaches Programm, das ich an mir selbst immer wieder erfolgreich erprobt habe. Ein Programm, das Körper und Seele gleichermaßen neu ausrichtet und Ihnen Kraft geben wird – nicht um irgendwo hinzukommen, sondern um Sie zu erinnern, dass Sie bereits da sind.

Dieses „Wiedererinnern" erfahren Sie als „Geschmack auf der Zunge". Der Körper braucht dazu Pflege, Achtung, Respekt und jede Menge Aufmerksamkeit. Regelmäßige Bewegung, feine Nahrung und geistiges Innehalten sind nur einige Beispiele für das, was wir brauchen, um uns zu erinnern.

Den Körper stärken

Ernährung

Reduzierung von tierischen Produkten, insbesondere der Verzicht auf Fleisch, Eier und Kuhmilch klärt Körper und Geist und macht uns wacher und leistungsfähiger. Die Verarbeitung dieser Produkte verbraucht unter dem Strich mehr Energie, als wir dadurch bekommen. Lassen Sie sich inspirieren von der Vielzahl neuer vegetarischer und veganer Produkte und Kochrezepte. Ich selbst bin fasziniert von den völlig neuen, mir bislang unbekannten Kompositionen und geschmacklichen Höhepunkten, die sich seit einigen Jahren in der Haute Cuisine zunehmend durchsetzen. Einfach wunderbar, was hier möglich ist und worauf wir uns noch freuen können!

Probieren Sie, langfristig eine vegetarische und später flexivegane Lebensweise Stück für Stück umzusetzen. Haben Sie Geduld, es ist ein Prozess, der Zeit braucht. Entscheidend sind nicht der spirituelle bzw. karmische Gedanke und die gute Absicht, dem Planeten nicht noch mehr Schaden zuzuführen – sondern Ihr eigenes Gefühl. Spüren Sie in sich hinein, ob Ihnen tierische Produkte guttun oder nicht. Ob Sie sich klarer und leichter fühlen und eine wirkliche Bereicherung in diesem Verzicht spüren. Lassen Sie sich bei Problemen in die Ernährung nach den fünf Elementen einweisen. Fasten Sie einmal im Jahr mindestens für neun bis elf Tage.

Bewegung, Sport

Auch wenn es anfänglich eine schmerzvolle Umgewöhnung bedeutet und Sie sich wirklich zwingen müssen – nach 21 Tagen haben Sie es geschafft. So lange braucht etwas neu Praktiziertes, bis es zu einer Gewohnheit wird. Die Belohnung: Nach den 21 Tagen werden Sie Spaß an der Bewegung haben. Garantiert! Der Körper ruft quasi danach. Laufen, walken oder radeln Sie im ungefähren Puls von 180 minus Lebensalter. Beginnen Sie mit täglich 20 Minuten und steigern Sie auf 30 bis 40 Minuten pro Tag. Dies ist vollkommen ausreichend, um ein kraftvolles Körpergefühl zu haben. Nicht nur der dann gesunde Körper, sondern auch Geist und Seele werden es Ihnen danken. Yoga, die fünf „Tibeter", Taiji oder Qi Gong sind dazu eine wunderbare Ergänzung. Das ist ein wichtiger Beitrag, um Ihre unterschiedlichen Energiebahnen in einem stabilen Gleichgewicht zu halten.

Entspannung, Schlaf, Meditation

Eine tägliche „Verabredung mit sich selbst" ist aus meiner Sicht ein unausweichliches „Muss", wenn wir unser Leben bewusst und selbstbestimmt steuern möchten. Zum Beispiel, indem wir täglich einmal innehalten, still sind und meditieren. Die Ernsthaftigkeit, mit der Sie diese Verabredung einhalten, beweist, wie sehr Sie diesen Menschen wertschätzen. Meditation gelingt einmal besser, einmal schlechter, manchmal fällt sie leichter, manchmal schwerer. Bleiben Sie 10 Minuten sitzen – auch wenn es einmal nicht klappt und Sie am liebsten aufspringen und weglaufen möchten. Täglich 10 Minuten „geistiges Zähneputzen" in Form von Meditation und achten Sie auf mindestens sieben Stunden Schlaf (Beginn vor Mitternacht).

Natur, Sonne, Meer

Nur wenig stärkt uns so sehr wie die unsichtbaren Kräfte in der Natur. Versäumen Sie nicht das Leben draußen! Genießen Sie täglich mindestens eine Stunde in der Natur – egal, was es kostet. Kaum etwas ist wichtiger, um Kraft zu tanken. Spüren Sie das Gras unter Ihren Füßen, hören, sehen, fühlen, genießen Sie das Wunderbare um Sie herum. Lassen Sie Ihre Haut von den Sonnenstrahlen streicheln. Lehnen Sie sich an einen alten Baum, liegen Sie im Gras. Suchen Sie die Nähe von Quellen, Bächen oder Flüssen.

Fahren Sie öfter einmal ans Meer. Die Weite des Ozeans öffnet Ihr Holzelement und damit neuen Visionen die Pforten.

Kneipp-Anwendungen

Fordern Sie Ihren Körper einmal täglich in besonderer Weise heraus und duschen Sie kalt! Alternativ gehen Sie zweimal pro Woche in die Sauna. Wenn es einen See oder Teich in Ihrer Nähe gibt, dann fahren Sie mindestens dreimal pro Woche mit dem Fahrrad hin und tauchen ein in das erquickende, belebende Element Wasser.

Atmung

Atem ist Leben und der Schlüssel zur körperlichen und geistigen Gesundheit. Der Atem verbindet uns mit dem Leben. Die Wahrnehmung des Atems führt Sie in die Achtsamkeit. Ein ruhiger Atem schenkt einen ruhigen Geist, ein sanfter Atem schenkt Sanftmut, ein friedlicher Atem schenkt Frieden, ein tiefer Atem schenkt Energie und ein langer Atem schenkt ein langes Leben.

Atmen Sie tief und bewusst. Wenn Sie etwas ärgert, drücken Sie die „Pausentaste". Richten Sie sich auf und atmen Sie dreimal tief durch. Beobachten Sie, dass zum Einatmen immer auch das Ausatmen gehört – nur „Einatmen" (z. B. Überaktivität, Ablenkung …) funktioniert nicht.

Naturheilverfahren

Verzichten Sie im Krankheitsfall zunächst nach Möglichkeit auf jede Form von Chemie. Die Weisheit des Körpers ist unübertroffen, niemand weiß besser als er, was Sie in jedem Moment brauchen. Er sendet Botschaften, damit Sie ihnen dann folgen. Das macht Chemie nicht nur überflüssig, sondern sie fügt uns sogar Schaden zu. Gehen Sie zu einem Ganzheitsmediziner, um Einsichten zu erlangen und sich motivieren zu lassen, neue Wege auszuprobieren. Bei Symptomen sollten Sie zunächst ausschließlich Naturheilmittel verwenden. Die TCM und TTM haben hier wunderbare Tees zur Stärkung und Reinigung. Psychosomatische Akupunktur (tibetische Akupunktur) zur Stärkung des Shen ist bei allen Formen von Burnout, Ängsten, Orientierungslosigkeit oder besonderen Schwächezuständen die erste Wahl.

Heilkräuter und Heilpflanzen

Die tibetische, ayurvedische und chinesische Pflanzen- und Kräuterkunde ist eine Schatztruhe, voll mit all dem, was der Mensch zur Stärkung seiner Lebenskraft und zum Ausgleich der fünf Grundenergien braucht. Gezielte Anwendung der Extrakte stärkt und ebnet den Weg zur Heilung. Die spirituelle Anbindung an das Wesen der Pflanze ermöglicht zudem tiefergreifende Rückbindung. Man schätzt heute, dass 85 % aller Symptome und Befindungsstörungen ausschließlich mit naturheilkundlichen Maßnahmen zu behandeln sind und gleichzeitig nicht chemisch behandelt werden dürfen. Dem stimme ich zu unter der Voraussetzung, dass man die Botschaften hinter den Symptomen erkannt hat und den „Weisungen" des Körpers (z. B. nach Ruhe) auch folgt.

Lebendigkeit tatsächlich spüren – Jetzt

Das Leben findet nur jetzt statt. Greifen Sie den Augenblick beim Schopfe, indem Sie sich mit einem ganz eigenen Signal (z. B. einem Armbändchen oder einem Symbol in der Küche oder auf dem Schreibtisch) immer wieder mit dem „Jetzt" verbinden. Atmen Sie tief ein und aus und erfassen Sie in Ihrer ganzen Wachheit und Präsenz, was Ihre Sinne Ihnen im Moment mitteilen. Sagen Sie JA! zu dem, was ist. Nichts passiert gegen Sie, alles ereignet sich für Sie.

Gewinnen Sie ein Gefühl für Ihre eigene Wahrheit, halten Sie Ihre Emotionen aus und nehmen Sie sie wertfrei an. Lachen Sie über sich selbst und nehmen Sie die Dinge als ein großes Spiel. Wenn wir die Lust an diesem Spiel weiterentwickeln, werden wir zum Dirigenten unseres eigenen Lebens.

Bewusster und umsichtiger sein

Die Fähigkeit, Bewusstsein zu entwickeln, lässt sich mit der Sprachentwicklung vergleichen. Die Fähigkeit, sich das, was man erlebt, auch bewusst zu machen, ist eine Leistung, die sich erst im Laufe der Menschheitsgeschichte entwickelt hat und noch lange nicht abgeschlossen ist. Wenn ein tragfähiges Fundament an Wissen und Erfahrung so weit verankert ist, dass ein Mensch sich angstfrei zu bewegen gelernt hat, dann ist Raum geschaffen, um Wahrnehmungen und Gedanken aus eigener Kraft zu reflektieren und so zu ordnen, dass sie zu der Welt, in der man lebt, auch passen.

Verbindung spüren – Beitrag leisten

Verbindung zu anderen Menschen, Verbindung zur Natur und Verbindung zu uns selbst sind die drei wichtigsten Säulen unserer Kraft und dessen, was uns ein gelungenes Leben ermöglichen kann. Je mehr wir bei uns sind, uns selbst spüren, desto mehr spüren wir Verbindung zum Leben und damit auch zum Leben anderer Menschen. So wird es für uns ganz automatisch immer wichtiger, dass auch andere Menschen ein lebenswertes Leben führen dürfen. Wo immer Sie Möglichkeiten der Unterstützung sehen – leisten Sie Ihren persönlichen Beitrag, um das Leben anderer zu erleichtern oder zu bereichern. Dies befriedigt beide Seiten, schafft innige Verbindung und schenkt uns sogar auch körperliche Kraft.

> „Dein Glücklichsein ist das schönste Geschenk,
> das du der Welt machen kannst."
>
> Dalai Lama

Der Seele Flügel verleihen

Segne die Gegenwart.
Lassen Sie sich berühren von dem, was ist, und fühlen Sie sich vom Leben geküsst.

Vertraue in deine Kraft und folge der Stimme deines Herzens.
Sie sind einzigartig und wunderbar. Vertrauen Sie, dass alles, was kommt, auch genau so richtig ist. Folgen Sie Ihrem inneren Lächeln.

Öffne dein Herz.
Öffnen Sie Ihr Herz für die Begegnung und den Austausch mit anderen und zeigen Sie sich, wie Sie sind.

Erwarte unvoreingenommen das Beste.
Schöpfen Sie aus Ihrem Vertrauen in sich und in das Göttliche die tiefe innere Gewissheit, dass sich immer alles zum Besten entwickeln wird.

> „Alles ist richtig, genau so, wie es ist.
> Das Leben irrt sich nicht. Es hat immer recht."
>
> Astrid Nora Moeller

Das Leben ist eine Schatzkiste voller Reichtümer und Wunder.

Ich würde mir wünschen, dass Sie sich nach dem Lesen dieses Buches eingeladen und ermutigt fühlen, Ihre ganz eigene Spur aufzunehmen, um dem zu folgen, was in Ihnen angelegt ist. Fühlen Sie sich vom Leben geküsst und spielen Sie spontan mit den Möglichkeiten und Herausforderungen! Lassen Sie sich vom jetzigen Augenblick berühren und erfreuen Sie sich immer wieder an dem, was Ihre Sinne Ihnen mitteilen. Staunen Sie und lachen Sie über sich selbst, wenn es einmal nicht klappt, so wie Sie es sich gewünscht hätten.

Vertrauen Sie in Ihre Kraft und erwarten Sie das Beste.

Auf den Punkt gebracht

Meine sechs persönlichen Leitsätze für ein gesundes und erfülltes Leben

Inneres Licht und Verantwortung

Erkennen Sie, dass alles von Ihnen selbst ausgeht – Sie sind das Licht, das der Welt Glanz verleiht. Sie sind die Quelle Ihres eigenen Glücks und Leids. Tragen Sie Ihr Strahlen in die Welt und gestalten Sie sie zu einem helleren Ort.

Selbstakzeptanz und Naturverbundenheit

Akzeptieren Sie Ihre Einzigartigkeit und lieben Sie sich, wie Sie sind. Finden Sie durch die Stille und Schönheit der Natur eine tiefere Verbindung zum Göttlichen. Diese spirituelle Bindung nährt Ihre Seele und bestärkt die Einheit allen Lebens. Handeln und sprechen Sie mit Authentizität und Integrität, um Vertrauen und respektvolle Beziehungen zu fördern.

Achtsamkeit und Selbstfürsorge

Hören Sie auf die Signale Ihres Körpers und seien Sie im Hier und Jetzt voll präsent. Diese Achtsamkeit ermöglicht es Ihnen, klare und selbstliebende Entscheidungen zu treffen, die Ihnen inneren Frieden schenken.

Demut, Dankbarkeit und Gelassenheit

Geben Sie sich dem Fluss des Lebens hin und üben Sie Demut sowie Dankbarkeit. Dankbarkeit verstärkt positive Emotionen und fördert ein Gefühl der Fülle. Erkennen Sie, dass wahres Glück aus innerem Wachstum entsteht, nicht aus äußeren Errungenschaften.

Kraft der Gedanken und Träume

Erlauben Sie sich zu träumen und nutzen Sie die Kraft Ihrer Gedanken, um Ihre Realität zu gestalten. Durch bewusste Gedankensteuerung und mentale Visualisierung können Sie Ihr Unterbewusstsein auf Erfolg ausrichten und Ihre Ziele erreichen.

Mut und persönliche Entfaltung

Seien Sie der Held Ihrer eigenen Geschichte. Überwinden Sie alte Muster und Glaubenssätze durch mutige Entscheidungen und das Erkunden neuer Wege. Ihr Mut, sich diesen Herausforderungen zu stellen, wird Sie zu wahrer Freiheit und zur Entfaltung Ihres vollen Potenzials führen.

KAPITEL 10

Hochdosis-Heilpflanzen-rezepturen für heitere Gemütsruhe, Gelassenheit und ein waches Bewusstsein

Anwendungsgebiete

Wir können mit Heilpflanzenrezepturen unseren Körper und unseren Geist wirksam unterstützen. Damit die Naturmedizinrezepturen ihre volle Wirkkraft entfalten können, ist es für eine nachhaltige Gesundheit wünschenswert, wenn Rahmenbedingungen geschaffen werden, unter denen Heilung besser gelingen kann. Dazu gehören Ernährung, Entgiftung, Bewegung und Entspannung und natürlich die Ursachenbearbeitung. Ein Verständnis der ganzheitlichen Prozesse rund um die Ursache der Symptome und das Erkennen der Botschaften des Körpers wären ein weiterer Schritt in einem eigenen Entwicklungsprozess hin zu mehr Lebenskraft, Leichtigkeit und innerer Freiheit.

- So baue ich Stress und Unruhe im Geist ab und stärke meinen Vagusnerv: *Lung* (TTM)
- So fördere ich meine Konzentration und Fokussierung: *Ziziphus 9* (TCM)
- So beruhige ich meinen Geist und sorge für einen erholsamen Schlaf: *Schisandra 13* (TCM)
- So entspanne ich meinen Körper: *Ayurveda Balance*
- So begegne ich Müdigkeit, Abgeschlagenheit und Erschöpfung: *Wurzel-Komplex*

- So stärke und unterstütze ich meine Gehirnleistung: *Gehirnkraft*
- So komme ich aus Widerstand und Anspannung in Gelassenheit und Ruhe: *Bupleurum 9* (TCM)
- So harmonisiere ich meinen Omega-3-Stoffwechsel und stärke meine Wahrnehmungsorgane: *Omega 3 plus*
- So reinige ich den Darm und stärke mein Mikrobiom: *Darmkraft*
- So reinige ich die Zirbeldrüse und entgifte meine Zellen: *MSM Green*
- So stärke ich mein Immunsystem: *Immunkraft*
- So stärke ich meine Herzkraft und Herzensenergie: *Herzkraft*
- So dämme ich Entzündungen ein: *Inflam-Komplex*

Wirkungsweise der Rezepturen

Bupleurum 9 (TCM)

- **Wirkkomplex:** Hasenohrwurzel
- **Ziel:** Entkrampfung, löst Schmerzen, Entspannung
- **Anwendung:** Muskelverspannungen, Kopf-, Nacken- und Gelenkschmerzen, innere Anspannung, anhaltende Oberflächensymptome wie gleichzeitiges Fieber und Frösteln, oft mit Shaoyang-Symptomen wie Druck und Völlegefühl in Brust und Oberbauch, Stress, Reizbarkeit, Leberprobleme, Tinnitus, Schwindel, Bluthochdruck
- **Zusammensetzung:** Chinesische-Hasenohrwurzel-Extrakt 10:1, Pinellia-Extrakt 10:1, Pfingstrosenwurzel-Extrakt 10:1, Zimtkassie-Zweig-Extrakt 10:1, Baikal-Helmkrautwurzel-Extrakt 10:1, Panax-Ginseng-Extrakt 10:1, Chinesische-Dattel-Extrakt 10:1, Ural-Süßholzwurzel-Extrakt 10:1, Ingwerwurzel-Extrakt (enthält 5 Prozent Gingerole)

Schisandra 13 (TCM)

- **Wirkkomplex:** Lebensbaumsamen
- **Ziel:** klarer, ruhiger Geist, erholsamer Schlaf, starkes Herz
- **Anwendung:** Herzunruhe, Grübeln, Gereiztheit, Widerstand, Palpitationen, Müdigkeit, Schlafstörungen, Konzentrationsstörungen, Vergesslichkeit, Verdauungsbeschwerden, Nachtschweiß, Zungenulzerationen, Wechseljahresbeschwerden

- **Zusammensetzung:** Rehmanniawurzel-Extrakt 10:1, Chinesische-Spargelwurzel-Extrakt 5:1, Schlangenbartwurzel-Extrakt 5:1, Chinesische-Engelwurz-Wurzelextrakt 10:1, Wilde-Dornkirsche-Samen-Extrakt 4:1, Chinesische-Beerentraube-Extrakt 2:1 (Schisandra chinensis), Chinesischer-Lebensbaum-Samen-Extrakt 10:1, Ballonblumenwurzel-Extrakt 10:1, Ningpo-Braunwurzwurzel-Extrakt 10:1, Rotwurzel-Salbei-Extrakt 10:1, Panax-Ginseng-Extrakt 10:1, Kokosmyzel-Extrakt 10:1, Kreuzblumenwurzel-Extrakt 10:1

Ziziphus 9 (TCM)

- **Wirkkomplex:** Wilde-Dornkirsche-Samen
- **Ziel:** Selbstvertrauen, fester Wille, Kraft
- **Anwendung:** Angst, Unruhe, Erschöpfung, Herzklopfen, Vergesslichkeit, Konzentrationsstörungen, Schlaflosigkeit, exzessives Träumen, Zwänge und Phobien, Blutarmut, Zurückgezogenheit, Appetitlosigkeit, Blässe, schwache Mitte
- **Zusammensetzung:** Kokospilz-Fruchtkörper-Extrakt 10:1 (Poria cocos), Tragant-Wurzel-Extrakt 10:1 (Astragalus membranaceus), Drachenauge-Extrakt 5:1 (Longan), Ginseng-Extrakt 10:1 (Panax ginseng), Wilde-Dornkirschen-Extrakt 4:1 (Ziziphus jujuba Mill), Chinesische-Engelwurzwurzel-Extrakt 10:1 (Angelica sinensis Diels), Kreuzblumen-Wurzel-Extrakt 10:1 (Polygala tenuifolia), Chinesische-Datteln-Fruchtextrakt 10:1 (Ziziphus jujuba Mill. var.), Ingwer-Wurzelstock-Extrakt 10:1 (Zingiber officinale), Alant-Wurzelextrakt 10:1 (Aucklandiae radix), Ural-Süßholz-Wurzelextrakt 10:1 (Glycyrrhiza uralensis Fisch)

Lung

- **Wirkkomplex:** tibetische Lung-Rezeptur, Originalrezept aus 20 tibetischen Heilpflanzen
- **Ziel:** klarer, entspannter Geist, sattvische Fokussierung, Kreativität, Gemütsruhe, Gelassenheit
- **Anwendung:** typische Lung-Krankheiten wie Stress, Unruhe, Erschöpfung, übermäßiges Denken, Ängste, Nervosität, Schlaflosigkeit, psychische Erkrankungen, Depressionen, Herzunruhe, Herzstolpern, Tinnitus, Schwindel, Schulter- und Nackenverspannungen, Zahn-

fleischschwund, Empfindungsstörungen, Anämie, Parkinson, Multiple Sklerose, Kummer, Traurigkeit, Unsicherheit, Konzentrationsstörungen

Ayurveda Balance

- **Wirkkomplex:** Haritaki (Terminalia Chebula)
- **Ziel:** Gelassenheit, Ausgeglichenheit, Gemütsruhe, innere Balance
- **Anwendung:** alle Stresserkrankungen mit Adrenalindominanz und Vagusschwäche

Wurzel-Komplex

- **Wirkkomplex:** unter anderem Angelikawurzel, Tragantwurzel, Ginseng, Ashwangandha
- **Ziel:** Stärkung von Lebenskraft und Leistungsfähigkeit, Erhöhung von Standfestigkeit und Selbstbewusstsein
- **Anwendung:** Burnout, körperliche und psychische Schwächezustände, generalisierte Erschöpfung, Schlafstörungen, Müdigkeit, innere Rastlosigkeit, depressive Grundstimmung, Antriebslosigkeit, Alterungsstörungen

Gehirnkraft

- **Wirkkomplex:** Ginkgo, Hericium
- **Ziel:** steigert die Konzentration und Fokussierung, fördert erholsamen Schlaf, verbessert die Hirndurchblutung
- **Anwendung:** Konzentrationsstörungen, Gedächtnisschwäche, Vergesslichkeit, innere Unruhe, Schlafstörungen, Durchblutungsstörungen, Hörverlust, Tinnitus, Schwindel, depressive Verstimmung, Stärkung der geistigen Leistungsfähigkeit

Darmkraft

- **Wirkkomplex:** Laktobazillen und Bifidobakterien + Zink und Inulin
- **Ziel:** Aufbau einer gesunden Darmflora, Stabilisierung der Schleimhaut, Stärkung des Mikrobioms, Regulierung der Darmfunktion, Stärkung des Immunsystems, Harmonisierung des Tryptophanstoffwechsels
- **Anwendung:** Blähungen, Meteorismus, Colitis ulcerosa, Morbus Crohn, Divertikulose, chronische Durchfallerkrankungen, akuter Durchfall, Ver-

stopfung, unterstützt die Darmsanierung und den Aufbau der Darmflora nach Antibiotika- oder Chemotherapie, bei Dysbiose und Fehlbesiedelung

Immunkraft

- **Wirkkomplex:** Schisandra, Camu-Camu
- **Ziel:** Erhöhung der Vitalität, Schutz vor Grippe, Stärkung des Immunsystems
- **Anwendung:** akute und chronische Infekte, Stärkung des Immunsystems, Vorbeugung vor viralen und bakteriellen Infektionen

Herzkraft

- **Wirkkomplex:** Carnitin, Granatapfel
- **Ziel:** Verbesserung aller Herzfunktionen, Optimierung der Sauerstoffzufuhr im Gehirn
- **Anwendung:** Herzmuskelschwäche, Hypotonie, Antriebslosigkeit, schnelle Erschöpfung nach körperlicher Belastung, flache Atmung, Koronarsyndrom, Schwindel, orthostatische Dysregulation, Alterungserscheinungen, Stabilisierung von Herz, Kreislauf und Blutdruck

Inflam-Komplex

- **Wirkkomplex:** unter anderem Tripterygium, Weihrauch, Curcuma, Schwarzkümmel
- **Ziel:** Entzündungseindämmung, Abschwellung und Mobilisierung entzündeter Gelenke, schmerzlösend
- **Anwendung:** schleichende Entzündungen, Hashimoto, Colitis ulcerosa, Morbus Crohn, Arthritis, Rheuma mit Schmerzen und Schwellungen an Hand- und Fußgelenken, morgendliche Gelenksteife insbesondere in den Handgelenken, Fibromyalgie

Omega 3 plus

- **Wirkkomplex:** Schizochytrium-Algen (DHA, EPA), Hanfsamenöl, Curcumin in öliger Form, Vitamin D, Vitamin E, Rosmarinextrakt
- **Ziel:** stabilisiert die Darmflora, bekämpft Entzündungen, fördert die Gehirnfunktion, unterstützt die Wahrnehmungsorgane, fördert die Sehkraft, schützt vor oxidativem Stress, stärkt das Immunsystem

- **Anwendung:** stille Entzündungen, Arteriosklerose, chronisch-allergische Erkrankungen

MSM Green

- **Wirkkomplex:** unter anderem Chlorella-Alge, Weizengras, Gerstengras, Luzernenkraut, Korianderblätter, MSM, Sango-Koralle, beta-Glucan, Brokkoli, Grünkohl, Weißkohl, Wakame, Knotentang, Bärlauch
- **Ziel:** Entgiftung des Körpers, Entschlackung, Leberreinigung, Schwermetallausleitung
- **Anwendung:** schleichende Entzündungen, Übergewicht, Fettstoffwechselstörungen, Leberfunktionsstörungen, Vergiftungen

Nähere Informationen zu den einzelnen Rezepturen finden Sie auf: www.altes-heilwissen.de

Literaturverzeichnis

Balsekar, Ramesh S.: *Schuld und Sünde: Der IrrSinn des Verstandes*. Freiburg im Breisgau: Lüchow, 2001.

Capra, Fritjof: *Das Tao der Physik: Die Konvergenz von westlicher Wissenschaft und östlicher Philosophie*. München: Scherz, 1984.

Choedrak, Tenzin: *Ganzheitlich leben und heilen: Der Leibarzt des Dalai Lama über Vorbeugung und Therapie von Krankheiten*. Freiburg im Breisgau: Herder, 1994.

Clark, Barry (Hrsg.): *Die Tibeter-Medizin: Die Geheimnisse der Heilkunst aus den Hochtälern des Himalaja*. München: Barth, 1997.

Dahlke, Ruediger: *Krankheit als Symbol: Handbuch der Psychosomatik*. München: Bertelsmann, 2007.

Dalai Lama XIV: *Das Buch der Menschlichkeit: Eine neue Ethik für unsere Zeit*. Bergisch-Gladbach: Lübbe, 2000.

Dalai Lama XIV: *Der Weg zum Glück: Sinn im Leben finden*. Freiburg im Breisgau: Herder, 2002.

Dalai Lama XIV: *Die Weisheit des Herzens*. München: Goldmann, 1990.

Dalai Lama XIV: *Das Herz der Weltreligionen: Gemeinsamkeiten entdecken und verstehen*. Freiburg im Breisgau: Herder, 2012.

Donden, Yeshi: *Gesundheit durch Harmonie: Einführung in die tibetische Medizin*. München: Diederichs, 1990.

Dürr, Hans-Peter: *Geist, Kosmos und Physik: Gedanken über die Einheit des Lebens*. Amerang: Crotona, 2010.

Einstein, Albert: *Über die spezielle und die allgemeine Relativitätstheorie* (23. Auflage, Nachdruck). Berlin: Springer, 2001.

Englert, Axel: *Die Schöpferkraft in Dir: Heilung durch Bewusstwerdung*. Johannesberg: Eigenverlag, 2006.

Fosar, Grazyna & Bludorf, Franz: *Vernetzte Intelligenz: Die Natur geht online*. Aachen: Omega, 2001.

Greene, Brian: *Das elegante Universum: Superstrings, verborgene Dimensionen und die Suche nach der Weltformel*. München: Goldmann, 2006.

Hawking, Stephen: *Das Universum in der Nußschale*. Hamburg: Hoffmann und Campe, 2001.

Hawking, Stephen: *Eine kurze Geschichte der Zeit*. Reinbek bei Hamburg: Rowohlt, 1998.

Heisenberg, Werner: *Physik und Philosophie*. Stuttgart: Hirzel, 2000.

Hobert, Ingfried: *Die Praxis der traditionellen tibetischen Medizin*. Frankfurt am Main: Barth, 2004.
Hobert, Ingfried: *Körperbewusstsein und Zellintelligenz: Mit der Kraft der Zellen zu mehr Gesundheit und Lebensfreude*. München: Crotona, 2011.
Hüther, Gerald: *Was wir sind und was wir sein könnten*. Frankfurt am Main: S. Fischer, 2011.
Jung, Carl Gustav: *Archetypen*. München: dtv, 2014.
Katie, Byron: *Lieben was ist: Wie vier Fragen Ihr Leben verändern können*. München: Goldmann, 2002.
Kelder, Peter: *Die fünf „Tibeter": Das alte Geheimnis aus den Hochtälern des Himalaya lässt Sie Berge versetzen*. Bern: Scherz, 1997.
Kopp, Zensho W.: *Die Freiheit des Zen: Das Zen-Buch, das alle Begrenzungen sprengt*. Darmstadt: Schirner, 2007.
Krishnamurti, Jiddu: *Über Leben und Sterben: Reflexionen über die letzten Dinge*. Frankfurt am Main: Fischer Taschenbuch, 1998.
Küng, Hans: *Handbuch Weltethos: Eine Vision und ihre Umsetzung*. München: Piper, 2012.
Kuhn, Hermann: *Das Gespür für Wachstum: Die neue Dimension des Lebens*. Wunstorf: Crosswind, 1999.
Lao Tse: *Tao-te-king: Vom Weltgesetz und seinem Wirken*. Neuhausen am Rheinfall: Urania, 1997.
Li, Christine & Krautwald, Ulja: *Donner, Wind und Berg: Die acht chinesischen Persönlichkeitstypen und das Geheimnis männlicher Potenz*. Frankfurt am Main: Scherz, 2004.
Lobsang, Tulku: *Lu Jong: Die älteste tibetische Bewegungslehre zur Heilung von Körper und Geist*. München: O.W. Barth, 2011.
Maciocia, Giovanni: *Die Praxis der Chinesischen Medizin: Die Behandlung von Erkrankungen mit Akupunktur und chinesischer Arzneimitteltherapie*. Kötzting: Verlag für Ganzheitliche Medizin Wühr, 1997.
Mountain Dreamer, Oriah: *Die Einladung*. München: Goldmann, 2000.
Murphy, Michael: *Der Quantenmensch: Ein Blick in die Entfaltung des menschlichen Potentials im 21. Jahrhundert*. Wessobrunn: Integral, 1994.
Newberg, Andrew, D'Aquili, Eugene & Rause, Vince: *Der gedachte Gott: Wie Glaube im Gehirn entsteht*. München: Piper, 2003.
Odier, Daniel: *Die Ekstase des Herzens: Der tantrische Weg zum Erwachen*. Grafing: Aquamarin, 2005.
Platsch, Klaus Dieter: *Psychosomatik in der chinesischen Medizin: Wenn Geist Essenz durchdringt*. München: Urban und Fischer, 2000.
Raphael: *Tat Tvam Asi: Das bist du*. Bielefeld: Kamphausen, 2006.
Rittiner, Remo: *Vertraue dem Meister in Dir: Dem Leben zuversichtlich begegnen und das höchste Potenzial verwirklichen*. Oberstdorf: Windpferd, 2013.

Rosenberg, Marshall: *Gewaltfreie Kommunikation: Eine Sprache des Lebens*. Paderborn: Junfermann, 2001.

Sheldrake, Rupert: *Das schöpferische Universum: Die Theorie des morphogenetischen Feldes*. Frankfurt am Main: Ullstein, 1993.

Sheldrake, Rupert, McKenna, Terence & Abraham, Ralph: *Denken am Rande des Undenkbaren: Über Ordnung und Chaos, Physik und Metaphysik, Ego und Weltseele* (2. Auflage). München: Piper, 1997.

Starkmuth, Jörg: *Die Entstehung der Realität: Wie das Bewusstsein die Welt erschafft*. Bonn: Eigenverlag, 2005.

Steurich, Matthias: *Tibetisches Heilyoga – Kum Nye: Das Übungsbuch zur sanften Selbstheilung*. Freiburg im Breisgau: Herder, 1999.

Talbot, Michael: *Das holographische Universum: Die Welt in neuer Dimension*. München: Droemer Knaur, 1994.

Tolle, Eckhart & Aurobindo, Sri: *Ein neues Denken – Ein neuer Mensch – Eine neue Welt*. Grafing: Aquamarin, 2012.

Trine, Ralph Waldo: *In Harmonie mit dem Unendlichen*. Stuttgart: Engelhorn, 1994.

Vivekananda, Swami: *Vedanta: Der Ozean der Weisheit*. München: Barth, 1989.

Watts, Alan: *Die Illusion des Ich: On the taboo against knowing who you are*. München: Goldmann, 2005.

Weizsäcker, Carl Friedrich von: *Die Einheit der Natur*. München: dtv, 2002.

Weizsäcker, Carl Friedrich von: *Yoga und die Evolution des Bewusstseins: Die wissenschaftliche Grundlage der spirituellen Erfahrung*. Amerang: Crotona, 2010.

Williamson, Marianne: *Rückkehr zur Liebe*. München: Goldmann, 1993.

Wolf, Fred Alan: *Der Quantensprung ist keine Hexerei: Die neue Physik für Einsteiger*. Stuttgart: Birkhäuser, 1986.

Wolf, Fred Alan: *Parallele Universen: Die Suche nach anderen Welten*. Frankfurt am Main: Insel, 1998.

Informationen über Seminare, Behandlungsmöglichkeiten und Kurwochen mit Dr. Hobert am Steinhuder Meer (D):

Praxis Dr. med. Ingfried Hobert
Leinenweberstraße 19
D-31515 Steinhude am Meer
Tel. 05033/9503-0
E-Mail: praxis@drhobert.de
Website: www.drhobert.de

EthnoMed-Akademie
Dr. Ingfried Hobert
www.ethnomed.de

- Coaching-Programme, insbesondere Ausbildung zum Ethno Health Coach und zum Transformations-Coach
- Reisen und Online-Workshops mit Dr. Ingfried Hobert und Ruediger Dahlke
- Mantra-Challenge mit Deva Premal und Dr. Ingfried Hobert
- Online-Seminare mit Dr. Ingfried Hobert, Ruediger Dahlke, Daniela Herzberg, Antje Titelmeier u. v. a.

Informationen und Beratung zu den Hochdosis-Heilkräuterrezepturen:

Ethno Health B.V.
www.ethno-health.com
www.altes-heilwissen.de

Meine Reise nach Tibet in Bildern: www.heilwissen-aus-tibet.de